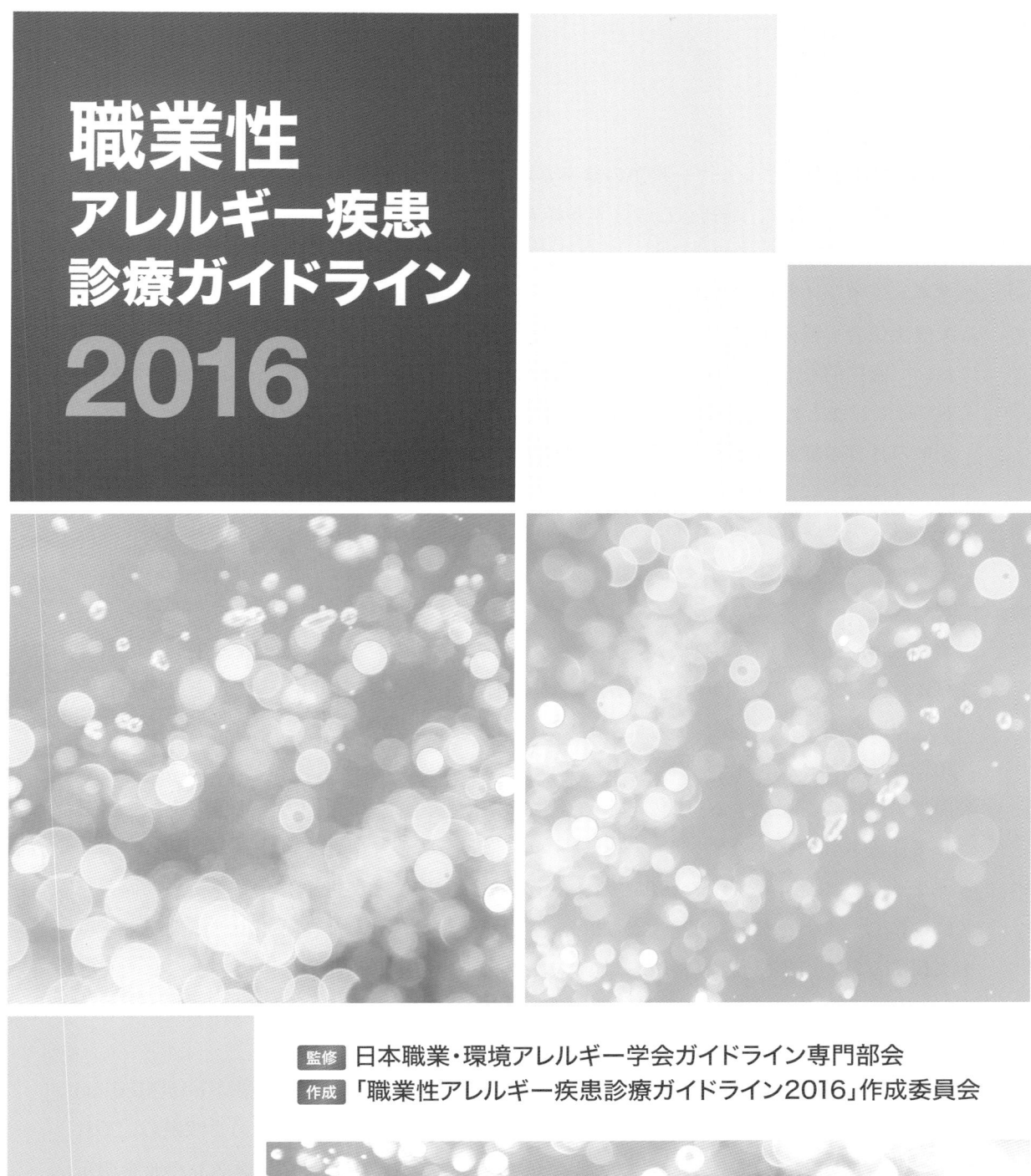

Japanese Guideline for Diagnosis and Management of Occupational Allergic Diseases

職業性アレルギー疾患診療ガイドライン 2016

監修 日本職業・環境アレルギー学会ガイドライン専門部会
作成 「職業性アレルギー疾患診療ガイドライン2016」作成委員会

協和企画

緒　言

　わが国初の職業性アレルギー疾患の診療ガイドラインである「職業性アレルギー疾患診療ガイドライン2013」が、発刊されて3年が経過した。それまで、職業性アレルギー疾患に造詣ある医師が、暗黙の了解で診断・治療していた職業性アレルギー疾患に関して、2013年のガイドラインにおいてエビデンスに基づいた診断・治療方針を導入し、一般診療に携わる医療関係者も職業性アレルギー疾患診療に対応できるように指針を示した点は、わが国において画期的なものであった。また、複数科における職業性アレルギー疾患を一冊のガイドラインにまとめたことは、他国に類を見ないものでもあった。

　3年の月日の経過は、新たな職業性アレルゲンの発見やエビデンスの蓄積が進み、2013年版で3年ごとに改訂すると明記したことから、日本職業・環境アレルギー学会に職業性アレルギー疾患診療ガイドライン2016年版作成委員会を立ち上げ、「職業性アレルギー疾患診療ガイドライン2016」を刊行した。

　改訂にあたって、新たな知見、エビデンスを追加するだけでなく、本ガイドラインを使用する医療関係者の便宜を図るため、要望のあった「診断に至るフローチャート」を加えた。さらに、「専門医への紹介のポイント」も章末に加えて職業性アレルギー疾患を専門としない一般の医療関係者へも配慮した。

　2013年版と同様に、本ガイドラインは、アレルギー疾患患者の診療において、職業性の要因により発症、悪化する患者の早期発見・早期治療、さらに早期の予防施策実施を目的として作成され、日常のアレルギー疾患診療に携わる医療従事者を対象としている。本ガイドラインが2013年版以上に活用され、日常診療において職業性アレルギー疾患に悩む患者に役に立つことを願っている。ただし、本ガイドラインは職業性アレルギー疾患の診療を支援するために作成されたものであり、臨床現場での診断や治療について制限したり強制したりするものではなく、本ガイドラインを参考に個々の患者に最も適切な診療を行うことを願っている。

　本ガイドラインの構成は、2013年版と同様に、医療情報サービス事業Minds（Medical Information Network Distribution Service）を参考にClinical Question（CQ）を設定し、それに対応して作成委員会のステートメントを掲げ、推奨グレードとエビデンスレベルを明示し、さらに解説と文献を記載するという基本構成を維持している。しかし、職業性アレルギー疾患は多数の診療科がかかわり多岐にわたるため、上記の形式になじまない場合は異なる

緒　言

構成も取り入れた。今回も社会的、法律的側面を重視して一つの章を設け、それらに関する記載もさらに充実させた。

　本ガイドラインは、現在われわれが調べた範囲において最新のエビデンスに基づいているが、産業発展・技術革新により新物質が次々と職場で使用され、さらに職場環境もめまぐるしく変化しているため、常に新しい職業性アレルギー疾患が発症することが予想される。今後もさらに高いエビデンスレベルを持つガイドライン作成を目指し、今回も3年後の2019年に改訂版の発表を予定している。

　2016年7月7日

日本職業・環境アレルギー学会
職業性アレルギー疾患診療ガイドライン作成委員会
土橋　邦生

「職業性アレルギー疾患診療ガイドライン2016」作成委員

作成委員（五十音順）

足立　　満	国際医療福祉大学山王病院アレルギー内科/呼吸器・アレルギー疾患研究所
池澤　善郎	あい皮ふ科アレルギー科
宇佐神　篤	東海花粉症研究所
大田　　健	国立病院機構東京病院
岡野　光博	岡山大学大学院医歯薬学総合研究科耳鼻咽喉・頭頸部外科学
奥村　二郎	近畿大学医学部環境医学・行動科学教室
佐藤　一博	福井大学医学部国際社会医学講座環境保健学分野
高山かおる	埼玉県済生会川口総合病院皮膚科
釣木澤尚実	国立病院機構埼玉病院呼吸器内科
東田　有智	近畿大学医学部内科学教室呼吸器・アレルギー内科部門
土橋　邦生	群馬大学大学院保健学研究科
内藤　健晴	藤田保健衛生大学医学部耳鼻咽喉科学教室
中村　陽一	横浜市立みなと赤十字病院アレルギーセンター
久田　剛志	群馬大学大学院医学系研究科病態制御内科学呼吸器・アレルギー内科
檜澤　伸之	筑波大学医学医療系呼吸器内科
松永佳世子	藤田保健衛生大学医学部アレルギー疾患対策医療学
山口　正雄	帝京大学医学部内科学講座呼吸器・アレルギー学
横関　博雄	東京医科歯科大学大学院医歯学総合研究科皮膚科学分野
渡部　仁成	鳥取大学医学部附属病院第三内科診療科群（呼吸器内科・膠原病内科）

執筆協力者（五十音順）

押方智也子	国立病院機構埼玉病院呼吸器内科
小野　昭浩	群馬大学大学院医学系研究科病態制御内科学呼吸器・アレルギー内科
片山　一朗	大阪大学大学院医学系研究科情報統合医学皮膚科学講座
古賀　康彦	群馬大学大学院医学系研究科病態制御内科学呼吸器・アレルギー内科
千貫　祐子	島根大学医学部皮膚科学教室
鶴巻　寛朗	群馬大学大学院医学系研究科病態制御内科学呼吸器・アレルギー内科
戸倉　新樹	浜松医科大学皮膚科学講座
日野　亮介	日野皮フ科医院
松倉　節子	横須賀市立うわまち病院皮膚科
水越　厚史	近畿大学医学部環境医学・行動科学教室
森田　栄伸	島根大学医学部皮膚科学教室
矢上　晶子	藤田保健衛生大学医学部皮膚科学教室
矢富　正清	群馬大学大学院医学系研究科病態制御内科学呼吸器・アレルギー内科
山川　有子	山川皮ふ科

「職業性アレルギー疾患診療ガイドライン2013」作成委員

作成委員（五十音順）

秋山　一男	国立病院機構相模原病院
足立　満	国際医療福祉大学山王病院内科/呼吸器・アレルギー疾患研究所
池澤　善郎	国際医療福祉大学熱海病院
宇佐神　篤	東海花粉症研究所
大田　健	国立病院機構東京病院
岡野　光博	岡山大学大学院医歯薬学総合研究科耳鼻咽喉・頭頸部外科学
奥村　二郎	近畿大学医学部環境医学・行動科学教室
佐藤　一博	福井大学医学部環境保健学教室
高山　かおる	東京医科歯科大学大学院医歯学総合研究科皮膚科学分野
釣木澤尚実	国立病院機構相模原病院アレルギー科
東田　有智	近畿大学医学部呼吸器・アレルギー内科
土橋　邦生	群馬大学大学院保健学研究科
内藤　健晴	藤田保健衛生大学医学部耳鼻咽喉科
中澤　次夫	群馬大学
中村　陽一	横浜市立みなと赤十字病院アレルギーセンター
松永佳世子	藤田保健衛生大学医学部皮膚科学教室
山口　正雄	帝京大学医学部内科学講座呼吸器・アレルギー内科
横関　博雄	東京医科歯科大学大学院医歯学総合研究科皮膚科学分野
渡部　仁成	鳥取大学医学部附属病院第三内科診療科群(呼吸器膠原病内科)

執筆協力者（五十音順）

押方智也子	国立病院機構相模原病院呼吸器内科
小野　昭浩	群馬大学大学院医学系研究科病態制御内科学呼吸器・アレルギー内科
片山　一朗	大阪大学大学院医学系研究科情報統合医学皮膚科学講座
上出　庸介	群馬大学大学院医学系研究科病態制御内科学呼吸器・アレルギー内科
古賀　康彦	群馬大学大学院医学系研究科病態制御内科学呼吸器・アレルギー内科
千貫　祐子	島根大学医学部皮膚科学教室
戸倉　新樹	浜松医科大学皮膚科学講座
久田　剛志	群馬大学大学院医学系研究科病態制御内科学呼吸器・アレルギー内科
檜澤　伸之	筑波大学大学院人間総合科学研究科疾患制御医学専攻呼吸器病態医学分野
日野　亮介	産業医科大学皮膚科学教室
松倉　節子	横浜市立大学附属市民総合医療センター皮膚科
森田　栄伸	島根大学医学部皮膚科学教室
矢上　晶子	藤田保健衛生大学医学部皮膚科学教室
矢冨　正清	群馬大学大学院医学系研究科病態制御内科学呼吸器・アレルギー内科
山川　有子	山川皮ふ科

目　次

●第1章　職業性喘息 ……………………………………………………………………… 1

Ⅰ．定義 …………………………………………………………………………………… 2
CQ1-1　職業性喘息の定義は？ ……………………………………………………… 2

Ⅱ．分類 …………………………………………………………………………………… 3
CQ1-2　職業性喘息や作業関連喘息の分類は？ …………………………………… 3
CQ1-3　職業性喘息の有病率は？ …………………………………………………… 4
CQ1-4　職業集団における横断的研究における有病率はどのくらいか？ ……… 4

Ⅲ．原因抗原 ……………………………………………………………………………… 7
CQ1-5　原因抗原と認定する基準は？ ……………………………………………… 7
CQ1-6　原因抗原にはどのようなものがあるか？ ………………………………… 7

Ⅳ．原因抗原の推移 ……………………………………………………………………… 29
CQ1-7　従来の職業性喘息の抗原はどの種類が主流だったか？ ………………… 29
CQ1-8　最近増加してきた抗原は何か？ …………………………………………… 29
CQ1-9　化学物質による職業性喘息の問題点は何か？ …………………………… 30
CQ1-10　遺伝子の影響は？ …………………………………………………………… 31
CQ1-11　リスク因子は何か？ ………………………………………………………… 32

Ⅴ．診断 …………………………………………………………………………………… 34
CQ1-12　診断において最も重要な点は何か？ ……………………………………… 34
CQ1-13　確定診断に質問票は有用か？ ……………………………………………… 35
CQ1-14　確定診断にピークフローは有用か？ ……………………………………… 35
CQ1-15　診断に非特異的気道過敏性試験は有用か？ ……………………………… 36
CQ1-16　抗原吸入誘発試験は確定診断に必要か？ ………………………………… 37
CQ1-17　免疫学的検査は有用か？ …………………………………………………… 38

Ⅵ．治療・管理 …………………………………………………………………………… 40
CQ1-18　分類別の管理方法は有用か？ ……………………………………………… 40
CQ1-19　原因抗原からの回避は有効か？ …………………………………………… 41
CQ1-20　薬物治療はどのように進めるのか？ ……………………………………… 42
CQ1-21　薬物治療を行えば作業は継続できるか？ ………………………………… 43
CQ1-22　抗原特異的免疫療法は有効か？ …………………………………………… 45
CQ1-23　抗原曝露回避後の症状や呼吸機能改善を確認するためにはどのくらいの
　　　　　観察期間が必要か？ ……………………………………………………… 46
CQ1-24　抗原曝露回避後の症状や呼吸機能低下が改善しやすい条件は何か？ … 46

Ⅶ．予防 …………………………………………………………………………………… 47
A．作業環境管理
CQ1-25　作業環境管理予防で最も優先すべきことは何か？ ……………………… 47
CQ1-26　職場に換気装置などを設置して抗原曝露を減らすことは有用か？ …… 47
CQ1-27　素材を抗原性の低い、あるいはないものに代替することは有効か？ … 47

CQ1-28 安全データシート(SDS)交付義務のある化学物質のリスクアセスメントは
重要か？ 47
B. 作業管理
CQ1-29 職場での防毒マスク、防塵マスク、保護服などの装着は発症予防に有効か？ 51
C. 健康管理
CQ1-30 就業前に従業員のアトピーの有無を検査することは有効か？ 52
D. 労働衛生教育
CQ1-31 労働衛生教育は発症予防に有効か？ 53
E. 総括管理
CQ1-32 産業医が月1回以上職場巡視することは有効か？ 54

●第2章　職業性アレルギー性鼻炎 55
Ⅰ. 定義 55
CQ2-1　職業性アレルギー性鼻炎の定義は？ 55
Ⅱ. 分類 57
CQ2-2　職業性アレルギー性鼻炎の分類は？ 57
Ⅲ. 疫学 58
CQ2-3　職業性アレルギー性鼻炎の有病率は？ 58
Ⅳ. 原因 59
CQ2-4　職業性アレルギー性鼻炎の原因抗原は？ 59
CQ2-5　職業性アレルギー性鼻炎の原因抗原と認定する基準は？ 60
CQ2-6　職業性アレルギー性鼻炎の原因抗原は変化しているのか？ 62
CQ2-7　化学物質による職業性アレルギー性鼻炎の問題点は？ 63
CQ2-8　職業性アレルギー性鼻炎の発病・発症機序は？ 64
Ⅴ. 治療 66
CQ2-9　職業性アレルギー性鼻炎の抗原回避に伴う特徴的な問題は？ 66
CQ2-10　職業性アレルギー性鼻炎の薬物療法は有効か？ 67
CQ2-11　職業性アレルギー性鼻炎の特異的免疫療法は有効か？ 67
CQ2-12　職業性アレルギー性鼻炎に手術療法の適応はあるか？ 68
CQ2-13　職業性アレルギー性鼻炎の治療は難しいか？ 68
Ⅳ. 予防 70
A. 作業環境管理
CQ2-14　一次予防で最も優先すべきことは？ 70
CQ2-15　職場に換気装置を設置し、抗原曝露濃度を減らすことは発症予防に有効か？ 70
CQ2-16　素材を抗原性のないものに代替することは有効か？ 70
CQ2-17　安全データシート(SDS)交付義務のある化学物質のリスクアセスメントは
重要か？ 70
B. 作業管理
CQ2-18　職場での防塵マスク・防毒マスクなどの呼吸保護具の装着は有効か？ 72
C. 健康管理
CQ2-19　就業前に従業員のアトピーの有無を検査することは有効か？ 73
D. 労働衛生教育
CQ2-20　労働衛生教育は発症予防に有効か？ 73

E. 総括管理
　CQ2-21　産業医が月1回以上職場巡視することは有効か? ･････････････････････････････ 74

●第3章　職業性皮膚疾患　76
Ⅰ．定義
　CQ3-1　職業性皮膚疾患の定義は? ･･ 76
Ⅱ．分類
　CQ3-2　職業性皮膚疾患の分類は? ･･ 76
　CQ3-3　職業性刺激性接触皮膚炎とは? ･･ 77
　CQ3-4　職業性アレルギー性接触皮膚炎とは? ･･･････････････････････････････････････ 78
　CQ3-5　職業性蕁麻疹とは?　職業性接触蕁麻疹とは? ･･･････････････････････････････ 78
　CQ3-6　職業性protein contact dermatitis（PCD）とは? ････････････････････････････ 79
Ⅲ．疫学
　CQ3-7　職業性皮膚疾患の有病率は? ･･ 82
　CQ3-8　職業性接触皮膚炎の有病率は? ･･ 82
　CQ3-9　職業性蕁麻疹、職業性接触蕁麻疹の有病率は? ･･････････････････････････････ 83
Ⅳ．原因物質
　CQ3-10　職業性刺激性接触皮膚炎の原因物質は? ････････････････････････････････････ 84
　CQ3-11　職業性アレルギー性接触皮膚炎の原因物質は? ･････････････････････････････ 84
　CQ3-12　職業性蕁麻疹（職業性接触蕁麻疹）の原因アレルゲンは? ･･･････････････････ 88
　CQ3-13　ゴム手袋使用により生じたラテックスアレルギーは食物アレルギー発症の
　　　　　原因となるか? ･･･ 93
　CQ3-14　加水分解物など食品成分を含有する石鹸・シャンプー・パック剤などによる
　　　　　食物アレルギーはあるか? ･･･ 94
　CQ3-15　コチニールアレルギーとは?　職業性蕁麻疹としての意義は? ･･････････････ 95
　CQ3-16　接触蕁麻疹の頻度の高い職業は? ･･･ 95
　CQ3-17　食物アレルゲンが関連する職業性接触蕁麻疹を発症しやすい職業と
　　　　　原因アレルゲンは? ･･･ 96
Ⅴ．診断
　CQ3-18　診断にパッチテストは有用か? ･･･ 97
　CQ3-19　パッチテストの手順は? ･･･ 98
　CQ3-20　パッチテストの実際は? ･･･ 99
　CQ3-21　どのようなパッチテストユニットが推奨されるか? ･･････････････････････････ 99
　CQ3-22　パッチテストのアレルゲンは? ･･ 100
　CQ3-23　パッチテスト施行時の注意点は? ･･･ 102
　CQ3-24　パッチテスト（単純閉鎖試験）の手順は? ･･････････････････････････････････ 102
　CQ3-25　その他のパッチテストの方法は? ･･･ 104
　CQ3-26　パッチテストの判定は? ･･･ 104
　CQ3-27　職業性蕁麻疹（職業性接触蕁麻疹）の診断には何が必要か? ･･････････････････ 106
　CQ3-28　プリックテストの手順、その実際と注意点は? ･･････････････････････････････ 107
　CQ3-29　粗抗原を用いた「as is プリックテスト」とは? ･･････････････････････････････ 108
　CQ3-30　プリックテストのアレルゲンは? ･･･ 108
　CQ3-31　プリックテストの判定はどうするか? ････････････････････････････････････ 109

- CQ3-32 Molecular allergology（MA）によるアレルゲン特異的IgE抗体価の測定は職業性蕁麻疹（職業性接触蕁麻疹）の診断に有用か？ ……………………………… 110
- CQ3-33 職業性接触蕁麻疹の出現しやすい部位は？ …………………………………… 110

Ⅵ．治療・管理 …………………………………………………………………………… 111
- CQ3-34 職業性接触皮膚炎が発症した場合の対応は？ ………………………………… 111
- CQ3-35 職業性接触蕁麻疹が発症した場合の対応は？ ………………………………… 111
- CQ3-36 職業性接触皮膚炎の薬物療法は？ ……………………………………………… 113
- CQ3-37 職業性接触蕁麻疹の薬物療法は？ ……………………………………………… 116

Ⅶ．予防 …………………………………………………………………………………… 117
A．作業環境管理
- CQ3-38 一次予防で最も優先すべきことは？ …………………………………………… 117
- CQ3-39 素材を抗原性のないものに代替することは有効か？ ……………………… 117
- CQ3-40 安全データシート（SDS）交付義務のある化学物質のリスクアセスメントは重要か？ ……………………………………………………………………… 117

B．作業管理
- CQ3-41 職場での手袋の着用は発症予防に有効か？ …………………………………… 118
- CQ3-42 クリームを塗ることは有効か？ ………………………………………………… 118

C．健康管理
- CQ3-43 就業前に従業員のアトピーの有無を検査することは有効か？ …………… 120

D．労働衛生教育
- CQ3-44 労働衛生教育は発症予防に有効か？ …………………………………………… 120

E．総括管理
- CQ3-45 産業医が月1回以上職場巡視することは有効か？ …………………………… 121

●第4章　職業性過敏性肺炎 …………………………………………………………… 122

Ⅰ．定義 …………………………………………………………………………………… 123
- CQ4-1 職業性過敏性肺炎の定義は？ …………………………………………………… 123

Ⅱ．分類 …………………………………………………………………………………… 124
- CQ4-2 職業性過敏性肺炎の分類は？ …………………………………………………… 124

Ⅲ．疫学 …………………………………………………………………………………… 124
- CQ4-3 職業性過敏性肺炎の有病率は？ ………………………………………………… 124
- CQ4-4 職業性過敏性肺炎の死亡率は？ ………………………………………………… 125
- CQ4-5 職業性過敏性肺炎に特徴的な地域性や季節性は？ ………………………… 126

Ⅳ．原因抗原 ……………………………………………………………………………… 127
- CQ4-6 職業性過敏性肺炎の原因抗原と認定する基準は？ ………………………… 127
- CQ4-7 原因抗原にはどのようなものがあるか？ …………………………………… 127

Ⅴ．原因抗原の変遷 ……………………………………………………………………… 140
- CQ4-8 職業性過敏性肺炎で頻度の多い原因抗原は？ ……………………………… 140
- CQ4-9 職業性過敏性肺炎で最近増加している原因抗原は？ ……………………… 141

Ⅵ．発症のリスクファクター …………………………………………………………… 142
- CQ4-10 職業性過敏性肺炎発症リスクになる環境素因とは？ ……………………… 142
- CQ4-11 職業性過敏性肺炎発症リスクになる遺伝因子は？ ………………………… 143

Ⅶ．診断基準 ……………………………………………………………………………… 144
- CQ4-12 職業性過敏性肺炎の診断基準は？ ……………………………………………… 144

CQ4-13　職業性過敏性肺炎で注意すべき鑑別診断は？ ……………………………… 146
CQ4-14　職業性過敏性肺炎の診断で最も重要な点は？ ……………………………… 147
Ⅷ．検査 …………………………………………………………………………………… 147
CQ4-15　職業性過敏性肺炎の検査法にはどんなものがあるか？ …………………… 147
Ⅸ．職業性過敏性肺炎の診断のポイント ………………………………………………… 149
CQ4-16　職業性過敏性肺炎の確定診断に組織診断は必要か？ ……………………… 149
CQ4-17　職業性過敏性肺炎の確定診断に抗原吸入誘発試験は必要か？ …………… 150
CQ4-18　職業性過敏性肺炎の確定診断に免疫学的検査は有用か？ ………………… 151
Ⅹ．治療・管理 …………………………………………………………………………… 152
CQ4-19　職業性過敏性肺炎の治療は？ ………………………………………………… 152
CQ4-20　職業性過敏性肺炎は薬物治療のみで就業継続は可能か？ ………………… 153
Ⅺ．予後 …………………………………………………………………………………… 154
CQ4-21　職業性過敏性肺炎の予後は？ ………………………………………………… 154
Ⅻ．予防 …………………………………………………………………………………… 155
A．作業環境管理
CQ4-22　作業環境管理で最も優先すべきことは？ …………………………………… 155
CQ4-23　職場に換気装置などを設置して抗原曝露を減らすことは有効か？ ……… 155
B．作業管理
CQ4-24　職場での防塵マスク、防毒マスクなどの装着は発症予防に有効か？ …… 156
C．健康管理
CQ4-25　就業前に従業員のアトピーの有無を検査することは有効か？ …………… 157
D．労働衛生教育
CQ4-26　労働衛生教育は発症予防に有効か？ ………………………………………… 157
E．総括管理
CQ4-27　産業医が月1回以上職場巡視することは有効か？ ………………………… 157

●第5章　職業性アナフィラキシー（ショック） ……………………………………… 159
Ⅰ．定義 …………………………………………………………………………………… 159
CQ5-1　職業性アナフィラキシーの定義は？ ………………………………………… 159
Ⅱ．職業性アナフィラキシーの発症機序 ………………………………………………… 160
CQ5-2　職業性アナフィラキシーの発症機序は通常の即時型アレルギーなのか？ … 160
Ⅲ．職業性アナフィラキシーの症状と診断 ……………………………………………… 160
CQ5-3　職業性アナフィラキシーの症状にはどのようなものがあるか？ ………… 160
CQ5-4　職業性アナフィラキシーの診断基準は？ …………………………………… 161
Ⅳ．アナフィラキシーの疫学 ……………………………………………………………… 163
CQ5-5　アナフィラキシーの発症率・有病率は？ …………………………………… 163
CQ5-6　アナフィラキシーによる死亡率と主な原因は？ …………………………… 163
Ⅴ．アナフィラキシーの初期対応 ………………………………………………………… 164
CQ5-7　アナフィラキシーの初期対応は？ …………………………………………… 164
Ⅵ．アナフィラキシーの原因物質 ………………………………………………………… 166
CQ5-8　職業性アナフィラキシーの原因にはどのようなものがあるか？ ………… 166
Ⅶ．アナフィラキシーの予防 ……………………………………………………………… 169
CQ5-9　職業性アナフィラキシーの予防は？ ………………………………………… 169
Ⅷ．ハチ刺傷によるアナフィラキシー …………………………………………………… 169

CQ5-10　ハチ刺傷によるアナフィラキシーはどのような職業に起こりやすいか？ ……………… 169
　　CQ5-11　ハチアレルギーはどのように診断するのか？ ……………………………………… 170
　　CQ5-12　ハチによるアナフィラキシーの予防で最も優先すべきことは？ ……………………… 171
　　CQ5-13　ハチによるアナフィラキシーにおいて就業前に従業員のアトピー素因の有無を
　　　　　　検査することは有効か？ …………………………………………………………… 172
　　CQ5-14　ハチによるアナフィラキシーにおいてアドレナリン自己注射薬携帯は
　　　　　　有効か？ ……………………………………………………………………………… 172
　　CQ5-15　ハチアレルギーの抗原特異的免疫療法は有用か？ ……………………………… 173
　Ⅸ．ラテックスによるアナフィラキシー ………………………………………………………… 174
　　CQ5-16　ラテックスアレルギーはどのような職業に起こりやすいか？ ……………………… 174
　　CQ5-17　ラテックスアレルギーの診断に特異的IgE抗体は有用か？ ……………………… 175
　　CQ5-18　ラテックスアレルギーの診断にプリックテストは有用か？ ………………………… 175
　　CQ5-19　ラテックスによるアナフィラキシーの予防策は？ ………………………………… 176
　Ⅹ．ハチ毒やラテックス以外の原因による職業性アナフィラキシー ……………………… 176
　　CQ5-20　食物による職業性アナフィラキシーにはどのようなものがあるか？ ……………… 176
　　CQ5-21　薬物による職業性アナフィラキシーにはどのようなものがあるか？ ……………… 177
　　CQ5-22　動物による職業性アナフィラキシーにはどのようなものがあるか？ ……………… 178
　　CQ5-23　ヘビ毒による職業性アナフィラキシーはあるのか？ ……………………………… 179
　　CQ5-24　その他の職業性アナフィラキシーにはどのようなものがあるのか？ ……………… 179
　Ⅺ．予防 ………………………………………………………………………………………… 180
　　1．ハチ刺傷によるアナフィラキシー（ショック）
　　CQ5-25　一次予防で最も優先すべきことは？ ………………………………………………… 180
　　CQ5-26　就業前に従業員のアトピーの有無を検査することは有効か？ …………………… 180
　　CQ5-27　アドレナリン自己注射薬携帯は有効か？ ………………………………………… 180
　　2．医療従事者による薬剤アレルギーによるアナフィラキシー（ショック）
　　CQ5-28　一次予防で最も優先することは？ ………………………………………………… 182
　　3．医療従事者によるラテックスによるアナフィラキシー（ショック）
　　CQ5-29　一次予防で最も優先することは？ ………………………………………………… 182

●第6章　法律面 ……………………………………………………………………………… 184
　　CQ6-1　誰の責任か？ ………………………………………………………………………… 184
　　CQ6-2　職業性アレルギー疾患について、職場での健康診断は実施されるのか？ ………… 184
　　CQ6-3　労災は適用されるのか？ …………………………………………………………… 185

推奨グレードとエビデンスレベルについて

　本ガイドラインは、「職業性アレルギー疾患診療ガイドライン2013」作成委員会の方針に従って作成されている。職業性アレルギー疾患の診療における推奨グレードと、その根拠となるエビデンスレベルを、日本医療機能評価機構の医療情報サービス事業Mindsに準じて用いた。
　◻︎：エビデンスがない場合は斜線で閉じた記載とした。

推奨グレード

グレード	内容
A	行うよう強く勧められる 　高いレベルの根拠があり、その便益は害、負担、費用に勝り、臨床的に有用性が明らかである。
B	行うよう勧められる 　1. 中程度レベルの根拠があり、その便益は害、負担、費用に勝り、臨床的に有用と考えられる。 　2. 高いレベルの根拠があるが、その臨床的な有用性は高くはない。 　　（一部の人にはかなり有効かもしれないが、誰でも効果が期待できるわけではない） 　3. 低いレベルの根拠のみ*であるが、臨床現場ではすでに定着し、その有用性が明らかである。 　　（*生命に直接関係する介入や、RCTが行われにくい状況などの理由による）
C1	行うほうがよい 　1. 低いレベルの根拠のみであるが、その便益は害、負担、費用に勝り、臨床的には有用と考えられる。 　2. 便益と害の双方の根拠があるが、その臨床的な有用性は高くはない。 　3. 中程度レベルの根拠があるが、臨床的には有用性は高くはない。 　　（一部の人には有効な場合もあるが、その割合は高くない）
C2	行わないほうがよい 　1. 低いレベルの根拠のみであり、その便益は害、負担、費用に劣り、臨床的には有用でないと考えられる。 　2. 便益と害の双方の根拠があるが、臨床的には有用でないと考えられる。
D	行わないよう勧められる 　無効性あるいは害を示す根拠がある。

Minds診療ガイドライン作成の手引き2007, p43, 1) Minds推奨グレードより引用改変

文献のエビデンスレベル（質の高いもの順）

レベル	内容
I	システマティックレビュー/RCTのメタ解析
II	1つ以上のランダム化比較試験による
III	非ランダム化比較試験による
IVa	分析疫学的研究（コホート研究）
IVb	分析疫学的研究（症例対照研究、横断研究）
V	記述研究（症例報告やケース・シリーズ）
VI	患者データに基づかない、専門委員会や専門家個人の意見

Minds診療ガイドライン作成の手引き2007, p15, エビデンスのレベル分類より引用

第1章
職業性喘息

作業関連喘息の診断のフローチャート

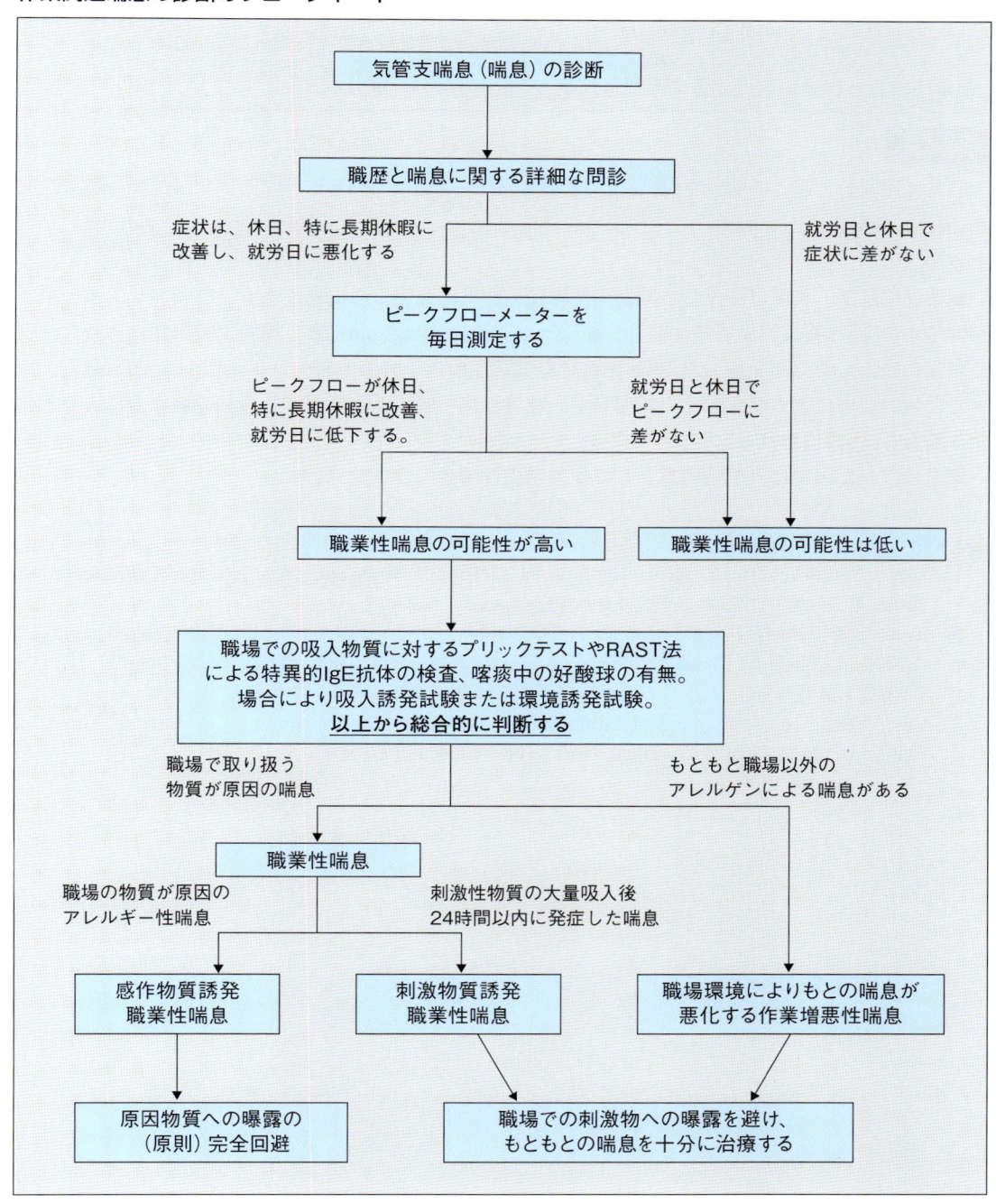

I. 定義

CQ1-1 職業性喘息の定義は？

Panel Consensus	推奨グレード	エビデンスレベル 海外	エビデンスレベル 日本
職業性喘息と作業増悪性喘息に大別される	A	I	I

解説

　職業に関連して起こる喘息を「作業関連喘息(work-related asthma, WRA)」と呼び、「職業性喘息(occupational asthma, OA)」と「作業増悪性喘息〔work-aggravated(exacerbated) asthma〕」からなる[1,2]。

　職業性喘息は、職業に関連して職場の抗原に感作され発症した喘息である。免疫アレルギー機序が関与する「感作物質誘発職業性喘息(sensitizer-induced asthma)」と、職場で刺激性の物質を一度に多量に吸入したため発症した「刺激物質誘発職業性喘息(irritant-induced asthma)」とがある[1,2]。すでに他の要因により発症している喘息が、職場環境で吸入されるガスや冷気や塵などにより悪化する場合を「作業増悪性喘息」という[2,3]。

　通常は、わが国では職業性喘息として作業増悪性喘息は含まない。

参考文献

1) Mapp CE, Boschetto P, Maestrelli P, et al. Occupational asthma. Am J Respir Crit Care Med. 2005；172：280-305.(エビデンスレベルI)
2) Tarlo SM, Balmes J, Balkissoon R, et al. Diagnosis and management of work-related asthma：American College of Chest Physicians Consensus Statement. Chest. 2008；134(3 Suppl)：1S-41S. (エビデンスレベルI)
3) Chan-Yeung M. Assessment of asthma in the workplace. ACCP consensus statement. American College of Chest Physicians. Chest. 1995；108：1084-117.(エビデンスレベルI)

II. 分類

CQ1-2 職業性喘息や作業関連喘息の分類は？

Panel Consensus	推奨グレード	エビデンスレベル 海外	エビデンスレベル 日本
作業関連喘息は職業性喘息と既存の喘息が増悪する作業増悪性喘息に分けられる。職業性喘息は抗原に感作され免疫アレルギー機序により発症する感作物質誘発職業性喘息と刺激物質を原因とする刺激物質誘発職業性喘息に分けられる	A	I	I

解説

　職業性喘息は、かつては職業関連の物質に曝露されて発症する喘息を指す包括的な用語であったが、その後、刺激物質を原因とする喘息や既存の喘息の増悪も含めた広い概念で捉える必要が生じ、近年は作業関連喘息が全体を指す用語として使われている（図1-1）[1〜3]。

　作業関連喘息は、職業性曝露物質により喘息を発症した「職業性喘息」と、もともと存在する喘息に対して職業性曝露物質が増悪因子となって症状が誘発される「作業増悪性喘息」に大別される。前者については、曝露物質が抗原となって感作が成立し免疫アレルギー機序で喘息を発症する「感作物質誘発職業性喘息」、非免疫学的すなわち刺激性機序に基づいて喘息を発症する「刺激物質誘発職業性喘息」に分類される。「感作物質誘発職業性喘息」をさらに、曝露抗原特異的IgEが陽性のIgE依存性職業性喘息、および特異的IgEが検出されず発症機序を特定できない職業性喘息に分ける分類法も一部のガイドラインでは記載されている。

　高濃度刺激物質の吸入曝露の数時間以内に喘息様症状を生じ、数か月間も症状が持続する状態を

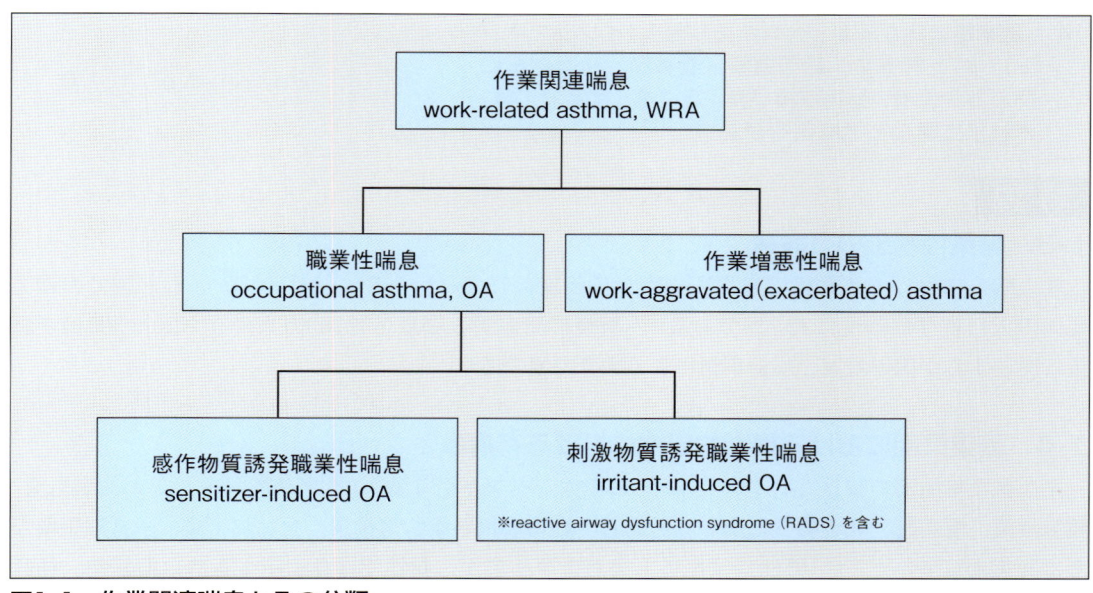

図1-1　作業関連喘息とその分類

「reactive airway dysfunction syndrome, RADS」と呼び、2001年の同時多発テロにおけるニューヨークの世界貿易センタービル崩壊の際に出動した消防士らに発症したことで注目されたが、これは刺激物質誘発職業性喘息に含まれる。最近は、高レベルの刺激物質の曝露が症状を伴って繰り返され、喘息になった場合を、ほぼ確実な刺激物質誘発職業性喘息、高濃度でない刺激物質への慢性的曝露があり、しばらくして発症した喘息の場合を、可能性のある刺激物質誘発職業性喘息という分類が提案されているが、さらなる研究が必要とされる[4]。

参考文献

1) Tarlo SM, Balmes J, Balkissoon R, et al. Diagnosis and management of work-related asthma: American College of Chest Physicians Consensus Statement. Chest. 2008; 134(3 Suppl): 1S-41S. (エビデンスレベルⅠ)
2) Nicholson PJ, Culinan P, Newman Taylor AJ, et al. Evidence based guidelines for the prevention, identification, and management of occupational asthma. Occup Environ Med. 2005; 62: 290-9. (エビデンスレベルⅠ)
3) Mapp CE, Boschetto P, Maestrelli P, Fabbri LM. Occupational asthma. Am J Respir Crit Care Med. 2005; 172: 280-305. (エビデンスレベルⅠ)
4) Vandenplas O, Wiszniewska M, Raulf M, et al. EAACI position paper: irritant-induced asthma. Allergy. 2014; 69: 1141-53. (エビデンスレベルⅣb)

CQ1-3 職業性喘息の有病率は？
CQ1-4 職業集団における横断的研究における有病率はどのくらいか？

Panel Consensus	推奨グレード	エビデンスレベル 海外	エビデンスレベル 日本	保険適用
3. 成人喘息患者のうち15％は職業性喘息である		Ⅰ	Ⅳb	無
4. 職業毎に異なるが、ペンキ塗り職人（イソシアネート）、パン製造業、麺製造業、看護師、化学物質に関わる労働者、動物取扱い業、溶接業、食品加工業、木材加工業などで有病率が高い		Ⅳb	Ⅳb	無

解説

1-3. 職業性喘息の有病率

成人喘息における職業性喘息の人口寄与危険度は15％（4〜58％）とされる[1]。わが国での作業要因の人口寄与危険度は22.7％である[2]。新規に発症する喘息患者100万人のうち20〜300例が職業に関連するが国や地域、経済事情により大きく異なる[1,3-12]。

1-4. 職業集団における横断的研究における有病率

主な職業集団別の喘息有病率を**表1-1**に示す。ペンキ塗り職人（イソシアネート）、パン製造業、麺製造業、看護師、化学物質に関わる労働者、動物取扱い業、溶接業、食品加工業、木材加工業などで頻度が高い[3,13-25]。男性では金属工業および林業が、女性ではウェイトレス、清掃業、歯科技工で有病率が高い。この差は職業における男女の従事率に起因する。

第1章 職業性喘息

表1-1 横断研究による職業性喘息の有病率

職業／曝露抗原	例数	発症頻度(%)	国	文献
カニ加工業者	303	15.6	カナダ	26
グアーガム（天然多糖類）	151	3.0	カナダ	27
ペンキ塗り職人（イソシアネート）	730	7.1（対象はすべて非喫煙者）	イタリア	28
家禽業者	134	11.0	南アフリカ共和国	29
ラット	113	4.4	フランス	30
ラテックス使用医療従事者	196	7.1	イタリア	31
クリーニング業者	593	25.0	スペイン	32
花屋	128	14.1	米国	33
スーパーマーケット・パン職人	66	9.0	英国	34
看護師	4,634	10.7	日本	17
イチゴ栽培	43	4.7	日本	35
ホヤ喘息	250〜417	18.0〜36.0	日本	36

参考文献

1) Balmes J, Becklake M, Blanc P, et al. American Thoracic Society statement: occupational contribution to the burden of airway disease. Am J Respir Crit Care Med 2003；167：787-97.（エビデンスレベルⅠ）
2) 舟越光彦, 田村昭彦, 埓田和史, ほか. 外来患者における気管支喘息の作業関連性の検討. アレルギー. 2004；53：1123-30.（エビデンスレベルⅣb）
3) Kogevinas M, Zock JP, Jarvis D, et al. Exposure to substances in the workplace and new-onset asthma: an international prospective population-based study（ECRHS-Ⅱ）. Lancet. 2007；370：336-41.（エビデンスレベルⅣa）
4) McDonald JC, Keynes HL, Meredith SK. Reported incidence of occupational asthma in the United Kingdom, 1989-97. Occup Environ Med. 2000；57：823-9.（エビデンスレベルⅥb）
5) Ameille J, Pauli G, Calastreng-Crinquand A, et al. Reported incidence of occupational asthma in France, 1996-99: the ONAP programme. Occup Environ Med. 2003；60：136-41.（エビデンスレベルⅣa）
6) Rosenman KD, Reilly MJ, Kalinowski DJ. A state-based surveillance system for work-related asthma. J Occup Environ Med. 1997；39：415-25.（エビデンスレベルⅣb）
7) Torén K. Self reported rate of occupational asthma in Sweden 1990-2. Occup Environ Med. 1996；53：757-61.（エビデンスレベルⅣa）
8) Elder D, Abramson M, Fish D, et al. Surveillance of Australian workplace Based Respiratory Events（SABRE）: notifications for the first 3.5 years and validation of occupational asthma cases. Occup Med（Lond）. 2004；54：395-9.（エビデンスレベルⅣa）
9) Contreras GR, Rousseau R, Chan-Yeung M. Occupational respiratory diseases in British Columbia, Canada in 1991. Occup Environ Med. 1994；51：710-2.（エビデンスレベルⅣa）
10) Vandenplas O, Larbanois A, Bugli C, et al. Epidemiologie de l'asthme professionnel en Belgique. Rev Mal Respir. 2005；22：421-30.（エビデンスレベルⅣa）
11) Orriols R, Costa R, Albanell M, et al, Malaltia Ocupacional Respiratoria（MOR）Group. Reported occupational respiratory diseases in Catalonia. Occup Environ Med. 2006；63：255-60.（エビデン

スレベルIVa)
12) Karjalainen A, Kurppa K, Virtanen S, et al. Incidence of occupational asthma by occupation and industry in Finland. Am J Ind Med. 2000 ; 37 : 451-8.(エビデンスレベルIVa)
13) Ameille J, Pauli G, Calastreng-Crinquand A, et al. Reported incidence of occupational asthma in France, 1996-99 : the ONAP programme. Occup Environ Med. 2003 ; 60 : 136-41.(エビデンスレベルIVb)
14) Karjalainen A, Kurppa K, Virtanen S, et al. Incidence of occupational asthma by occupation and industry in Finland. Am J Ind Med. 2000 ; 37 : 451-8.(エビデンスレベルIVb)
15) Meredith SK, Taylor VM, McDonald JC. Occupational respiratory disease in the United Kingdom 1989 : a report to the British Thoracic Society and the Society of Occupational Medicine by the SWORD project group. Br J Ind Med. 1991 ; 48 : 292-8.(エビデンスレベルIVa)
16) McDonald JC, Keynes HL, Meredith SK. Reported incidence of occupational asthma in the United Kingdom, 1989-97. Occup Environ Med. 2000 ; 57 : 823-9.(エビデンスレベルIVb)
17) Kurai J, Watanabe M, Sato H, et al. Asthma and Wheeze Prevalence among Nursing Professionals in Western Japan : A cross-Sectional Study. Int J Environ Res Public Health. 2015 ; 12 : 15459-69.(エビデンスレベルIVb)
18) Meyer JD, Holt DL, Chen Y, et al. SWORD '99 : surveillance of work-related and occupational respiratory disease in the UK. Occup Med. 2001 ; 51 : 204-8.(エビデンスレベルIVb)
19) Gannon PF, Burge PS. The SHIELD scheme in the West Midlands Region, United Kingdom. Midland Thoracic Society Research Group. Br J Ind Med. 1993 ; 50 : 791-6.(エビデンスレベルIVb)
20) Torén K, Järvholm B, Brisman J, et al. Adult-onset asthma and occupational exposures. Scand J Work Environ Health. 1999 ; 25 : 430-5.(エビデンスレベルIVb)
21) Karjalainen A, Kurppa K, Martikainen R, et al. Exploration of asthma risk by occupation - extended analysis of an incidence study of the Finnish population. Scand J Work Environ Health. 2002 ; 28 : 49-57.(エビデンスレベルIVb)
22) Jaakkola JJ, Piipari R, Jaakkola MS. Occupation and asthma : a population-based incident case-control study. Am J Epidemiol. 2003 ; 158 : 981-7.(エビデンスレベルIVb)
23) Johnson AR, Dimich-Ward HD, Manfreda J, et al. Occupational asthma in adults in six Canadian communities. Am J Respir Crit Care Med. 2000 ; 162 : 2058-62.(エビデンスレベルIVb)
24) Kogevinas M, Antó JM, Soriano JB, et al. The risk of asthma attributable to occupational exposures. A population-based study in Spain. Spanish Group of the European Asthma Study. Am J Respir Crit Care Med. 1996 ; 154 : 137-43.(エビデンスレベルIVb)
25) Kogevinas M, Antó JM, Sunyer J, et al. European Community Respiratory Health Survey Study Group. Occupational asthma in Europe and other industrialised areas : a population-based study. Lancet. 1999 ; 353 : 1750-4.(エビデンスレベルIVb)
26) Cartier A, Malo JL, Forest F, et al. Occupational asthma in snow crab-processing workers. J Allergy Clin Immunol. 1984 ; 74 : 261-9.(エビデンスレベルIVb)
27) Malo JL, Cartier A, L'Archevêque J, et al. Prevalence of occupational asthma and immunologic sensitization to guar gum among employees at a carpet-manufacturing plant. J Allergy Clin Immunol. 1990 ; 86 : 562-9.(エビデンスレベルIVb)
28) Mastrangelo G, Paruzzolo P, Mapp C. Asthma due to isocyanates : a mail survey in a 1% sample of furniture workers in the Veneto region, Italy. Med Lav. 1995 ; 86 : 503-10.(エビデンスレベルIVb)
29) Rees D, Nelson G, Kielkowski D, et al. Respiratory health and immunological profile of poultry workers. S Afr Med J. 1998 ; 88 : 1110-7.(エビデンスレベルIVb)
30) Lieutier-Colas F, Meyer P, Pons F, et al. Prevalence of symptoms, sensitization to rats, and airborne exposure to major rat allergen (Rat n 1) and to endotoxin in rat-exposed workers : a

cross-sectional study. Clin Exp Allergy. 2002；32：1424-9.（エビデンスレベルIVb）
31) Di Lorenzo G, Vitale F, Pacor ML, et al. Prevalence of latex sensitization in health care workers of a general hospital in Palermo, Sicily. J Investig Allergol Clin Immunol. 2002；12：114-9.（エビデンスレベルIVb）
32) Medina-Ramón M, Zock JP, Kogevinas M, et al. Asthma symptoms in women employed in domestic cleaning：a community based study. Thorax. 2003；58：950-4.（エビデンスレベルIVb）
33) Akpinar-Elci M, Elci OC, Odabasi A. Work-related asthma-like symptoms among florists. Chest. 2004；125：2336-9.（エビデンスレベルIVb）
34) Brant A, Berriman J, Sharp C, et al. The changing distribution of occupational asthma：a survey of supermarket bakery workers. Eur Respir J. 2005；25：303-8.（エビデンスレベルIVb）
35) 小林敏男，大関秀雄，稲沢正士，ほか．イチゴ花粉による喘息症例とその疫学的調査．アレルギー．1973；22：699-705.（エビデンスレベルIVb）
36) 大塚　正，坪井信治，勝谷　隆，ほか．広島県廿日市市における29年間にわたるホヤ喘息の調査成績．アレルギー．1993；42：214-8.（エビデンスレベルIVb）

III. 原因抗原

CQ1-5　原因抗原と認定する基準は？

Panel Consensus	推奨グレード	エビデンスレベル 海外	エビデンスレベル 日本	保険適用
各抗原についての文献に基づいて原因抗原としての確からしさをエビデンスレベルであらわす		個々の抗原による	個々の抗原による	無

　報告された原因抗原は種々の形で報告されている。レベルを表1-2に示すごとく定め、各抗原の原因抗原としての確からしさを、各抗原を記載した。

表1-2　エビデンスレベルの分類

Panel Consensus	エビデンスレベル 海外	エビデンスレベル 日本
疫学研究、抗原分析などが行われている	①	①
複数の症例報告がある	②	②
1例報告	③	③

CQ1-6　原因抗原にはどのようなものがあるか？

Panel Consensus	推奨グレード	エビデンスレベル 海外	エビデンスレベル 日本
主に動物・植物由来の高分子量抗原と化学物質・金属などの低分子量抗原に分けられる	A	I	I

解 説

各抗原については、原因抗原としての確からしさを、**表1-2**に従って記載する。

記載する抗原については、臨床上の必要のため症例報告が1例であっても、内容が職業性喘息と推定できるものについては、**表1-3**に記載した。

表1-3　職業性喘息を引き起こすと推定される吸入物質および職業

職業性喘息を引き起こす吸入物質	職業など	エビデンスレベル 海外	エビデンスレベル 日本	文献
A植物性				
Ⅰ．粉塵				
1．穀物粉塵				
コンニャク粉	コンニャク製造業	③	①	1～3
ソバ粉	そば屋、そば製麺販売	①	①	4～8
小麦粉	製パン・製菓業・製麺業・精米業	①	①	9～11
大麦粉	製粉工場従業	①	③	12, 13
家畜飼料粉塵	畜産飼料業		③	14
米	精米所家族	②	③	15, 16
米糠	精米業者		②	17
稲藁	rice farmers、畳の床を作る職人	①	③	18～20
2．木材粉塵				
米スギ	米スギ木工業者	①	①	21～23
リョウブ	木材細工業者		②	24
ケヤキ	木材細工業者		①	25, 26
クワ	家具製造業者		③	27
ホウ	木工業者		③	28
シラカバ	割り箸製造業者	①	③	29, 30
ラワン	木工業者		①	26
カリン(花梨)	家具製造業者		①	26
シタン(紫檀)	家具製造業者		①	26
キリ(桐)	製材・木工作業者		①	26
ナーラ	ナーラ材製材業者		③	31
米マツ、その他のマツ	大工	①	②	29, 32～34
ツゲ	装身具製作業者		③	35
スギ	木材加工業者	①	①	36～38
アユース	大工	②	③	39, 40
ホワイトアッシュ	家具職人、大工	②	③	41～43
センゴンラウト	家具職人、大工		③	44
3．その他粉塵				
タラ生木樹液粉塵	たらっぺ生産業者		③	45
綿塵	垂れ幕、旗製作業者	①	②	46, 47

第1章　職業性喘息

麻粉塵(クロアチア) ドンゴロス(麻布) 粉塵(日本)	ドンゴロス布で鉄管を覆う作業者	③		48
コーヒー豆粉塵	これらの豆を扱う業者	①	①	49〜51
綿実粉塵	綿実使用する製菓業者	①		52
唐ゴマ非油性成分	唐ゴマ品質検査従業者(1例報告2件)	①	③	53, 54
ヒマワリの種の粉塵、レノバトール(ヒマワリ種子含有化粧品)	ひまわりの種を扱う菓子職人 ひまわり種子を含む美容剤レノバトールを使用する美容師	③	③	55, 56
茶の新芽、 新葉の産毛	茶摘み労働者		②	57
茶包装業(海外) 緑茶成分(日本)	製茶業者	①	①	58〜60
キクの産毛や花粉	ビニールハウスでの菊栽培業者	①	③	61, 62
スターチス	スターチス栽培業者	③	②	63〜66
トマト	栽培農業者	①	①	67〜73
レタス	栽培農業者	①	①	74〜81
フキ	ふき摂取		②	82〜85
メロン	ハウス栽培業者	②	②	86〜88
わけぎ	これらの豆を扱う業者		③	89
コショウ(胡椒)	胡椒使用者	①	③	90〜95
マコモ粉	マコモ粉使用者		③	96
タバコの煙	リゾートホテル従業員		③	97
Ⅱ　花粉、胞子				
1. 職業性花粉症				
テンサイ花粉	てんさい研究所職員	①	③	98〜100
バラ花粉	ばら研究所職員		③	101
ブタクサ花粉	ぶたくさ花粉研究者	①	①	102, 103
カモガヤ花粉	乳牛飼育用かもがやの栽培業者	①	①	104〜106
イタリアンライグラス花粉	牧畜業者	②	②	107, 108
イチゴ花粉	ビニールハウスでのいちご栽培従事者	①	②	109〜112
モモ花粉	もも栽培での摘花従事者	①	②	113, 114
ナシ花粉	なし栽培(摘花、解薬、人工交配)従事者		①	115
リンゴ花粉	りんごの人工授粉に従事する者	①	①	116〜118
コスモス花粉	コスモスを扱う生花商		③	119
キク花粉	ビニールハウスでの電照菊栽培業者、寺の菊の供花等に頻回に接する僧侶	①	①	120〜124
除虫キク花粉	瀬戸内海沿岸の除虫菊栽培業者		②	125
ブドウ花粉	ビニールハウス中でぶどうを栽培し棚を揺すって花粉を飛散させる作業者	①	②	126〜129
高野まき花粉	高野山での土産用高野まき販売業者		③	130
ピーマン花粉	ビニールハウスでのピーマン速成栽培業者	①	③	131, 132

— 9 —

スギ花粉	杉林の中の変電所調査・見廻りをする電力会社員	①	①	133〜135
トウモロコシ花粉	飼料としてのとうもろこし栽培酪農業者	①	③	136, 137
アフリカ金盞花花粉	ビニールハウスでのアフリカ金盞花栽培業者	/	③	138
グロリオサ花粉	ビニールハウスでの外国産ゆり科グロリオサ栽培業者	③	③	139, 140
カラムシ花粉	からむし花粉診断薬作成販売会社員	/	①	141
芹科の茴香、ブルーレース、レースフラワー	芹科の花を生け花で使用する華道家	/	③	142
稲花粉	稲作試験機関職員	①	②	143, 144
トマト花粉	栽培従事者	③	②	145, 146
*Strelitzia reginae*花粉	ビニールハウスでのアフリカ原産鑑賞用花*Strelitzia reginae*での栽培業者	/	③	147

2. 胞子

シイタケ胞子	ビニールハウスでのシイタケ栽培業者	①	①	148〜151
ヒカゲノカズラ胞子	義歯作成に石松子を用いる歯科技工師 指紋採取に石松子を用いる警察官	②	③	152〜155
麦の黒穂菌胞子	麦を栽培する農夫（収穫期）	/	③	156

3. 真菌

トリコフィトン（真菌）	白癬患者と接触する柔道整復師	①	③	157〜162

B. 動物性

1．節足動物、昆虫

養蚕業	熟蚕尿	養蚕業者	/	①	163
	蚕の蛾の鱗毛	養蚕業者	/	①	164
	鯉の餌の乾燥蛹	養鯉業者	/	②	165
	絹	職業絹取扱者	①	①	166〜169
蜂毒		林業者など	①	③	170, 171
トビケラ粉塵		釣餌としてとびけらを捕獲し販売する釣具業者	①	①	172, 173
チリダニ抗原		チリダニ抗原分離精製従事研究者	①	①	174, 175
ハダニ科・蜜柑ハダニ		柚子栽培収穫の作業に従事する業者	①	①	176, 177
ミカンの葉に付着するやのね介殻虫の蛹		蜜柑の剪定作業に従事する業者	なし	③	178

2. 魚類

ひまし油粕、魚粕粉塵	配合飼料を使う農家	/	③	179
エビ粉塵	干しえび製造業者	①	③	180, 181
イワシ粉塵	いりこ乾燥業者	①	③	182, 183

3. 鳥類

養鶏	ヒヨコの羽毛	ヒヨコ孵化場	/	②	184
	鶏糞、鶏の羽毛	養鶏業者	①	①	185, 191

4. 哺乳類

人のふけ	化粧品会社の美容担当者、理容師	①	③	192, 193

第1章 職業性喘息

ブタ糞粉塵	養豚業者	②	③	194, 195
イヌ皮屑	動物病院経営者	①	①	196〜199
ネコ皮屑	動物病院経営者	①	①	197〜202
ウシの毛	酪農家	①	③	203〜205
ヒツジの毛	羊毛取扱者	③	③	206, 207
ウマの毛・ふけ	乗馬愛好者、家族が厩舎勤務	①	③	208〜210
獣毛	毛筆製作業者	①	②	211〜217
モルモット、ウサギのふけ、カエルの体成分	大学の研究室で動物を飼育する職員、蛙で実験をする研究者	①	①	218〜221
5．その他				
ホヤ体成分	かきの打ち子	①	①	222〜224
軟サンゴのアカトゲトサカ	伊勢エビ網漁業者		①	225〜228
貝殻粉塵	貝殻研磨業者	①	③	229, 230
真珠粉塵	真珠加工工場でネックレス孔あけ作業従事者		②	231
C．薬剤，食品				
1．薬剤粉塵				
ジアスターゼ ゲンチアナ チラージン	薬剤師		①	232
パンクレアチン	薬剤師、看護師		③	233, 234
マトロマイシン シグママイシン	製薬会社社員		③	235
スピラマイシン	製薬会社社員	②		236
ペニシリン	製薬会社実験従事者、製薬会社従業員	③	②	237〜243
セファロスポリン	化学者、製薬会社従業員	③		244〜246
セフタジジム	製薬工場従業員	③		247
イミペネム	製薬会社従業員	③		248
カリクレイン	製薬工場従業員		②	249
ガストロピロール	薬剤師		③	250
INAH	Isoniazidを調剤する薬剤師	③	②	251〜256
トラピヂル チクロピヂン	薬剤師		③	257
セトラキサート塩酸塩 パントテン酸	製薬工場従業員		②	258
タフェノキン	製薬工場従業員	②		259
エンピナース	医療従事者	②		260
漢方薬 オタネニンジン オンジ ハンゲ	薬剤師 漢方薬卸売業者 漢方薬製造者	②		261〜264
ラテックスグローブのパウダー	医療従事者	②		265

— 11 —

サイリウム	看護師、製薬会社従業員	①		266, 267
医療用消毒薬 オルソフタルアルデヒド	看護師、医療従事者	③	③	268, 269
2．食品など				
ステビア糖粉末	蔗糖にステビア糖を添加する業者		③	270, 271
ガラクトオリゴ糖	かきのむき身業者		①	272
甘草粉塵	甘草からの色素抽出作業従事者	③	③	273, 274
甘草、山帰来などの毒掃丸成分	製薬会社製造担当者		③	275
蜂蜜	養蜂業者の家族	①	③	276～279
ローヤルゼリー	ローヤルゼリーを袋に小分けする業者		③	280, 281
Bacillus subtilis（酵素洗剤）	酵素洗剤を使用するクリーニング業者	②	①	282～285
アミラーゼを主成分とする酵素製剤（酒造用糖化酵素製剤）	清酒醸造業者		③	286, 287
ペクチナーゼ	ワイン製造業者	②		288
凝乳酵素 Rennin（チーズ製造用）	チーズ製造工場勤務者	①	③	289～291
リゾチーム、グリシン、グルコノデルタラクトン	食品保存料製造工場勤務者	③	②	292～294
食品添加物粉塵（パールミートF、FRパウダー）（主成分：卵白）	食肉加工工場で食品添加物を扱う従業員	③	②	292, 295, 296
食品添加物 ピロ亜硫酸塩	農業従事者、漁業従事者		③	297, 298
香辛料 アセトイン、ノナノン	ポップコーン製造工場勤務者	③		299
ソーマチン様タンパク	オリーブオイル工場従事者	③		300
着色料 カルミン酸色素	食肉加工業者、着色料製造工場勤務者、スパイス倉庫勤務者	②		301～306
モナスカス色素		③		307
増粘剤 ペクチン	ジャム工場従業員、飴工場従業員	②		308～311
カリフラワーとキャベツの蒸気	ホテル調理員	③		312
動物飼料用酵素 フィターゼ	農業従事者	③		313

第1章　職業性喘息

D. 金属、化学物質					
1. 化学物質					
染料	染料中間体 Chicago Red ピラゾロン誘導体	染料工場従業員	③	③	314, 315
	反応染料 Reactive Orange 7	染料工場従業員	/	③	316
	反応染料 Reactive Yellow 4	染料工場従業員	/	③	295
	ピペラジン	染料工場従業員	/	/	317
エチレンジアミン		エチレンジアミン使用工場従業員	①	②	318〜320
アラビアゴム粉塵		印刷工場勤務者	②	③	321〜323
イソシアネート	Toluene diisocyanate (TDI) Methylene bisphenyl isocyanate (MDI) Hexamethylene diisocyanate (HDI)	ポリウレタン樹脂工場従業員 ウレタン樹脂で造形物を制作する学生 ギプス固定時の整形外科医師 塗装強化剤を使用する塗装業者	①	①	324〜329
アクリルリシン塗料		アクリルリシン塗料を扱う塗装工	②	/	330, 331
シアノアクリレート系接着剤（アロンアルファ®）、シアノン		補聴器のear piece製造者、製版業者	②	②	330, 332〜336
ファイバーグラス粉塵の刺激		ファイバーグラスを使用業者	②	/	337
無水ピロメリット酸		耐熱性樹脂合成の原料として用いられる無水ピロメリット酸を扱う業者	①	③	338, 339
無水フタル酸		無水フタル酸を扱う業者	①	/	340
防錆油の刺激		溶接作業時防錆油油煙を吸入する溶接工	②	③	341, 342
テトラクロロインソフタロニトリル（TPN）（ダコニール）		ビニールハウス中でなすを栽培し農薬ダコニールを使用する業者	/	③	343, 344
2. 金属					
クロム	セメント中のクロム	セメント工場従業員	②	①	345〜348
	重クロム酸ソーダなど	金属工場従業員、メッキ工場従業員	①	②	349〜352
塩化白金酸		白金酸素センサ（自動車内燃機関）製造業者	①	①	353, 354
タングステンなど		超硬合金工具製造工場従業者	①	①	355〜357
コバルト		超硬合金工具製造工場従業者	①	③	349, 350, 358

参考文献

1) Bernstein JA, Crandall MS, Floyd R. Respiratory sensitization of a food manufacturing worker to konjac glucomannan. J Asthma. 2007；44：675-80.(エビデンスレベル③)
2) 七条小次郎, 田中　茂, 小谷愛子, ほか. こんにゃく喘息に関する研究(第1報). 北関東医学. 1951；1：29-39.(エビデンスレベル③)
3) 古川　充, 中澤次夫, 小林節雄, ほか. こんにゃく喘息の抗原に関する研究(第1編)15% Polyacrylamide Gel Electrophoresis による精製. アレルギー. 1979；28：40-7.(エビデンスレベル①)
4) Göhte CJ, Wieslander G, Ancker K, et al. Buckwheat allergy：health food, an inhalation health risk. Allergy. 1983；38：155-9.(エビデンスレベル①)
5) 中村　晋. 職業性ソバアレルギー症, in 職業性喘息, 職業アレルギー研究会, Ed. 1973, 朝倉書店：東京. pp.104-13.(エビデンスレベル①)
6) Yano M, Nakamura R, Hayakawa S, et al. Purification and properties of allergenic proteins in buckwheat seeds. Agric biol Chem. 1989；53：2387-92.(エビデンスレベル①)
7) Cho J, Lee JO, Choi J, et al. Significance of 40-, 45-, and 48-kDa Proteins in the Moderate-to-Severe Clinical Symptoms of Buckwheat Allergy. Allergy Asthma Immunol Res. 2015；7：37-43.(エビデンスレベル①)
8) Cifuentes L, Mistrello G, Amato S, et al. Identification of cross-reactivity between buckwheat and coconut. Ann Allergy Asthma Immunol. 2015；115：530-2.(エビデンスレベル①)
9) Schwartz M. Flour allergy. J Allergy. 1947；18：341-50.(エビデンスレベル①)
10) 近藤忠徳. 小麦粉喘息について, in 職業性喘息, 職業アレルギー研究会, Ed. 1973, 朝倉書店：東京. pp.118-23.(エビデンスレベル①)
11) Sander I, Rihs HP, Doekes G, et al. Component-resolved diagnosis of baker's allergy based on specific IgE to recombinant wheat flour proteins. J Allergy Clin Immunol. 2015. 135：1529-37. (エビデンスレベル①)
12) Mena M, Sanchez-Monge R, Gomez L, et al. A major barley allergen associated with baker's asthma disease is a glycosylated monomeric inhibitor of insect alpha-amylase：cDNA cloning and chromosomal location of the gene. Plant Mol Biol. 1992；20：451-8.(エビデンスレベル①)
13) 野田康信, 権田秀雄, 平野恒和. 大麦粉喘息の1例. アレルギーの臨床. 1991；11：191-2.(エビデンスレベル③)
14) 奥村悦之, 山口信行, 柳田友行, ほか. 動物飼育飼料による気管支喘息の1例. アレルギー. 1971；20：461-5, 491.(エビデンスレベル③)
15) Kim JH, Choi GS, Kim JE, et al. Three cases of rice-induced occupational asthma. Ann Allergy Asthma Immunol. 2010；104：353-4.(エビデンスレベル②)
16) 南部光彦, 新宅教顕, 太田　茂. 家業が影響したと思われるコメアレルギーの2例. アレルギー. 2005；54：413.(エビデンスレベル③)
17) 清水章治. 米ぬか. 職業アレルギー, ed. 職業アレルギー研究会. 1983, 東京：文永堂.
18) McCurdy SA, Ferguson TJ, Goldsmith DF, et al. Respiratory health of California rice farmers. Am J Respir Crit Care Med. 1996；153：1553-9.(エビデンスレベル①)
19) 高本　公. 畳製造職人に見られたイネワラ喘息の1例. 医薬の門. 1983；23：11-12.(エビデンスレベル③)
20) Torigoe K, Hasegawa S, Numata O, et al. Influence of emission from rice straw burning on bronchial asthma in children. Pediatri Int. 2000；42：143-150.(エビデンスレベル①)
21) Lin FJ, Dimich-Ward H, Chan-Yeung M. Longitudinal decline in lung function in patients with occupational asthma due to western red cedar. Occup Environ Med. 1996；53：753-6.(エビデンスレベル①)
22) 関覚二郎. 米国杉材工作が因をなせる喘息発作. 日内会誌. 1926；13：884-8.(エビデンスレベル③)
23) 中村　晋, 田原　実, 北見　翼, ほか. 気管支喘息の研究：第8報 いわゆる米杉喘息の症例について. アレルギー. 1973；22：358-64.(エビデンスレベル①)
24) 城智　彦, 勝谷　隆, 大塚　正. リョウブ喘息. アレルギー. 1968；17：428.(エビデンスレベル②)
25) 勝谷　隆. ケヤキ材により発生した職業性喘息の1例. 広島医学. 1987；40：983-4.(エビデンスレベル③)

26）高橋　清, 前田昌則, 松本　勉, ほか. 林産業従事者における職業性喘息の検討. 日胸疾会誌. 1986；24：447-53.（エビデンスレベル①）
27）中村　晋. 気管支喘息の研究-3-くわ材により惹起されたと考えられる職業性喘息の症例について. アレルギー. 1969；18：227-31.（エビデンスレベル③）
28）和田　直.「ほう」木屑により惹起されたと考えられる職業性喘息例及び自家製アレルゲンエキスによる検討. アレルギー. 1966；15：287.（エビデンスレベル③）
29）Marogna M, Braidi C, Bruno ME, et al. The contribution of sublingual immunotherapy to the achievement of control in birch-related mild persistent asthma：A real-life randomised trial. Allergol Immunopathol(Madr). 2012；S0301-0546(12)00223-6.（エビデンスレベル①）
30）高本　公. 白樺に起因する職業性喘息. 医薬の門. 1979；19：91-2.（エビデンスレベル③）
31）栃木崇男, 中澤次夫, 富岡真一. 製材業者にみられたフィリピン産木材"ナーラ"学名*Pterocarpus indicus Willd*による職業性気管支喘息の1例. アレルギー. 1983；32：125-30.（エビデンスレベル③）
32）Hessel PA, Herbert FA, Melenka LS, et al. Lung health in sawmill workers exposed to pine and spruce. Chest. 1995；108：642-6.（エビデンスレベル①）
33）高本　公. 大工職人および製材業従事者にみられた米松に起因する職業性喘息. 医事新報. 1986；3234：32-4.（エビデンスレベル②）
34）Douwes J, McLean D, Slater T, et al. Asthma and other respiratory symptoms in New Zealand pine processing sawmill workers. Am J Ind Med. 2001；39：608-15.（エビデンスレベル①）
35）田原留之助. つげ材による職業性ぜん息の1例. 医療. 1985；39：56-7.（エビデンスレベル③）
36）Dimich-Ward H, Taliadouros V, Teschke K, et al. Quality of life and employment status of workers with Western red cedar asthma. J Occup Environ Med. 2007；49：1040-5.（エビデンスレベル①）
37）高本　公. 紙加工場従業者にみられた杉材に起因する職業性喘息の1例. 日職業・環境アレルギー会誌. 2003；10：11-4.（エビデンスレベル③）
38）Okuda M. Epidemiology of Japanese cedar pollinosis throughout Japan. Ann Allergy Asthma Immunol. 2003；91：288-96.（エビデンスレベル①）
39）Reijula K, Kujala V, Latvala J. Sauna builder's asthma caused by obeche（*Triplochiton scleroxylon*）dust. Thorax. 1994；49：622-3.（エビデンスレベル②）
40）松元優子, 城戸優光, 岡部由紀子, ほか. 輸入木材「アユース」(Ayous, 学名*Triplochiton scleroxylon*)による職業性喘息の一例. 日呼吸誌. 2002；40：392-6.（エビデンスレベル③）
41）Malo JL, Cartier A. Occupational asthma caused by exposure to ash wood dust（*Fraxinus Americana*）. Eur Respir J. 1989；2：385-7.（エビデンスレベル③）
42）Fernández-Rivas M, Pérez-Carral C, Senent CJ. Occupational asthma and rhinitis caused by ash（*Fraxinus excelsior*）wood dust. Allergy. 1997；52：196-9.（エビデンスレベル③）
43）須藤守夫, 小林　仁. 輸入木材ホワイトアッシュによる職業性喘息の一例. 日職業・環境アレルギー会誌. 2004；12：63.（エビデンスレベル③）
44）Tomioka K, Kumagai S, Kameda M, et al. A case of occupational asthma induced by falcata wood（*Albizia falcataria*）. J Occup Health. 2006；48：392-5.（エビデンスレベル③）
45）根本敏和. タラッペ（タラの芽）アレルギー. 職業アレルギー. 2012, 大阪：永井書店.
46）Chaari N, Amri C, Khalfallah T, et al. Rhinitis and asthma related to cotton dust exposure in apprentices in the clothing industry. Rev Mal Respir. 2009；26：29-36.（エビデンスレベル①）
47）高本　公. 縫製工場従業者にみられた綿塵, 羊毛塵吸入に起因する職業性喘息の1例. 日職業・環境アレルギー会誌. 2006；13：24-8.（エビデンスレベル③）
48）Zuskin E, Kanceljak B, Mustajbegovic J, et al. Respiratory function and immunological reactions in jute workers. Int Arch Occup Environ Health. 1994；66：43-8.（エビデンスレベル③）
49）Nielsen GD, Olsen O, Larsen ST, et al. IgE-mediated sensitisation, rhinitis and asthma from occupational exposures. Smoking as a model for airborne adjuvants? Toxicology. 2005；216：87-105.（エビデンスレベル①）
50）白川太郎. 生コーヒー豆取扱者に見られた職業性喘息の一症例. 産業医学. 1985；27：663.（エビデン

スレベル③)

51) Larese F, Fiorito A, Casasola F, et al. Sensitization to green coffee beans and work-related allergic symptoms in coffee workers. Am J Ind Med. 1998；34：623-7.(エビデンスレベル①)
52) Mitchell JH. Cottonseed protein vs. cottonseed oil sensitivity；cottonseed asthma；protein vs. oil. Ann Allergy. 1950；8：23-5.(エビデンスレベル①)
53) Davison AG, Britton MG, Forrester JA, et al. Asthma in merchant seamen and laboratory workers caused by allergy to castor beans：analysis of allergens. Clin Allergy. 1983；13：553-61.(エビデンスレベル①)
54) 金子富士男. 植物油品質検査技師にみられたトウゴマ誘発職業性喘息の1例とその抗原物質の検討. アレルギーの臨床. 1991；11：522-3.(エビデンスレベル③)
55) Vandenplas O, Vander Borght T, Delwiche JP. Occupational asthma caused by sunflower-seed dust. Allergy. 1998；53：907-8.(エビデンスレベル③)
56) 松崎　剛. レノバトールによる職業性喘息の1例. アレルギー. 1990；39：285.(エビデンスレベル③)
57) 海老名勇. 茶摘みで発症する気管支喘息の3症例(職業アレルギー). アレルギー. 1977；26：312-3.(エビデンスレベル③)
58) Abramson MJ, Sim MR, Fritschi L, et al. Respiratory disorders and allergies in tea packers. Occupational medicine. 2001；51：259-65.(エビデンスレベル①)
59) Shirai T, Sato A, Hara Y. Epigallocatechin gallate. The major causative agent of green tea-induced asthma. Chest. 1994；106：1801-5.(エビデンスレベル①)
60) Lipińska-Ojrzanowska A, Wiszniewska M, Tymoszuk D, et al. Work-related symptoms among workers exposed to black tea dust. Med Pr. 2015；66：11-5.(エビデンスレベル①)
61) 城　智彦, 河本寛爾, 勝谷　隆, ほか. キク栽培者にみられた職業性喘息の症例. アレルギー. 1979；28：619-23.(エビデンスレベル③)
62) van Toorenenbergen AW. Occupational allergy to flowers：immunoblot analysis of allergens in freesia, gerbera and chrysanthemum pollen. Scand J Immunol. 2014；80：293-7.(エビデンスレベル①)
63) Quirce S, García-Figueroa B, Olaguíbel JM, et al. Occupational asthma and contact urticaria from dried flowers of Limonium tataricum. Allergy. 1993；48：285-90.(エビデンスレベル③)
64) 栃木隆男, 上田　厚, 青山公春, ほか. 観賞用切花スターチス栽培に伴う職業性アレルギー性鼻炎の1例. アレルギーの臨床. 1990；10：117-9.(エビデンスレベル③)
65) Wiszniewska M, Palczynski C, Krawczyk-Szulc P, et al. Occupational allergy to Limonium sinuatum：a case report. Int J Occup Med Environ Health. 2011；24：304-7.(エビデンスレベル③)
66) 横山孝子, 柳沢　正, 上田　厚. 長野県および熊本県における花き(スターチス)栽培者のアレルギー調査. 日農医誌. 1994；42：1089.(エビデンスレベル②)
67) Kondo Y, Urisu A, Tokuda R. Identification and characterization of the allergens in the tomato fruit by immunoblotting. Int Arch Allergy Immunol. 2001；126：294-9.(エビデンスレベル①)
68) Volpicella M, Leoni C, Fanizza I, et al. Expression and characterization of a new isoform of the 9 kDa allergenic lipid transfer protein from tomato (variety San Marzano). Plant physiolo Biochem. 2015；96：64-71.(エビデンスレベル①)
69) Mascheri A, Farioli L, Pravettoni V, et al. Hypersensitivity to Tomato (*Lycopersicon esculentum*) in Peach-Allergic Patients：rPrup 3 and rPrup 1 Are Predictive of Symptom Severity. J investig Allergol Clin Immunol. 2015；25：183-9.(エビデンスレベル①)
70) Giangrieco I, Alessandri C, Rafaiani C, et al. Structural features, IgE binding and preliminary clinical findings of the 7kDa Lipid Transfer Protein from tomato seeds. Mol Immunol. 2015；66：154-63.(エビデンスレベル①)
71) Wangorsch A, Jamin A, Foetisch K, et al. Identification of Sola l 4 as Bet v 1 homologous pathogenesis related-10 allergen in tomato fruits. Mol Nutri Food Res. 2015；59：582-92.(エビデンスレベル①)
72) Welter S, Lehmann K, Dolle S, et al. Identification of putative new tomato allergens and

differential interaction with IgEs of tomato allergic subjects. Clin Exp Allergy. 2013；43：1419-27.(エビデンスレベル①)
73）近藤康人, 柘植郁哉, 宇理須厚雄. スギ花粉-トマトアレルギーとアレルゲンコンポーネント. アレルギーの臨床. 2010；30：613-8.(エビデンスレベル①)
74）Hausen BM, Andersen KE, Helander I, et al. Lettuce allergy：sensitizing potency of allergens. Contact Dermatitis. 1986；15：246-9.(エビデンスレベル①)
75）居村 剛, 坂東玲芳, 村田 孝, ほか. 農婦にみられたレタス喘息症例と関連する疫学調査結果について. 日農医誌. 1986；35：39-44.(エビデンスレベル②)
76）Bascones O, Rodriguez-Perez R, Juste S, et al. Lettuce-induced anaphylaxis. Identification of the allergen involved. J investig Allergol Clin Immunol. 2009；19：154-7.(エビデンスレベル①)
77）Munoz-Garcia E, Luengo-Sanchez O, Haroun-Diaz E, et al. Identification of thaumatin-like protein and aspartyl protease as new major allergens in lettuce (*Lactuca sativa*). Mol Nutr Food Res. 2013；57：2245-52.(エビデンスレベル①)
78）Paulsen E, Andersen KE. Lettuce contact allergy. Contact dermatitis. 2016；74：67-75.(エビデンスレベル①)
79）堀 俊彦, 大山碩也. レタス喘息と考えられた1例と, その抗原物質に関する若干の検討. アレルギー. 1986；35：747.(エビデンスレベル①)
80）坂東玲芳, 高倉正裕, 藤川晴信, ほか. レタス栽培農業者にみられるアレルギーとくに気管支喘息の発症要因と予防について. 日農医誌. 1994；43：436-7.(エビデンスレベル①)
81）守田亜希子, 猪又直子, 近藤 恵, ほか. アナフィラキシーまでに至ったレタス, チコリによる職業性接触蕁麻疹症候群の1例. 日本皮膚アレルギー学会総会・日本接触皮膚炎学会総会合同学術大会プログラム・抄録集. 2006；36：90.(エビデンスレベル①)
82）二條貞子. "フキのとう"アレルギー. 皮膚. 1986；28：378-81.(エビデンスレベル①)
83）菊池里奈子, 花田美穂, 赤坂俊英. フキノトウによるアナフィラキシーショックの1例. 臨床皮膚科. 2014；68：395-7.(エビデンスレベル②)
84）片岡悠紀子, 堀田恵理, 山崎明子, ほか. フキノトウアレルギーの2例. 日皮会誌. 2014；124：197.(エビデンスレベル②)
85）田中飛鳥, 宮嵜 敦, 面高信平, ほか. ふきのとうによるアレルギーの4例. 日皮会誌. 2012；122：417.(エビデンスレベル②)
86）Figueredo E, Cuesta-Herranz J, De-Miguel J, et al. Clinical characteristics of melon (*Cucumis melo*) allergy. Ann Allergy Asthma Immunol. 2003；91：303-8.(エビデンスレベル②)
87）Tosaka K, Masuyama K, Ishikawa T, et al. Prince Melon allergy. Arerugi. 1982；31：125-33.(エビデンスレベル②)
88）増山敬祐. プリンスメロン果実皮殻表面抗原物質による喘息症例について. アレルギー. 1982；31：639.(エビデンスレベル②)
89）高橋浩一. わけぎ栽培者喘息の一例. アレルギー. 1995；44：407.(エビデンスレベル③)
90）van der Walt A, Lopata AL, Nieuwenhuizen NE, et al. Work-related allergy and asthma in spice mill workers - The impact of processing dried spices on IgE reactivity patterns. Int Arch Allergy Immunol. 2010；152：271-8.(エビデンスレベル②)
91）van der Walt A, Singh T, Baatjies R, et al. Work-related allergic respiratory disease and asthma in spice mill workers is associated with inhalant chili pepper and garlic exposures. Occup Environ Med. 2013 Mar 14.［Epub ahead of print］(エビデンスレベル①)
92）Leitner A, Jensen-Jarolim E, Grimm R, et al. Allergens in pepper and paprika. immunologic investigation of celery-birch-mugwort-spice syndrome. Allergy. 1998；53：36-41.(エビデンスレベル①)
93）奥村悦之, 土居秀策, 三好博文, ほか. コショウによる気管支喘息の1例. アレルギー. 1978；27：345-6.(エビデンスレベル③)
94）Gimenez L, Zacharisen M. Severe pepper allergy in a young child. WMJ. 2011；110：138-9.(エビデンスレベル①)

95）渡辺京子, 赤坂浩明. 小麦粉と胡椒にアナフィラキシーを呈した調理師の1例. 日皮会誌. 2000；110：631.（エビデンスレベル③）
96）石崎　達. マコモ喘息. in 職業性喘息, 職業アレルギー研究会, Ed. 1973. 朝倉書店：東京. pp175-6.（エビデンスレベル③）
97）高本　公. 第一線診療機関でみた職業性喘息　リゾートホテル従業員にみられたタバコ煙喘息の一例. 人間の医学. 2003；39：242-5.（エビデンスレベル③）
98）Hohenleutner S, Pfau A, Hohenleutner U, Landthaler M. Sugar beet pollen allergy as a rare occupational disease. Hautarzt. 1996；47：462-4.（エビデンスレベル③）
99）Luoto S, Lambert W, Blomqvist A, et al. The identification of allergen proteins in sugar beet (Beta vulgaris) pollen causing occupational allergy in greenhouses. Clin Mol Allergy. 2008；11：6-7.（エビデンスレベル①）
100）松山隆治. 花粉症の研究：第4報 職業病としてのテンサイ花粉症. アレルギー. 1972；21：235-43.（エビデンスレベル③）
101）斉藤洋三, 清水章治, 竹田英子. バラ研究所職員にみられたバラ花粉症（アレルゲン, 職業アレルギー）. アレルギー. 1979；28：221.（エビデンスレベル③）
102）Zeiss CR, Levitz D, Suszko IM. Quantitation of IgE antibody specific for ragweed and grass allergens：binding of radiolabeled allergens by solid-phase bound IgE. J Allergy Clin Immunol. 1978；62：83-90.（エビデンスレベル①）
103）寺西秀豊. ブタクサ花粉症に関する疫学的研究-2-ブタクサ花粉特異的免疫グロブリンE（IgE）抗体による観察. 日公衛誌. 1978；25：493-501.（エビデンスレベル①）
104）Guérin-Marchand C, Sénéchal H, Bouin AP, et al. Cloning, sequencing and immunological characterization of Dac g 3, a major allergen from Dactylis glomerata pollen. Mol Immunol. 1996；33：797-806.（エビデンスレベル①）
105）中沢次夫. かもがや花粉による気管支喘息の1例. 日内会誌. 1971；60：341-4.（エビデンスレベル③）
106）後藤啓恵, 入船盛弘, 荻野　敏. カモガヤ花粉症の現況. アレルギー. 1995；44：932.（エビデンスレベル①）
107）Millman M, Wolter GH, Millman S, et al. A new in vitro test for the detection of antibody in sera of patients allergic to *Lolium multiflorum* (Italian ryegrass). Ann Allergy. 1964；22：136-45.（エビデンスレベル②）
108）花田武浩, 石塚理香子, 大山　勝, ほか. イタリアンライグラス花粉症に関する臨床的, 免疫学的検討. アレルギー免疫. 1989；7：106-7.（エビデンスレベル②）
109）Patiwael JA, Vullings LG, de Jong NW, et al. Occupational allergy in strawberry greenhouse workers. Int Arch Allergy Immunol. 2010；152：58-65.（エビデンスレベル①）
110）小林敏男, 大関秀雄, 稲沢正士, ほか. イチゴ花粉による喘息症例とその疫学的調査. アレルギー. 1973；22：699-705.（エビデンスレベル②）
111）渡邉直人, 太田真弓, 朝倉琢磨, ほか. イチゴ花粉によるアトピー咳嗽の1例. アレルギーの臨床. 2000；20：819-25.（エビデンスレベル②）
112）高本　公. 第一線診療機関でみた職業性喘息 イチゴハウス栽培業者にみられたイチゴ花粉喘息の一例. 人間の医学. 1991；27：322-5.（エビデンスレベル②）
113）Pastorello EA, Farioli L, Pravettoni V, et al. The major allergen of peach (*Prunus persica*) is a lipid transfer protein. J Allergy Clin Immunol. 1999；103(3 Pt 1)：520-6.（エビデンスレベル①）
114）月岡一治. モモ栽培居住者に発症した非職業性モモ花粉症の検討. アレルギー. 1985；34：359-64.（エビデンスレベル②）
115）寺西秀豊, 加須屋実, 青島恵子, ほか. ナシ果樹園作業者における花粉症に関する疫学的調査. 産業医学. 1982；24：465-70.（エビデンスレベル①）
116）van Ree R, Fernández-Rivas M, Cuevas M, et al. Pollen-related allergy to peach and apple：an important role for profilin. J Allergy Clin Immunol. 1995；95：726-34.（エビデンスレベル①）
117）沢田幸正. リンゴ花粉症の疫学的研究. アレルギー. 1980；29：293-305.（エビデンスレベル①）
118）臼谷三郎. リンゴ花粉症に関する疫学的研究（厚生省補助研究「農業アレルギーに関する研究」）. 日農

医誌. 1986；35：1-8.(エビデンスレベル①)
119) 山木戸道郎, 稲水 惇. 職業性コスモス花粉症の1例. アレルギーの臨床. 1982；18：47-9.(エビデンスレベル③)
120) Schubert H, Prater E, Diener C. Pollinosis in chrysanthemum growers. Z Gesamte Hyg. 1990；36：162-3.(エビデンスレベル②)
121) 神辺 譲, 鈴木成欣, 富所隆三, ほか. キク花粉症(花粉症). アレルギー. 1974；23：248-9.(エビデンスレベル②)
122) 城 智彦, 河本寛爾, 勝谷 隆, ほか. キク栽培者にみられた職業性喘息の症例. アレルギー. 1979；28：619-23.(エビデンスレベル③)
123) van Toorenenbergen AW. Occupational allergy to flowers：immunoblot analysis of allergens in freesia, gerbera and chrysanthemum pollen. Scand J Immunol. 2014；80：293-7.(エビデンスレベル①)
124) Kuroume T, Todokoro M, Tomidokoro H, et al. Chrysanthemum pollinosis in Japan. Int Arch Allergy Appl Immunol. 1975；48：800-11.(エビデンスレベル①)
125) 中川俊二, 勝田満江. 除虫菊花粉症について アレルギー. 1975；24：535-42.(エビデンスレベル②)
126) 月岡一治, 広野 茂, 石川和光. ブドウ栽培者にみられたブドウ花粉症の1例. アレルギー. 1984；33：247-50.(エビデンスレベル③)
127) 石川和光. ブドウ花粉症について. 日耳鼻. 1985；88：938.(エビデンスレベル③)
128) Brito FF, Gimeno PM, Bartolomé B, et al. Vine pollen allergy in areas with a high density of vineyards. Ann Allergy Asthma Immunol. 2008；100：596-600.(エビデンスレベル①)
129) Chatzi L, Prokopakis E, Tzanakis N, et al. Allergic rhinitis, asthma, and atopy among grape farmers in a rural population in Crete, Greece. CHEST Journal. 2005；127：372-8.(エビデンスレベル①)
130) 芦田恒雄, 松永 喬, 井手 武, ほか. コウヤマキ花粉症. アレルギー. 1986；35：245-9.(エビデンスレベル③)
131) Patiwael JA, Jong NW, Burdorf A, et al. Occupational allergy to bell pepper pollen in greenhouses in the Netherlands, an 8-year follow-up study. Allergy. 2010；65：1423-9.(エビデンスレベル①)
132) 奥村悦之, 土居秀策. ピーマン喘息の一症例. アレルギー. 1983；32：598.(エビデンスレベル③)
133) 石井譲治, 内藤健晴, 横山尚樹. 林業従事者におけるスギ花粉症(第2報)スギ花粉症の発症と素因について. 日職業・環境アレルギー誌. 1999；6：19-25.(エビデンスレベル①)
134) 中村 晋. 職業上の感作・発症の考えられる杉花粉症. アレルギーの臨床. 1986；6：470-1.(エビデンスレベル②)
135) Lee J, Lee KH, Lee HS, et al. Japanese Cedar（*Cryptomeria japonica*）Pollinosis in Jeju, Korea：Is It Increasing? Allergy Asthma Immunol Res. 2015；7：295-300.(エビデンスレベル①)
136) Kalveram KJ, Forck G. Cross-reactivity between grass and corn pollen antigens. Int Arch Allergy Appl Immunol. 1978；57：549-53.(エビデンスレベル①)
137) 徳島真彦. 酪農業者にみられたトウモロコシ花粉喘息の一例. アレルギーの臨床. 1988；8：218.(エビデンスレベル③)
138) 坂口喜清. アフリカキンセンカ花粉症の一症例. アレルギーの臨床. 1988；8：290.(エビデンスレベル③)
139) Schubert H, Prater E. Pollen allergy as an occupational disease in gardeners. Dermatol Monatsschr. 1990；176：97-104.(エビデンスレベル③)
140) 元木徳治, 窪内憲幸, 竹原浩子, ほか. グロリオサ花粉症に関する検討：第1報. アレルギー. 1992；4：1050.(エビデンスレベル③)
141) 浅井貞宏. 花粉症の地域特性 カラムシ花粉喘息(花粉症)とその地域特性. Pharma Medica. 1994；12：57-64.(エビデンスレベル①)
142) 横山尚樹, 内藤健晴, 妹尾淑郎, ほか. 華道家におけるセリ科花粉症の1例. アレルギー. 1995；44：406.(エビデンスレベル③)
143) Gendeh BS, Murad S, Razi AM, et al. Skin prick test reactivity to foods in adult Malaysians with rhinitis. Otolaryngol Head Neck Surg. 2000；122：758-62.(エビデンスレベル①)

144) 伊藤由紀子, 服部玲子. イネ花粉の空中飛散と当科におけるイネ感作例の検討. 東海花粉研会誌. 2012；23：62-68.(エビデンスレベル②)
145) Vandenplas O, Sohy C, D'Alpaos V, et al. Tomato-induced occupational asthma in a greenhouse worker. J Allergy Clin Immunol. 2008；122：1229-31(エビデンスレベル③)
146) 渡邉直人, 増田浩之, 相良博典, ほか. トマト花粉による職業性喘息の1例. アレルギーの臨床. 2000；20：660-5.(エビデンスレベル②)
147) 藤井　誠, 江田良輔, 竹山博泰, ほか. 職業性喘息が疑われる花栽培従事者気管支喘息の一例. アレルギーの臨床. 2003；23：1052-5.(エビデンスレベル③)
148) 西園　晃, 中村　晋, 荒記俊一. しいたけ取扱い作業者のアレルギー症状. 産業医学. 1985；27：42-3.(エビデンスレベル①)
149) 七条小次郎, 近藤忠徳, 山田　衛, ほか. しいたけ胞子喘息の1例. 日内会誌. 1969；58：405-9.(エビデンスレベル③)
150) 近藤忠徳. しいたけ胞子喘息の1例. アレルギー. 1969；18：81-5.(エビデンスレベル③)
151) Senti G, Leser C, Lundberg M, et al. Allergic asthma to shiitake and oyster mushroom. Allergy. 2000；55：975-6.(エビデンスレベル①)
152) 多田慎也, 木村五郎. ヒカゲノカズラ胞子による気管支ぜん息. アレルギーの臨床. 1999；251：788-91.(エビデンスレベル③)
153) 中村　晋, 平井得夫, 上野実朗. 気管支喘息の研究：第4報. ひかげのかずら胞子によると考えられる職業性喘息の症例について. アレルギー. 1969；18：258-62.(エビデンスレベル③)
154) Juhlin L. Asthma and rhinitis associated with lycopodium spores on condoms. Lancet. 1989；1：563.(エビデンスレベル③)
155) Cullinan P, Cannon J, Sheril D, et al. Asthma following occupational exposure to Lycopodium clavatum in condom manufacturers. Thorax. 1993；48：774-5.(エビデンスレベル②)
156) 浅井貞宏. 麦の黒穂(クロボ菌胞子, smut, Ustilago nuda)による職業性喘息. アレルギー. 1983；32：840.(エビデンスレベル③)
157) 星　理恵, 中込一之, 青木洋敏, ほか. トリコフィトンの職業性曝露が増悪の原因と考えられた気管支喘息の1例. アレルギー. 2011；60：207-13.(エビデンスレベル③)
158) Matsuoka H, Niimi A, Matsumoto H, et al. Specific IgE response to trichophyton and asthma severity. Chest. 2009；135：898-903.(エビデンスレベル①)
159) Platts-Mills TA, Fiocco GP, Pollart S, et al. Trichophyton allergy in a 24-year-old man with "intrinsic" asthma. Ann Allergy. 1986；56：454-5.(エビデンスレベル③)
160) Gumowski P, Lech B, Chaves I, et al. Chronic asthma and rhinitis due to Candida albicans, epidermophyton, and trichophyton. Ann Allergy. 1987；59：48-51.(エビデンスレベル①)
161) Wise F, MB Sulzberger. Urticaria and hay fever due to trichophytin. JAMA. 1930；95：329-35.(エビデンスレベル③)
162) Palma-Carlos AG, Palma-Carlos ML. Trichophyton allergy：review of 89 cases. Eur Ann Allergy Clin Immunol. 2006；38：177-81.(エビデンスレベル②)
163) 浦野　恭. まぶし喘息の起因抗原に関する研究. アレルギー. 1966；15：881-8.(エビデンスレベル①)
164) 七条小次郎, 佐藤裕司, 湯浅美弥子, ほか. 蚕の蛾の鱗毛による吸入性喘息について. アレルギー. 1966；15：972.(エビデンスレベル③).
165) 吉田俊士, 中沢次夫, 小林節雄. 養蚕に関係した気管支喘息の抗原物質に関する研究(第3報)：Prausnitz-Kustner 反応による抗原分析を中心として. アレルギー. 1972；21：660-4.(エビデンスレベル②)
166) Wen CM, Ye ST, Zhou LX, et al. Silk-induced asthma in children：a report of 64 cases. Ann Allergy. 1990；65：375-8.(エビデンスレベル①)
167) Weiner A. Bronchial asthma due to silk；report of a case. J Allergy. 1957；28：325-7. (エビデンスレベル③)
168) Kobayashi S, Nakazawa T, Yoshida S. [Antigenic substances of bronchial asthma related to sericulture. 2. Cross antigenicity between silkworms and ordinary moths]. Arerugi. 1971；20：

694-9.(エビデンスレベル①)
169) 奥村悦之, 富田秀三, 本多孝也, ほか. 絹による気管支喘息の2例. アレルギー. 1976；25：297-8.(エビデンスレベル③)
170) Mohammed AH, El-Karemi MM. Immunity of bee keepers to some constituents of bee venom：phospholipase-A antibodies. Nature. 1961；189：837-8.(エビデンスレベル①)
171) 生井聖一郎, 牧野荘平. アレルギーハチアレルギーの診断における皮内反応とIgE・RASTの検討. アレルギー. 1982；31：729.(エビデンスレベル②)
172) Shulman S, Rappd, Bronson P, et al. Immunologic studies of Caddis fly. II. Isolation of the allergenic fractions of Caddis fly extract. J Allergy. 1962；33：438-47.(エビデンスレベル①)
173) Kino T, Chihara J, Fukuda K, et al. Allergy to insects in Japan. III. High frequency of IgE antibody responses to insects (moth, butterfly, caddis fly, and chironomid) in patients with bronchial asthma and immunochemical quantitation of the insect-related airborne particles smaller than 10 microns in diameter. J Allergy Clin Immunol. 1987；79：857-66.(エビデンスレベル①)
174) Zinkeviciene A, Girkontaite I, Citavicius D. Specific immunoglobulin E antibodies to saprophytic yeasts in sera of atopic patients allergic to house dust mites. J Investig Allergol Clin Immunol. 2012；22：412-8.(エビデンスレベル①)
175) 内村公昭, 赤坂 徹, 尾川勝彦, ほか. 気管支ぜん息児におけるチリダニとスギ特異IgE抗体の年齢別感作状況について Radioallergosorbent TestおよびEnzyme-Linked Immunosorbert Assayの比較. アレルギー. 1989；38：451-8.(エビデンスレベル①)
176) Kim YK, Son JW, Kim HY, et al. Citrus red mite (*Panonychus citri*) is the most common sensitizing allergen of asthma and rhinitis in citrus farmers. Clin Exp Allergy. 1999；29：1102-9.(エビデンスレベル①)
177) Ashida T, Ide T, Tabata S, et al. IgE-mediated allergy to spider mite, *Panonychus citri* in occupationally exposed individuals. Arerugi. 1995；44：1290-6.(エビデンスレベル①)
178) 高橋 清, 宗田 良, 松岡 孝, ほか. ミカン作業によるヤノネカイガラムシに起因する職業性喘息の1例とその発症加機序の検討. 日胸疾会誌. 1992；30：868-72.(エビデンスレベル③)
179) 宇佐神篤, 木村廣行, 高津妙子. 配合肥料による気道アレルギー. アレルギー. 1982；31：640.(エビデンスレベル③)
180) Abdel Rahman AM, Kamath SD, Gagné S, et al. Comprehensive proteomics approach in characterizing and quantifying allergenic proteins from northern shrimp：toward better occupational asthma prevention. J Proteome Res. 2013；12：647-56.(エビデンスレベル①)
181) 高本 公. 水産加工従事者にみられたエビ粉に起因する職業性喘息の1例. 山口医会誌. 1999；33：36-8.(エビデンスレベル③)
182) Jeebhay MF, Robins TG, Miller ME, et al. Occupational allergy and asthma among salt water fish processing workers. Am J Ind Med. 2008；51：899-910.(エビデンスレベル①)
183) 高本 公. 水産加工従業者にみられたイワシ粉に起因する職業性喘息. 医事新報. 1988；3373：25-7.(エビデンスレベル③)
184) 根本俊和, 林しげよ, 山田 衛, ほか. ヒヨコ喘息の2例. アレルギー. 1971；20：686-93.(エビデンスレベル②)
185) Rees D, Nelson G, Kielkowski D, et al. Respiratory health and immunological profile of poultry workers. S Afr Med J. 1998；88：1110-7.(エビデンスレベル①)
186) 舘野幸司, 森川昭廣, 岡田知子, ほか. 養鶏業者の家族において認められた気管支喘息症例. アレルギー. 1972；21：772-3.(エビデンスレベル③)
187) Borghetti C, Magarolas R, Badorrey I, et al. [Sensitization and occupational asthma in poultry workers]. Medicina clinica. 2002；118：251-5.(エビデンスレベル①)
188) 木村五郎, 梶本和宏, 谷本 安, ほか. 養鶏業者に見られた鶏羽毛に起因する職業性喘息の一例. アレルギー. 1991；40：379.(エビデンスレベル①)
189) 高本 公. 養鶏業者にみられたヒヨコ喘息の一例. 産業医学. 1991；33：134-5.(エビデンスレベル①)

190) 福田　健, 牧野荘平, 石崎　達, ほか. 養鶏業に伴う職業アレルギーの疫学的調査. アレルギー. 1976；25：298.（エビデンスレベル①）
191) 福田　健, 池森亨介, 牧野荘平, ほか. ニワトリ血清で誘発された養鶏業者における気管支喘息の1例. アレルギー. 1978；27：344.（エビデンスレベル①）
192) Berrens L. Studies on the human dandruff allergen. IV. Immunochemical analysis of a purified allergen preparation. Dermatologica. 1967；134：432-48.（エビデンスレベル①）
193) 宇佐神篤, 木村廣行. フケアレルギーの研究. アレルギー. 1981；30：779.（エビデンスレベル③）
194) Von Essen S, Donham K. Illness and injury in animal confinement workers. Occup Med. 1999；14：337-50.（エビデンスレベル②）
195) 大西正樹, 奥田　稔, 大塚博邦. 養豚業者のアレルギー性鼻炎, ぜん息の一症例. アレルギーの臨床. 1990；124：657-9.（エビデンスレベル③）
196) 宇佐神篤. 職業性犬アレルギー. 日耳鼻. 2004；107（増刊9）：896.（エビデンスレベル③）
197) Walker, IC. Study IV：Studies on the Sensitization of Patients with Bronchial Asthma to the different Proteins Found in the Dandruff of the Horse and in the Hair of the Cat and the Dog and to the Sera of these Animals. J Med Res. 1917；35：497.（エビデンスレベル①）
198) 前田裕二, 秋山一男, 長谷川眞紀, ほか. イヌ, ネコ飼育成人喘息患者における症状および感作の状況. アレルギー. 1993；42：691-8.（エビデンスレベル①）
199) 上田雅乃, 井口淑子. 気管支喘息児における抗ネコおよび抗イヌIgE抗体：接触歴・臨床症状との関連性について. アレルギー. 1987；36：358-66.（エビデンスレベル①）
200) 宇佐神篤, 岩崎幸司, 黒田玲子, ほか. 猫アレルギー. 日耳鼻. 2000；103（増刊5）：648.（エビデンスレベル③）
201) 磯部　宏, 西村正治, 稲葉秀一, ほか. 猫毛による気管支ぜん息の1例 特に二相性反応の臨床的, 肺生理学的変化について. 日本胸部疾患学会雑誌. 1987；25：535-8.（エビデンスレベル①）
202) 野口昌幸, 中森祥隆, 中田紘一郎, ほか. 猫毛皮屑喘息の1例. アレルギー. 1985；34：239-44.（エビデンスレベル①）
203) Burckhardt W. Asthma and eczema caused by cow hair. Schweiz Med Wochenschr. 1956；86：234.（エビデンスレベル②）
204) 萩原　修. 牛毛に起因する職業性アレルギー性喘息の1例. アレルギー. 1982；31：638.（エビデンスレベル③）
205) Hinze S, Bergmann KC, Lowenstein H, et al. Cow hair allergen（Bos d 2）content in house dust：correlation with sensitization in farmers with cow hair asthma. Int Arc Allergy Immunol. 1997；112：231-7.（エビデンスレベル①）
206) Brito FF, Mur P, Barber D, et al. Occupational rhinoconjunctivitis and asthma in a wool worker caused by Dermestidae spp. Allergy. 2002；57：1191-4.（エビデンスレベル③）
207) 高本　公. 縫製工場従業者にみられた綿塵, 羊毛塵吸入に起因する職業性喘息の1例. 日職業・環境アレルギー会誌. 2006；13：24-8.（エビデンスレベル③）
208) Emenius G, Larsson PH, Wickman M, et al. Dispersion of horse allergen in the ambient air, detected with sandwich ELISA. Allergy. 2001；56：771-4.（エビデンスレベル①）
209) 中島宏和. ウマのフケアレルギーの1例. アレルギーの臨床. 1990；10：374-5.（エビデンスレベル③）
210) Tutluoğlu B, Atiş S, Anakkaya AN, et al. Sensitization to horse hair, symptoms and lung function in grooms. Clin Exp Allergy. 2002；32：1170-3.
211) 菊池博通, 城　智彦, 折目良造, ほか. 職業性喘息に関する研究：第1報.毛筆制作地域における喘息調査成績. アレルギー. 1968；17：726-30.（エビデンスレベル②）
212) Nahm DH, Park JW, Hong CS. Occupational asthma due to deer dander. Ann Allergy Asthma Immunol. 1996；76：423-6.（エビデンスレベル③）
213) 勝谷　隆, 小笠原英敬, 坪井信治. シカの毛による気管支喘息の3症例. アレルギーの臨床. 1997：924-7.（エビデンスレベル②）
214) Amrol DJ, Georgitis JW, Dunagan DP. Anaphylaxis to deer dander in a child：a case report. Ann Allergy Asthma Immunol. 2000；85：372-3.（エビデンスレベル③）

215）Gillespie DN. Anaphylaxis to deer dander. Ann Allergy Asthma Immunol. 2000；85：334.(エビデンスレベル③)
216）Spitzauer S, Valenta R, Mühl S, et al. Characterization of allergens from deer：cross-reactivity with allergens from cow dander. Clin Exp Allergy. 1997；27：196-200.(エビデンスレベル①)
217）小林節雄, 七条小次郎, 中沢次夫, ほか. 実験動物飼育者に見られた獣皮による気管支喘息の一例. アレルギー. 1972；21：292.(エビデンスレベル②)
218）Allan KM, Murphy E, Ayres JG. Assessment of respiratory health surveillance for laboratory animal workers. Occup Med (Lond). 2010；60：458-63.
219）Folletti I, Forcina A, Marabini A, et al. Have the prevalence and incidence of occupational asthma and rhinitis because of laboratory animals declined in the last 25 years? Allergy. 2008；63：834-41.(エビデンスレベル①)
220）湯川龍雄. 実験動物アレルギー－ラット, マウス, モルモット, ウサギなど－. アレルギーの臨床. 1986；6：805-10.(エビデンスレベル①)
221）伊澤 淳, 新妻知行, 森田園子, ほか. ハムスター喘息における種属間抗原解析. アレルギー. 2005；54：1285-93.(エビデンスレベル①)
222）Jyo T, Komoto K, Tsuboi S, et al. Seasquirt asthma -- occupational asthma induced by inhalation of antigenic substances contained in seasquirt body fluid. Allerg Immunol (Leipz). 1974-1975；20-21：435-48.(エビデンスレベル①)
223）勝谷 隆. ホヤ喘息. 日職業・環境アレルギー会誌. 2005；12：1-15.(エビデンスレベル①)
224）勝谷 隆. ホヤ喘息の発見と研究をめぐって. 日職業・環境アレルギー会誌. 2014；21：27-32.(エビデンスレベル①)
225）Takeda Y, Kawakami H, Shigeta S, et al. Purification of a novel allergen (SAP-1), which induces allergic asthma, from the red soft coral (*Alcyonium gracillimum*). Allergol Int. 2000；49：213-8.(エビデンスレベル①)
226）鬼塚黎子, 井上謙次郎, 神谷久男. イセエビ網漁業従事者にみられる海産腔腸動物アカトゲトサカによるアレルギー症状. アレルギー. 1990；39：339-47.(エビデンスレベル①)
227）鬼塚黎子, 隈本健司, 神谷久男. アレルギー性疾患　軟サンゴ(海産腔腸動物アカトゲトサカ)によるアレルギー症状. 日本臨床. 2000；別冊免疫症候群（上）：622-4.(エビデンスレベル①)
228）鬼塚黎子, 神谷久男, 隈本健司. 軟サンゴ, アカトゲトサカによる職業性喘息. 喘息. 2001；14：27-32.(エビデンスレベル①)
229）Kim WH, Lee SK, Lee HC, et al. Shell--grinder's asthma. Yonsei Med J. 1982；23：123-30.(エビデンスレベル①)
230）浜田朝夫, 三谷建治, 松田昌子. 貝殻加工業者にみられた気管支喘息の症例(第1回職業アレルギー研究会). アレルギー. 1971；20：617-8.(エビデンスレベル③)
231）大井益一, 鵜飼幸太郎, 浜口富美, ほか. 真珠粉末による職業性アレルギー. アレルギー. 1984；33：818.(エビデンスレベル②)
232）笛木隆三, 倉持玄伯, 小林敏男, ほか. 薬局勤務者における薬塵アレルギーに関する研究. アレルギー. 1971；20：280-1.(エビデンスレベル①)
233）中村　晋. 気管支喘息の研究：第6報　薬剤師にみられたPancreatinによる職業性アレルギー症について. アレルギー. 1971；20：414-5.(エビデンスレベル③)
234）城　智彦, 河本寛爾, 林　鷹治, ほか. 看護婦にみられたパンクレアチン末吸入による職業性喘息の1例. 広島県立病院医誌. 1978；10：113-6.(エビデンスレベル③)
235）岩倉　盈. 製薬会社員における職業性喘息. 産業医学. 1977；19：57.(エビデンスレベル③)
236）Malo JL, Cartier A. Occupational asthma in workers of a pharmaceutical company processing spiramycin. Thorax. 1988；43：371-7.(エビデンスレベル②)
237）Tara S. Asthma caused by penicillin. Archives des Maladies Professionnelles de Medecine du Travail et de Securite Sociale. 1957；18：274-7.(エビデンスレベル③)
238）Ventura MT, Di Corato R, Giuliano G, et al. Latex and amoxicillin-provoked occupational asthma. Allergy. 1999；54：78-9.(エビデンスレベル③)

239) Díaz Angulo S, Szram J, Welch J, et al. Occupational asthma in antibiotic manufacturing workers: case reports and systematic review. J Allergy (Cairo). 2011;2011:365683.(エビデンスレベル②)
240) 金谷邦夫. 職業性のペニシリンによると思われる気管支喘息. 最新医学. 1975;30:1871.(エビデンスレベル③)
241) Lagier F, Cartier A, Dolovich J, Malo JL. Occupational asthma in a pharmaceutical worker exposed to penicillamine. Thorax. 1989;44:157-8.(エビデンスレベル③)
242) 千田忠男, 上畑鉄之丞. 某製薬工場でみられた職業アレルギーについて. 産業医学. 1979;21:422-32.(エビデンスレベル②)
243) 千田忠男. 薬剤製造業における職業性アレルギー発生の量-反応関係の検討. 産業医学. 1986;28:77-86.(エビデンスレベル②)
244) Coutts II, Dally MB, Taylor AJ, et al. Asthma in workers manufacturing cephalosporins. Br Med J (Clin Res Ed). 1981;283:950.(エビデンスレベル③)
245) Sastre J, Quirce S, Novalbos A, et al. Occupational asthma induced by cephalosporins. Eur Respir J. 1999;13:1189-91.(エビデンスレベル③)
246) Pala G, Pignatti P, Perfetti L, et al. Occupational asthma and rhinitis induced by a cephalosporin intermediate product: description of a case. Allergy. 2009;64:1390-1.(エビデンスレベル③)
247) Stenton SC, Dennis JH, Hendrick DJ. Occupational asthma due to ceftazidime. Eur Respir J. 1995;8:1421-3.(エビデンスレベル③)
248) Paolo M, Rossana S, Lorenzo L et al. Occupational Rhinitis and Bronchospastic Reaction in a Worker Exposed to Imipenem. J Occup Health. 2000;42:338-40.(エビデンスレベル③)
249) 中原 聰. カリクレイン吸入による気道アレルギー. 耳鼻臨床. 1978;71:177-84.(エビデンスレベル②)
250) 柏木秀雄. 職業性ぜん息の研究 ガストロピロール散剤による薬局ぜん息の1例. 三重大学環境科学研究紀要. 1982;7:33-40.(エビデンスレベル③)
251) Asai S, Shimoda T, Hara K, et al. Occupational asthma caused by isonicotinic acid hydrazide (INH) inhalation. J Allergy Clin Immunol. 1987;80:578-82.(エビデンスレベル③)
252) 下田照文, 浅井貞宏, 木谷崇和, ほか. INH(isoniazid)による職業性喘息の1例. アレルギー. 1984;33:819.(エビデンスレベル③)
253) 友永淑美, ほか. INH(Isoniazid)喘息の発症機序及び感作性に関する検討. 日本胸部疾患学会雑誌. 1988;26:255.(エビデンスレベル③)
254) 三浦直樹, ほか. INH(isoniazid)をハプテンとした職業性喘息及びINHの感作性に関する検討. アレルギーの臨床. 1988;8:291-2.(エビデンスレベル②)
255) 浅井貞宏, ほか. INH(isoniazid)をハプテンとした喘息ならびに即時型アレルギーの検討. アレルギーの臨床. 1986;6:467-8.(エビデンスレベル②)
256) 渡辺 尚, ほか. INH(isoniazid)をハプテンとする職業性喘息について. 日胸疾患会誌. 1986;24:277.(エビデンスレベル②)
257) 中村 晋. Trapidil, 塩化Ticlopidin薬塵によると考えられる職業アレルギーの症例について. アレルギー. 1990;39:285.(エビデンスレベル③)
258) 佐藤 潤, 佐藤篤彦, 谷口正実, ほか. 塩酸セトラキサートとパントテン酸吸入よる職業性喘息. アレルギー. 1994;43:382.(エビデンスレベル②)
259) Cannon J, Fitzgerald B, Seed M, et al. Occupational asthma from tafenoquine in the pharmaceutical industry: implications for QSAR. Occup Med (Lond). 2015;65:256-8.(エビデンスレベル②)
260) Bahn JW, Lee JY, Jang SH, et al. Sensitization to Empynase(pronase B) in exposed hospital personnel and identification of the Empynase allergen. Clin Exp Allergy. 2006;36:352-8.(エビデンスレベル②)
261) Lee SK, Cho HK, Cho SH, et al. Occupational asthma and rhinitis caused by multiple herbal agents in a pharmacist. Ann Allergy Asthma Immunol. 2001;86:469-74.(エビデンスレベル②)
262) Kim KM, Kwon HS, Jeon SG, et al. Korean ginseng-induced occupational asthma and

determination of IgE binding components. J Korean Med Sci. 2008;23:232-5.(エビデンスレベル③)
263) Park HK, Jeon SG, Kim TB, et al. Occupational asthma and rhinitis induced by a herbal medicine, Wonji(Polygala tenuifolia). J Korean Med Sci. 2005;20:46-9.(エビデンスレベル③)
264) Kim SH, Jeong H, Kim YK, et al. IgE-mediated occupational asthma induced by herbal medicine, Banha(Pinellia ternata). Clin Exp Allergy. 2001;31:779-81.(エビデンスレベル③)
265) Quirce S, Swanson MC, Fernández-Nieto M, et al. Quantified environmental challenge with absorbable dusting powder aerosol from natural rubber latex gloves. J Allergy Clin Immunol. 2003;111:788-94.(エビデンスレベル②)
266) Cartier A, Malo JL, Dolovich J, et al. Occupational asthma in nurses handling psyllium. Clin Allergy. 1987;17:1-6.(エビデンスレベル②)
267) Bardy JD, Malo JL, Séguin P, et al. Occupational asthma and IgE sensitization in a pharmaceutical company processing psyllium. Am Rev Respir Dis. 1987;135:1033-8.(エビデンスレベル①)
268) Cristofari-Marquand E, Kacel M, Milhe F, et al. Asthma caused by peracetic acid-hydrogen peroxide mixture. J Occupational Health. 2007;49:155-8.(エビデンスレベル③)
269) Fujita H, Ogawa M, Endo Y. A case of occupational bronchial asthma and contact dermatitis caused by ortho-phthalaldehyde exposure in a medical worker. J Occup Health. 2006;48:413-6.(エビデンスレベル③)
270) 坪井信治, 勝谷 隆, 大塚 正. ステビア糖(Stevioside)の吸入により発生した職業喘息の1例. アレルギーの臨床. 1984;4:134-6.(エビデンスレベル③)
271) 城 智彦. ステビア糖の吸入により発生した職業性喘息の1例. アレルギー. 1984;44:1105-10.(エビデンスレベル③)
272) 城 智彦, 桑原正雄, 小泊好幸, ほか. カキ従業者におけるガラクトオリゴ糖(GO)による即時型アレルギーの症例. 広島県立病院医誌. 1993;25:19-27.(エビデンスレベル①)
273) 宇佐神篤. 甘草粉末による職業性気管支喘息の1例. アレルギーの臨床. 1983;22:62-3.(エビデンスレベル③)
274) Cartier A, Malo JL, Labrecque M. Occupational asthma due to liquorice roots. Allergy. 2002;57:863.(エビデンスレベル③)
275) 安藤純子. 毒掃丸アレルギーが疑われた気管支喘息の一例. アレルギーの臨床. 1991;11:516-7.(エビデンスレベル③)
276) Johnson A, Dittrick M, Chan-Yeung M. Occupational asthma caused by honey. Allergy. 1999;54:189-90.(エビデンスレベル③)
277) Ostrom NK, Swanson MC, Agarwal MK, et al. Occupational allergy to honeybee-body dust in ha honey-processing plant. J Allergy Clin Immunol. 1986;77:736-40.(エビデンスレベル②)
278) Hayashi T, Takamatsu N, Nakashima T, et al. Immunological characterization of honey proteins and identification of MRJP 1 as an IgE-binding protein. Bisci Biotechnol Biochem. 2011;75:556-60.(エビデンスレベル①)
279) 勝谷 隆, 大塚 正, 坪井信治, ほか. 過去20年間に経験した職業性ぜん息. 広島医学. 1990;43:1075-8.(エビデンスレベル③)
280) 山本尚実, 冨田尚吾, 森 晶夫, ほか. ローヤルゼリー、鮭白子エキスによる職業性喘息の一例. アレルギー. 2000;49:232.(エビデンスレベル③)
281) 山本尚実, 三田晴久, 秋山一男. 自然食品の粉(ローヤルゼリー, サケ白子エキス)による職業性喘息. 喘息. 2001;14:47-50.(エビデンスレベル③)
282) Savonius B, Keskinen H, Tuppurainen M, et al. Occupational asthma caused by ethanolamines. Allergy. 1994;49:877-81.(エビデンスレベル③)
283) Eng A, 'T Mannetje A, Douwes J, et al. The New Zealand workforce survey II:occupational risk factors for asthma. Ann Occup Hyg. 2010;54:154-64.(エビデンスレベル①)
284) 信太隆夫, 柳 順子, 西村 浩, ほか. 酵素洗剤吸入喘息について. アレルギー. 1957;24:356-7.(エビデンスレベル①)

285) Hole AM, Draper A, Jolliffe G, et al. Occupational asthma caused by bacillary amylase used in the detergent industry. Occup Environ Med. 2000；57：840-2.(エビデンスレベル②)
286) 末次　勤. 清酒醸造作業従業員にみられた酒造用糖化酵素製剤による職業性喘息の1例. アレルギーの臨床. 1985；5：838.(エビデンスレベル③)
287) 本間れい子, 末次　勤, 榊原　博樹, ほか. 某醸造工場従業員にみられた酒造用糖化酵素製剤による職業性喘息の1例. 日本胸部疾患学会雑誌. 1979；17：185.(エビデンスレベル③)
288) Veza S, Rodríguez-Perez R, Carretero P, et al. Occupational allergic bronchial asthma induced by Lallzyme EX-V, an enzymatic blend sourced from Aspergillus niger used as additive in the wine industry. Occup Environ Med. 2015；72：237-8.(エビデンスレベル②)
289) 松下　隆, 横田　明, 高木一平, ほか. 凝乳酵素製造工場における職業性アレルギーの1例. アレルギー. 1985；34：678.(エビデンスレベル③)
290) Bausela BA, Fontela JL. Occupational asthma in a cheese worker. Allergy. 1996；51：959-60.(エビデンスレベル③)
291) Jensen A, Dahl S, Sherson D, et al. Respiratory complaints and high sensitization rate at a rennet-producing plant. Am J Ind Med. 2006；49：858-61.(エビデンスレベル①)
292) 樋口清一, 欺波明子, 大川原真澄, ほか. 食肉加工工場労働者にみられた食品添加物喘息の2例. アレルギー. 1995；44：409.(エビデンスレベル②)
293) 樋口清一, 谷藤幸夫, 金澤卓也, ほか. 食品保存料製造工場の粉塵吸入により気管支喘息が誘発された一症例. アレルギー. 1993；42：1317.(エビデンスレベル③)
294) Bernstein JA, Kraut A, Bernstein DI, et al. Occupational asthma induced by inhaled egg lysozyme. Chest. 1993；103：532-5.(エビデンスレベル③)
295) 村島直哉, 岡野　弘, 白土道雄. Reactive Yellow 4 による職業性喘息の一例. 日胸疾患会誌. 1983；21：91-4.(エビデンスレベル③)
296) Ferrer A, Marco FM, Andreu C, et al. Occupational asthma to carmine in a butcher. Int Arch Allergy Immunol. 2005；138：243-50.(エビデンスレベル③)
297) Malo JL, Cartier A, Desjardins A, et al. Occupational asthma caused by dry metabisulphite. Thorax. 1995；50：585-6；discussion 589.(エビデンスレベル③)
298) Pougnet R, Loddé B, Lucas D, et al. A case of occupational asthma from metabisulphite in a fisherman. Int Marit Health. 2010；62：180-4.(エビデンスレベル③)
299) Sahakian N, Kullman G, Lynch D, et al. Asthma arising in flavoring-exposed food production workers. Int J Occup Med Environ Health. 2008；21：173-7.(エビデンスレベル③)
300) Palomares O, Alcántara M, Quiralte J, et al. Airway disease and thaumatin-like protein in an olive-oil mill worker. N Engl J Med. 2008；358：1306-8.(エビデンスレベル③)
301) Tabar-Purroy AI, Alvarez-Puebla MJ, Acero-Sainz S, et al. Carmine (E-120)-induced occupational asthma revisited. J Allergy Clin Immunol. 2003；111：415-9.(エビデンスレベル②)
302) Añíbarro B, Seoane J, Vila C, et al. Occupational asthma induced by inhaled carmine among butchers. Int J Occup Med Environ Health. 2003；16：133-7.(エビデンスレベル③)
303) Lizaso MT, Moneo I, García BE, et al. Identification of allergens involved in occupational asthma due to carmine dye. Ann Allergy Asthma Immunol. 2000；84：549-52.(エビデンスレベル②)
304) Acero S, Tabar AI, Alvarez MJ, et al. Occupational asthma and food allergy due to carmine. Allergy. 1998；53：897-901.(エビデンスレベル②)
305) Quirce S, Cuevas M, Olaguibel JM, et al. Occupational asthma and immunologic responses induced by inhaled carmine among employees at a factory making natural dyes. J Allergy Clin Immunol. 1994；93：44-52.(エビデンスレベル③)
306) Burge PS, O'Brien IM, Harries MG, et al. Occupational asthma due to inhaled carmine. Clin Allergy. 1979；9：185-9.(エビデンスレベル②)
307) Vandenplas O, Caroyer JM, Cangh FB, et al. Occupational asthma caused by a natural food colorant derived from Monascus ruber. J Allergy Clin Immunol. 2000；105：1241-2.(エビデンスレベル②)

308) Jaakkola MS, Tammivaara R, Tuppurainen M, et al. Asthma caused by occupational exposure to pectin. J Allergy Clin Immunol. 1997;100:575-6.(エビデンスレベル②)

309) Baldwin JL, Shah AC. Pectin-induced occupational asthma. Chest. 1993;104:1936-7.(エビデンスレベル③)

310) Cohen AJ, Forse MS, Tarlo SM. Occupational asthma caused by pectin inhalation during the manufacture of jam. Chest. 1993;103:309-11.(エビデンスレベル②)

311) Kraut A, Peng Z, Becker AB, et al. Christmas candy maker's asthma. IgG4-mediated pectin allergy. Chest. 1992;102:1605-7.(エビデンスレベル③)

312) Quirce S, Madero MF, Fernández-Nieto M, et al. Occupational asthma due to the inhalation of cauliflower and cabbage vapors. Allergy. 2005;60:969-70.(エビデンスレベル③)

313) O'Connor TM, Bourke JF, Jones M, et al. Report of occupational asthma due to phytase and beta-glucanase. Occup Environ Med. 2001;58:417-9.(エビデンスレベル③)

314) 金谷邦夫, 笛木隆三, 小林節雄, ほか. 染料中間体Chicago acidによる気管支喘息の一例. アレルギー. 1975;24:629-35.(エビデンスレベル③)

315) Nakano Y, Tsuchiya T, Hirose K, et al. Occupational asthma caused by pyrazolone derivative used in silver halide photographic paper. Chest. 2000;118:246-8.(エビデンスレベル③)

316) 山田祐一, 寺西秀豊, 鏡森定信, ほか. 反応染料Reactive Orange 7による気管支喘息の1症例とRadioallergosorbent Test(RAST)の変法による特異的IgE抗体の検出. アレルギー. 1978;27:429-33.(エビデンスレベル③)

317) Hagmar Lars, Bellander T, Bergöö B, et al. Piperazine-lnduced Occupational Asthma. J Occup Med. 1982;24:193-7.(エビデンスレベル①)

318) Laborde-Castérot H, Villa AF, Rosenberg N, et al. Occupational rhinitis and asthma due to EDTA-containing detergents or disinfectants. Am J Ind Med. 2012;55:677-82.(エビデンスレベル①)

319) 三好麻里, 桜井 隆, 児玉荘一. エチレンジアミン過敏症を強く疑われた気管支喘息の3症例. アレルギー. 1990;39:1214.(エビデンスレベル②)

320) 山本 淳. アミノフィリン静注により種々の症状を呈し,エチレンジアミン過敏症が強く疑われた気管支喘息の1例. 小児科臨床. 1987;40:1397-1400.(エビデンスレベル②)

321) Viinanen A, Salokannel M, Lammintausta K. Gum arabic as a cause of occupational allergy. J Allergy(Cairo). 2011;2011:841508.(エビデンスレベル②)

322) 猪熊茂子, 宮本昭正. アラビアゴムによる職業性アレルギー性喘息および鼻炎. アレルギー. 1979;28:1-6.(エビデンスレベル③)

323) Bohner CB, Sheldon JW, Trenis JW. Sensitivity to gum acacia, with a report of ten cases of asthma in printers. J allergy. 1941;12:290-4.(エビデンスレベル②)

324) Wisnewski AV, Liu J. Molecular determinants of humoral immune specificity for the occupational allergen, methylene diphenyl diisocyanate. Mol Immunol. 2013;54:233-7.(エビデンスレベル①)

325) Lindström I, Suojalehto H, Henriks-Eckerman ML, et al. Occupational asthma and rhinitis caused by cyanoacrylate-based eyelash extension glues. Occup Med(Lond). 2013;63:294-7.(エビデンスレベル②)

326) Vandenplas O, Cartier A, Lesage J, et al. Prepolymers of hexamethylene diisocyanate as a cause of occupational asthma. J Allergy Clin Immunol. 1993;91:850-61.(エビデンスレベル②)

327) 島 正吾. 職業性化合物の喘息. 職業性喘息, 職業アレルギー研究会(編). pp.292-306, 朝倉書店, 東京, 1973.(エビデンスレベル①)

328) 田中康子, 佐藤文秀, 小松卓三, ほか. 整形外科医のギプス固定時に見られた職業喘息の1例. 日胸疾患会誌. 1994;32:606-9. (エビデンスレベル③)

329) 葉石正蔵. Hexamethylene diisocyanate(HDI)が原因と思われる自動車塗装業者におこった職業性喘息の1例. 日胸疾患会誌. 1986;24:332.(エビデンスレベル③)

330) Savonius B, Keskinen H, Tuppurainen M, et al. Occupational respiratory disease caused by acrylates. Clin Exp Allergy. 1993;23:416-24.(エビデンスレベル②)

331) Reig Rincón de Arellano I, Cimarra Alvarez-Lovell M, Robledo Echarren T, et al. Occupational asthma due to acrylates in a graphic arts worker. Allergol Immunopathol. 2006；34：32-6.(エビデンスレベル②)
332) 中沢次男, 福田玲子, 小林節雄, ほか. アロンアルファによる気管支喘息について. アレルギー. 1974；23：631.(エビデンスレベル②)
333) 渡邊直人, 吉川弥須子, 山田一成, ほか. 瞬間強力接着剤（シアノン（R））による職業性喘息の1例とその病理組織像. 日職業・環境アレルギー会誌. 2006；13：40-7.(エビデンスレベル②)
334) Quirce S, Baeza ML, Tornero P, et al. Occupational asthma caused by exposure to cyanoacrylate. Allergy. 2001；56：446-9.(エビデンスレベル②)
335) 北條　忍, 中島弘明, 稲垣　護, ほか. シアノアクリレート系瞬間接着剤誘発性遅発型喘息の一症例. アレルギー. 1993；42：432.(エビデンスレベル②)
336) 寺師義典, 寺師　薫, 相良博典, ほか. シアノアクリレート系瞬間接着剤に起因する気管支喘息の一例. アレルギー. 1991；40：365.(エビデンスレベル②)
337) Finnegan MJ, Pickering CA, Burge PS, et al. Occupational asthma in a fibre glass works. J Soc Occup Med. 1985；35：121-7.(エビデンスレベル②)
338) Baur X, Czuppon AB, Rauluk I, et al. A clinical and immunological study on 92 workers occupationally exposed to anhydrides. Int Arch Occup Environ Health. 1995；67：395-403.(エビデンスレベル①)
339) 田中健一. 無水ピロメリット酸による職業性喘息の疑われた2症例. 産業医学. 1992；34：150-1.(エビデンスレベル③)
340) Grammer LC, Harris KE, Chandler MJ, et al. Establishing clinical and immunologic criteria for diagnosis of occupational immunologic lung disease with phthalic anhydride and tetrachlorophthalic anhydride exposures as a model. J Occup Med. 1987；29：806-11.(エビデンスレベル①)
341) Temel O, Sakar Coşkun A, Yaman N, et al. Occupational asthma in welders and painters. Tuberk Toraks. 2010；58：64-70.(エビデンスレベル②)
342) 牧元毅之, 塚越秀男, 近藤忠徳, ほか. 溶接工の油煙誘発喘息. アレルギー. 1991；40：1023.(エビデンスレベル③)
343) 上田　厚, 原田幸一, 大森昭子, ほか. 農薬によるアレルギーに対する予防管理システム. 日農医誌. 2002；51：356.(エビデンスレベル③)
344) 本田　泉, 興梠博次, 西上和宏, ほか. ダコニールにより誘発されたと思われる気管支喘息の1例. 日胸疾患会誌. 1987；25：486.(エビデンスレベル③)
345) Leroyer C, Dewitte JD, Bassanets A, et al. Occupational asthma due to chromium. Respiration. 1998；65：403-5.(エビデンスレベル③)
346) 笛木隆三, 倉持玄伯, 外川　信, ほか. セメント喘息, in 職業性喘息, 職業アレルギー研究会（編）. pp.281-91, 朝倉書店, 東京, 1973.(エビデンスレベル①)
347) Park HS, Yu HJ, Jung KS. Occupational asthma caused by chromium. Clin Exp Allergy. 1994；24：676-81.(エビデンスレベル②)
348) Fernández-Nieto M, Quirce S, Carnés J, et al. Occupational asthma due to chromium and nickel salts. Int Arc Occup Environ Health. 2006；79：483-6.(エビデンスレベル②)
349) Walters GI, Moore VC, Robertson AS, et al. An outbreak of occupational asthma due to chromium and cobalt. Occup Med (Lond). 2012；62：533-40.(エビデンスレベル①)
350) Wittczak T, Dudek W, Walusiak-Skorupa J, et al. Metal-induced asthma and chest X-ray changes in welders. Int J Occup Med Environ Health. 2012；25：242-50.(エビデンスレベル①)
351) 関　健鏗, 笛木隆三, 小林節雄, ほか. メッキ工にみられた喘息の一症例. アレルギー. 1973；22：289-92.(エビデンスレベル③)
352) 鬼塚黎子, 田辺公子, 中山能久, ほか. 電子線マイクロアナライザーでクロム喘息が疑われた石材工の1症例. アレルギー. 2006；55：1556-61.(エビデンスレベル②)
353) Porro S, Cerri S, Bernabeo F, et al. Description of a specific bronchial provocation test for the

diagnosis of occupational asthma due to platinum salts. Med Lav. 2012；103：123-9.(エビデンスレベル①)
354) 島　正吾, 吉田　勉, 伊藤哲也, ほか. 塩化白金酸による気管支喘息. 産業医学. 1984；26：500-9.(エビデンスレベル①)
355) Linna A, Oksa P, Palmroos P, et al. Respiratory health of cobalt production workers. Am J Ind Med. 2003；44：124-32.(エビデンスレベル①)
356) Sprince NL, Oliver LC, Eisen EA, et al. Cobalt exposure and lung disease in tungsten carbide production. Am Rev Respir Dis. 1988；138：1220-6.(エビデンスレベル①)
357) Stefaniak AB, Day GA, Harvey CJ, et al. Characteristics of dusts encountered during the production of cemented tungsten carbides. Ind Health. 2007；45：793-803.(エビデンスレベル①)
358) 海老原勇. コバルトによると思われる職業性喘息の1症例. 労働化学. 1983；59：321-5.(エビデンスレベル③)

Ⅳ. 原因抗原の推移

CQ1-7　従来の職業性喘息の抗原はどの種類が主流だったか？

CQ1-8　最近増加してきた抗原は何か？

Panel Consensus	推奨グレード	エビデンスレベル 海外	エビデンスレベル 日本
7．従来は動物や植物由来の物質が主流であった	C1	Ⅰ	Ⅴ
8．最近は無機物や低分子物質が増えている	C1	Ⅰ	Ⅴ

解説

　従来は、動物および植物由来の物質そのもの(主にタンパク質)が原因となることが多く、発症においては原因物質に対して感作が成立して特異的IgE抗体が産生されるという免疫アレルギー機序による感作物質誘発職業性喘息の病型が多かった。最近は産業の発展とともに原因物質は多様となってきている。特に、化学物質、薬剤などの無機物や分子量1,000以下の低分子物質が問題となることが増えている[1〜5]。

　感作を成立させる原因物質として現在多く見られるものは、小麦・穀物の粉末、研究用動物や昆虫、酵素類、木屑、天然ゴム、イソシアネートやアクリレート、グルタルアルデヒドなどがあり、無機物も一部含まれる。感作物質が原因の場合には微量でも喘息症状が引き起こされる。これに対して、感作とは関係ない刺激物質である塩素系、二酸化硫黄、アンモニアなどでは、比較的高濃度の曝露によって喘息症状が引き起こされる。

　感作物質は1種類であることが多いのに対して、刺激物質で生じる職業性喘息については、複数の刺激物質で症状が生じることも稀ではない。さらに分子量1,000以下の低分子物質は、ハプテンとなって感作を成立させるのみならず、刺激物質としても働き得るため、両方の機序が関与し得ることが発症機序の解釈を複雑にする。

参考文献

1) Tarlo SM, Balmes J, Balkissoon R, et al. Diagnosis and management of work-related asthma: American College of Chest Physicians Consensus Statement. Chest. 2008；134(3 Suppl)：1S-41S.（エビデンスレベルⅠ）
2) Nicholson PJ, Cullinan P, Taylor AJ, et al. Evidence based guidelines for the prevention, identification, and management of occupational asthma. Occup Environ Med. 2005；62：290-9.（エビデンスレベルⅠ）
3) Mapp CE, Boschetto P, Maestrelli P, et al. Occupational asthma. Am J Respir Crit Care Med. 2005；172：280-305（エビデンスレベルⅠ）.
4) Tarlo SM, Lemiere C. Occupational asthma. N Engl J Med. 2014；370：640-9.（エビデンスレベルⅠ）
5) 土橋邦生. 職業性喘息の新しい概念. 呼吸器科. 2006；9：564-76.（エビデンスレベルⅤ）

CQ1-9　化学物質による職業性喘息の問題点は何か？

Panel Consensus	推奨グレード	エビデンスレベル 海外	エビデンスレベル 日本
特異的IgE抗体を検出しにくいため診断に困難を伴う	A	Ⅰ	Ⅴ

解説

　抗原として働く場合は、低分子なのでそれだけでは抗原となり得ず、人のタンパク質と結合することにより抗原性を持つ[1]。特異的IgE抗体を検出できる場合もあるが、多くは検出できず、したがって発症機序が不明な場合が多い[2,3]。

　病態の主な特徴としては、以下が挙げられる。

1) 高濃度で組織障害を引き起こし、気管支肺炎などの病像が加わる場合もある。
2) 分子量が小さいため、体内で他の臓器に達して免疫反応を引き起こし、肺外病変を呈することがある。
3) イソシアネートのように、喘息や過敏性肺炎など異なる病態が生じる。

　問題点は、①農業などと異なり、工業性の抗原の場合は転職や退職が比較的容易であり、実際の疾患の頻度は高いにもかかわらず把握されない場合が多い。②低分子抗原の場合は症状が多彩で、発症機序的にも単純な一つのアレルギー反応だけでは説明がつかず、刺激性などの複合的要因が絡んでいる。③常に新しい抗原となる可能性のある物質が作られている[2]。原因物質となる化学物質の多くは、反応性の高い側鎖が存在する[3]。

参考文献

1) Mapp CE, Boschetto P, Maestrelli P, et al. Occupational asthma. Am J Respir Crit Care Med. 2005；172：280-305.（エビデンスレベルⅠ）
2) Malo JL, Chan-Yeung M. Agents causing occupational asthma. J Allergy Clin Immunol. 2009；123：545-50.（エビデンスレベルⅠ）
3) Tarlo SM, Lemiere C. Occupational asthma. N Engl J Med. 2014；370：640-9.（エビデンスレベルⅠ）

CQ1-10 遺伝子の影響は？

Panel Consensus	推奨グレード	エビデンスレベル 海外	エビデンスレベル 日本	保険適用
職業性喘息は複数の遺伝要因と環境要因との交互作用の結果として発症する。遺伝因子の同定により職業性喘息の分子病態の理解が進み、個々の発症リスクに合わせた環境曝露限度の設定などの予防策の実施が期待できる	C1	IVb	IVb	無

解説

職業性喘息における遺伝子解析はイソシアネート関連喘息を中心として複数の報告があり、HLA Class II、IL4RA、IL13、CD14さらにはGlutathione S-transferase(GST)、N-acetyltransferase(NAT)やChitinaseなどの遺伝子の関与が報告されている[1,2]。これらの多くの分子がすでに喘息感受性遺伝子として報告されてきた因子であり、職業性喘息においても抗原認識、Th2免疫や自然免疫さらには酸化ストレス応答などの分子機構の重要性が示唆される。

近年の網羅的遺伝子解析(GWAS)によって、喘息ではTSLPやIL33、アトピー性皮膚炎ではフィラグリンとの強い遺伝的関連が明らかとなった[3,4]。すなわち、生体の一次防御機構としての気道や皮膚におけるバリア機構が障害された個体が喘息やアトピー性皮膚炎のHigh-riskグループとなっていることが窺われる。

イソシアネート喘息を対象としたGWASにおいてAlpha-catenin(CTNNA)やHERC2、Cadherin-17(CDH17)、ODZ3遺伝子との関連が報告された[5,6]。Alpha-cateninはE-cadherinに結合し細胞間接着のレギュレーターとして働く。HERC2、Cadherin-17(CDH17)、ODZ3も抗原処理や抗原指示に深く関連した分子である。イソシアネート喘息における皮膚からの抗原感作の重要性も指摘されており[7]、職業性喘息においても気道や皮膚におけるバリア機能の異常がその発症に一定の役割を果たしている可能性がある。

参考文献

1) Maestrelli P, Boschetto P, Fabbri LM, et al. Mechanisms of occupational asthma. J Allergy Clin Immunol. 2009；123：531-42.
2) Bernstein DI. Genetics of occupational asthma. Curr Opin Allergy Clin Immunol. 2011；11：86-9.
3) Moffatt MF, Gut IG, Demenais F, et al. A large-scale, consortium-based genomewide association study of asthma. N Engl J Med. 2010；363：1211-21.
4) Irvine AD, McLean WH, Leung DY. Filaggrin mutations associated with skin and allergic diseases. N Engl J Med. 2011；365：1315-27.
5) Kim SH, Cho BY, Park CS, et al. Alpha-T-catenin (CTNNA3) gene was identified as a risk variant for toluene diisocyanate-induced asthma by genome-wide association analysis. Clin Exp Allergy. 2009；39：203-12.
6) Yuceboy B, Kaufman KM, Lummus ZL, et al. Genome-Wide Association Study Identifies Novel Loci Associated With Diisocyanate-Induced Occupational Asthma. Toxicol Sci. 2015；146：192-201.
7) Redlich CA. Skin exposure and asthma：is there a connection? Proc Am Thorac Soc. 2010；7：134-7.

CQ1-11 リスク因子は何か?

Panel Consensus	推奨グレード	エビデンスレベル 海外	エビデンスレベル 日本
遺伝を除き、原因物質への高濃度高頻度曝露、アトピー、喫煙がリスク因子である		IVa	

解説

職場における原因物質の高濃度、高頻度での曝露[1~5]、アトピー[3~6]、喫煙[1,7]に遺伝を加えた4つが職業性喘息発病の主たるリスク因子になる。女性で頻度が高い[8,9]。既存の喘息は、職業性喘息の原因となる物質への曝露があった際の喘息の増悪および新たな感作成立の重要なリスク因子となる[8]。

原因物質への曝露程度が職業性喘息発症に最も重要であり、曝露量が多くその頻度が高いほど喘息発症の危険は高まる。感作成立も曝露量と相関する[1,10~13]。

アトピーは、高分子抗原曝露時のリスク因子であり、低濃度の抗原曝露でも感作を成立させやすくする[14~16]。実験動物[3,5]、小麦[6,17]、染料[18]などを扱う職業においてリスクが高くなる。

喫煙は、白金塩[19,20]、鮭加工[21]、イソシアネート[22]、カニ加工[23]などに関連する職業性喘息発病の危険因子である。特に喫煙は高分子抗原に対する感作成立を増強させ、IgEを介して発病に関与する場合がある。

参考文献

1) Cullinan P, Cook A, Nieuwenhuijsen MJ, et al. Allergen and dust exposure as determinants of work-related symptoms and sensitization in a cohort of flour-exposed workers ; a case-control analysis. Ann Occup Hyg. 2001 ; 45 : 97-103.(エビデンスレベルIVa)

2) Meredith SK, Bugler J, Clark RL. Isocyanate exposure and occupational asthma : a case-referent study. Occup Environ Med. 2000 ; 57 : 830-6.(エビデンスレベルIVb)

3) Cullinan P, Cook A, Gordon S, et al. Allergen exposure, atopy and smoking as determinants of allergy to rats in a cohort of laboratory employees. Eur Respir J. 1999 ; 13 : 1139-43.(エビデンスレベルIVa)

4) Kruize H, Post W, Heederik D, et al. Respiratory allergy in laboratory animal workers ; a retrospective cohort study using pre-employment screening data. Occup Environ Med. 1997 ; 54 : 830-5.(エビデンスレベルIVb)

5) Platts-Mills TA, Longbottom J, Edwards J, et al. Occupational asthma and rhinitis related to laboratory rats : serum IgG and IgE antibodies to the rat urinary allergen. J Allergy Clin Immunol. 1987 ; 79 : 505-15.(エビデンスレベルIVb)

6) De Zotti R, Bovenzi M. Prospective study of work related respiratory symptoms in trainee bakers. Occup Environ Med. 2000 ; 57 : 58-61.(エビデンスレベルIVa)

7) Niezborala M, Garnier R. Allergy to complex platinum salts : A historical prospective cohort study. Occup Environ Med. 1996 ; 53 : 252-7.(エビデンスレベルIVa)

8) Tarlo SM, Malo JL ; Fourth Jack Pepys Workshop on Asthma in the Workplace Participants. An official American Thoracic Society proceedings ; work-related asthma and airway diseases. Presentations and discussion from the Fourth Jack Pepys Workshop on Asthma in the Workplace. Ann Am Thorac Soc. 2013 ; 10 : S17-24.(エビデンスレベル I)

9) Dimich-Word H, Camp PG, Kennedy SM. Gender differences in respiratory symptoms-does

occupation matter? Environ Res. 2006 ; 101 : 175-83.(エビデンスレベルIVb)
10) Brisman J, Järvholm B, Lillienberg L. Exposure-response relations for self reported asthma and rhinitis in bakers. Occup Environ Med. 2000 ; 57 : 335-40.(エビデンスレベルIVb)
11) Hollander A, Heederik D, Doekes G. Respiratory allergy to rats : exposure-response relationships in laboratory animal workers. Am J Respir Crit Care Med. 1997 ; 155 : 562-7.(エビデンスレベルIVb)
12) Merget R, Kulzer R, Dierkes-Globisch A, et al. Exposure-effect relationship of platinum salt allergy in a catalyst production plant : conclusions from a 5-year prospective cohort study. J Allergy Clin Immunol. 2000 ; 105 : 364-70.(エビデンスレベルIVb)
13) Welinder H, Nielsen J, Rylander L, et al. A prospective study of the relationship between exposure and specific antibodies in workers exposed to organic acid anhydrides. Allergy. 2001 ; 56 : 506-11.(エビデンスレベルIVa)
14) Heederik D, Houba R. An exploratory quantitative risk assessment for high molecular weight sensitizers : wheat flour. Ann Occup Hyg. 2001 ; 45 : 175-85.(エビデンスレベルIVb)
15) Gautrin D, Infante-Rivard C, Ghezzo H, et al. Incidence and host determinants of probable occupational asthma in apprentices exposed to laboratory animals. Am J Respir Crit Care Med. 2001 ; 163 : 899-904.(エビデンスレベルIVa)
16) Heederik D, Venables KM, Malmberg P, et al. Exposure-response relationships for work-related sensitization in workers exposed to rat urinary allergens : results from a pooled study. J Allergy Clin Immunol. 1999 ; 103 : 678-84.(エビデンスレベルIVb)
17) Talini D, Benvenuti A, Carrara M, et al. Diagnosis of flour-induced occupational asthma in a cross-sectional study. Respir Med. 2002 ; 96 : 236-43.(エビデンスレベルIVb)
18) Docker A, Wattie JM, Topping MD, et al. Clinical and immunological investigations of respiratory disease in workers using reactive dyes. Br J Ind Med. 1987 ; 44 : 534-41.(エビデンスレベルIVb)
19) Winck JC, Delgado L, Murta R, et al. Cork workers' occupational asthma : lack of association with allergic sensitisation to fungi of the work environment. Int Arch Occup Environ Health. 2004 ; 77 : 296-300.(エビデンスレベルIVb)
20) Calverley AE, Rees D, Dowdeswell RJ, et al. Platinum salt sensitivity in refinery workers : incidence and effects of smoking and exposure. Occup Environ Med. 1995 ; 52 : 661-6.(エビデンスレベルIVb)
21) Douglas JD, McSharry C, Blaikie L, et al. Occupational asthma caused by automated salmon processing. Lancet. 1995 ; 346 : 737-40.(エビデンスレベルIVb)
22) Ucgun I, Ozdemir N, Metintaş M, et al. Prevalence of occupational asthma among automobile and furniture painters in the center of Eskisehir (Turkey) : the effects of atopy and smoking habits on occupational asthma. Allergy. 1998 ; 53 : 1096-100.(エビデンスレベルIVb)
23) Cartier A, Malo JL, Forest F, et al. Occupational asthma in snow crab-processing workers. J Allergy Clin Immunol. 1984 ; 74(3 Pt 1) : 261-9.(エビデンスレベルIVb)

V. 診断

CQ1-12 診断において最も重要な点は何か?

Panel Consensus	推奨グレード	エビデンスレベル 海外	エビデンスレベル 日本
職業性喘息を疑うこと。問診が最も重要である	A	I	VI
感作物質誘発職業性喘息の診断では、病歴のほかに複数の検査を組み合わせることで診断率が上がる	A	I	VI
できるだけ早く診断すること	A	I	VI

解説

　職業性喘息の診断は、まず疑うことであり、問診が最も重要である。患者も職業が原因と気づかないことも多いので、職場で曝露される可能性のある物質をある程度知っておく必要がある。最初の抗原曝露から発症までの期間はさまざまである。就職後すぐに発症しやすい抗原は、実験動物、イソシアネート、白金塩などである。アレルギー性喘息はアレルギー性鼻炎と合併しやすい。アレルギー性鼻炎やアレルギー性結膜炎は、喘息の前に発症しやすく、また、これらが発症して1年以内に喘息が発症しやすい[1]。

　病歴にピークフローの連続測定、非特異的気道過敏性テスト、特異的IgE抗体の測定、喀痰中の好酸球数、抗原吸入誘発試験などの手段を組み合わせることにより、診断率が上昇する[4,5]。吸入誘発試験で陽性の感作物質誘発職業性喘息患者において、非特異的気道過敏性試験のみに比べ皮内テストまたは特異的IgE抗体の測定を追加した場合、感度は83%、特異度は100%となった[2,3]。また、連続したピークフローの測定に、喀痰中の好酸球の数を追加することにより特異度は18～26%増加し、感度は8%増加した[4,5]。

　正常に回復する重要な決定因子は、診断時には正常な呼吸機能であること、診断前の有症状期間が短いこと、曝露を避けるまでの有症状期間が短いことである[1]。したがって、できる限り早く診断し対策を立てることが重要である。診断の精度の上でも、その職業に従事している間に診断することが望ましい[5]。

参考文献

1) Nicholson PJ, Cullinan P, Taylor AJ, et al. Evidence based guidelines for the prevention, identification, and management of occupational asthma. Occup Environ Med. 2005 ; 62 : 290-9.(エビデンスレベル I)
2) Beach J, Rowe B, Blitz S, et al. Diagnosis and management of work-related asthma. summary, evidence report/technology assessment. Rockville, MD : Agency for Healthcare Research and Quality, Department of Health and Human Services, October. 2005 ; Publication No. 06-E003-1.(エビデンスレベル I)
3) Beach J, Russell K, Blitz S, et al. A systematic review of the diagnosis of occupational asthma. Chest. 2007 ; 131 : 569-78.(エビデンスレベル I)
4) Girard F, Chaboillez S, Cartier A, et al. An effective strategy for diagnosing occupational asthma : use of induced sputum. Am J Respir Crit Care Med. 2004 ; 170 : 845-50.(エビデンスレベル III)

5) Tarlo SM, Lemiere C. Occupational asthma. N Engl J Med. 2014；370：640-9.(エビデンスレベルI）

CQ1-13 確定診断に質問票は有用か？

Panel Consensus	推奨グレード	エビデンスレベル 海外	エビデンスレベル 日本
質問票は有用であるが特異度は低い	A	I	—

解説

職業性喘息質問票による場合、3つの報告[1~3]の感度は、それぞれ87％、92％、87％と高いが、特異度は22％、32％、14％と低い。

ただし、質問票により陽性と診断される頻度が高いとその後の検査で陽性率が増加し、陽性と診断される頻度が低いと陽性率が低下するという傾向があり、質問票は有用である。

参考文献

1) Malo JL, Ghezzo H, l'Archieveque J,et al. Is the clinical history a satisfactory means of diagnosing occupational asthma? Am Rev Respir Dis. 1991；143：528-32.(エビデンスレベルI)
2) Baur X, Huber H, Degens PO, et al. Relation between occupational asthma case history, bronchial methacholine challenge, and specific challenge test in patients with suspected occupational asthma. Am J Ind Med. 1998；33：114-22.(エビデンスレベルIII)
3) Vandenplas O, Binard-Van Cangh F, Brumagne A, et al. Occupational asthma in symptomatic workers exposed to natural rubber latex：evaluation of diagnostic procedures. J Allergy Clin Immunol. 2001；107：542-7.(エビデンスレベルIII)
4) Beach J, Russell K, Blitz S, et al. A systematic review of the diagnosis of occupational asthma. Chest. 2007；131：569-78. (エビデンスレベルI)

CQ1-14 確定診断にピークフローは有用か？

Panel Consensus	推奨グレード	エビデンスレベル 海外	エビデンスレベル 日本	保険適用
有用である。毎日の継続したピークフロー測定は職業性喘息の診断において高い感度と特異度があり、最も有用な方法である。ただし、使用方法の十分な説明が必要であり、また患者の努力性の検査であるので、データの信頼性に注意が必要である	A	I	V	有

解説

適切な指導による訓練を行った場合にはピークフローを毎日記録するのは極めて有用で、就労日と休日で、1日に4回ピークフローを測り、症状と使用薬剤を記録することにより、感度は73％、特異度は100％となる[1]。ピークフローの記録期間としては4週間で、感度は81.8％、特異度は93.8％と高く、2週間だと感度は70％、特異度は82.4％に低下する[2]。

システマティックレビューでは、休日および仕事日での継続的なピークフローの測定は、最も有

用な方法であり、感度は82％、特異度は88％であった[3]。

　日本においては体系的な調査は行われていないが、職業性喘息のいくつかの症例報告において、職場でのピークフローの低下を診断の根拠としている[4,5]。しかし、この診断の根拠の限界は、患者の努力と協力が必要であること。また、すでに職場を退職または配置換えになっている場合は診断できない[6]。

参考文献

1) Leroyer C, Perfetti L, Trudeau C, et al. Comparison of serial monitoring of peak expiratory flow and FEV1 in the diagnosis of occupational asthma. Am J Respir Crit Care Med. 1998；158：827-32.(エビデンスレベルⅡ)
2) Anees W, Gannon PF, Huggins V, et al. Effect of peak expiratory flow data quantity on diagnostic sensitivity and specificity in occupational asthma. Eur Respir J. 2004；23：730-4.(エビデンスレベルⅣb)
3) Moore VC, Jaakkola MS, Burge PS. A systematic review of serial peak expiratory flow measurements in the diagnosis of occupational asthma. Ann Respir Med. 2010；1：31-44.(エビデンスレベルⅠ)
4) 松元優子, 城戸優光, 岡部由紀子, ほか. 輸入木材「アユース」(Ayous, 学名 *Triplochiton scleroxylon*)による職業性喘息の一例. 日呼吸会誌. 2002；40：392-6.（エビデンスレベルⅥ)
5) 渡邉直人, 増田浩之, 福田 健. トマト花粉による職業性喘息の1例. 喘息. 2001；14：57-62.(エビデンスレベルⅥ)
6) Moscato G, Godnic-Cvar J, Maestrelli P, et al. Statement on self-monitoring of peak expiratory flows in the investigation of occupational asthma. Subcommittee on Occupational Allergy of the European Academy of Allergology and Clinical Immunology. American Academy of Allergy and Clinical Immunology. European Respiratory Society. American College of Allergy, Asthma and Immunology. Eur Respir J. 1995；8：1605-10.(エビデンスレベルⅥ)

CQ1-15　診断に非特異的気道過敏性試験は有用か？

Panel Consensus	推奨グレード	エビデンスレベル 海外	エビデンスレベル 日本	保険適用
職業に関連した気道過敏性の変化は診断の助けとなる	B	Ⅲ	Ⅵ	呼吸機能検査として有り
標準法により、同一患者においては同一施設で行われることが望ましい	B	Ⅵ	Ⅵ	呼吸機能検査として有り

解説

　就労最終日と通常10～14日の休暇の最終日にメサコリンで気道過敏性を測定し、20％以上の改善が見られれば、感作物質誘発職業性喘息の診断に有用な情報を追加できる[1]。しかし、軽度の変化では職業性喘息の診断はできない。

　気道過敏性は、ウイルスなどの感染、治療の程度、胃食道逆流[2]や職業以外の感作抗原の吸入[3,4]の影響により変化しやすい。また、長期間の就業により気道リモデリングがある場合は数か月以上気道過敏性が続く[3,4]。

試験施設により値が異なるので、同一患者においては標準的方法により同一施設で行われることが望ましい[5]。

参考文献

1) Chan-Yeung M, Malo JL, Tarlo SM, et al. Proceedings of the first Jack Pepys Occupational Asthma Symposium. Am J Respir Crit Care Med. 2003；167：450-71.(エビデンスレベルⅥ)
2) Bagnato GF, Gulli S, Giacobbe O, et al. Bronchial hyperresponsiveness in subjects with gastroesophageal reflux. Respiration. 2000；67：507-9.(エビデンスレベルⅢ)
3) Cartier A, Thomson NC, Frith PA, et al. Allergen-induced increase in bronchial responsiveness to histamine：relationship to the late asthmatic response and change in airway caliber. J Allergy Clin Immunol. 1982；70：170-7.(エビデンスレベルⅢ)
4) Cartier A, L'Archeveque J, Malo JL. Exposure to a sensitizing occupational agent can cause a long-lasting increase in bronchial responsiveness to histamine in the absence of significant changes in airway caliber. J Allergy Clin Immunol. 1986；78：1185-9.(エビデンスレベルⅤ)
5) Tarlo SM, Balmes J, Balkissoon R, et al. Diagnosis and management of work-related asthma：American College of Chest Physicians Consensus Statement. Chest. 2008；134(3 Suppl)：1S-41S.(エビデンスレベルⅤ)

CQ1-16 抗原吸入誘発試験は確定診断に必要か？

Panel Consensus	推奨グレード	エビデンスレベル 海外	エビデンスレベル 日本	保険適用
抗原吸入誘発試験は感作物質誘発職業性喘息のゴールドスタンダードである。新規原因物質の証明、他の方法で、診断できない場合などが適応である	C1	Ⅰ	Ⅰ	有
危険が伴うため全例で実施する必要はない。実施は専門機関で行う	C1	Ⅵ	Ⅵ	

解説

診断のゴールドスタンダードは、原因物質の吸入誘発試験である。しかし、危険を伴うので専門病院で実施すべきであり、診断のために全例に要求されるものではない。これまで報告されていない抗原による職業性喘息症例の確定診断のためや、疑わしい抗原はあるが、他の検査により確定できない場合に、より確かな診断を得るために使用される[1]。ヨーロッパ呼吸器学会より発表された職業性喘息診断における吸入誘発試験実施コンセンサスレポートでは、職業性喘息が疑われる患者で、家と職場でのピークフローや1秒量および/または気道過敏性の連続測定で、陰性または判断できない場合に実施するよう求めている[2]。そして、吸入誘発試験は、高い水準の診断が求められる場合、患者がすでに仕事を離れている場合、特殊な物質を原因として同定する必要がある場合、未知の原因物質を同定する場合に有用であるとしている。試験の実施は、3日かけて行い、1日目はコントロール(コントロールに用いる物質は、原因物質が粉状のものなら乳糖、ラテックスグラブならビニールグラブ抽出液など)を吸入させて、6～8時間後に1秒量、気道過敏性、喀痰中の好酸球を測定し、翌朝1秒量、気道過敏性、呼気中一酸化窒素を測定する。2日目と3日目は原因物質を吸入させ、同様に測定することを求めている。吸入前から15％以上の1秒量の低下で陽性と判断する。さらに、1秒量の低下が、明確でない場合は、気道過敏性、呼気中一酸化窒素、

喀痰中の好酸球などを参考として判断する[2]。

　問題点は、危険を伴うため専門医のいる専門施設で行わなければならず、コストと時間を必要とすることである[1,3]。偽陽性は不安定な喘息患者や吸入抗原が刺激性の生じる濃度で吸入した場合などに出現する[3]。偽陰性は曝露抗原が複数にわたる場合に原因抗原と異なる物質を吸入するときや、吸入濃度が不十分なときには陰性になることがあるので注意が必要である[4〜7]。既知の抗原による職業性喘息において、吸入誘発試験の陽性率は50％前後である[8]。

参考文献

1) Mapp CE, Boschetto P, Maestrelli P, et al. Occupational asthma. Am J Respir Crit Care Med. 2005；172：280-305.（エビデンスレベル I）
2) Vandenplas O, Suojalehto H, Aasen TB, et al. ERS Task Force on Specific Inhalation Challenges with Occupational Agents. Specific inhalation challenge in the diagnosis of occupational asthma：consensus statement. Eur Respir J. 2014；43：1573-87.（エビデンスレベル I）
3) Tarlo SM, Balmes J, Balkissoon R, et al. Diagnosis and management of work-related asthma：American College of Chest Physicians Consensus Statement. Chest. 2008；134(3 Suppl)：1S-41S.（エビデンスレベル I）
4) Schwaiblmair M, Vogelmeier C, Fruhmann G. Occupational asthma in hairdressers：results of inhalation tests with bleaching powder. Int Arch Occup Environ Health. 1997；70：419-23.（エビデンスレベル III）
5) Lemiere C, Cartier A, Dolovich J, et al. Outcome of specific bronchial responsiveness to occupational agents after removal from exposure. Am J Respir Crit Care Med. 1996；154：329-33.（エビデンスレベル III）
6) Lemiere C, Cartier A, Malo JL, et al. Persistent specific bronchial reactivity to occupational agents in workers with normal nonspecific bronchial reactivity. Am J Respir Crit Care Med. 2000；162：976-80.（エビデンスレベル III）
7) Banks DE. Use of the specific challenge in the diagnosis of occupational asthma：a "gold standard" test or a test not used in current practice of occupational asthma? Curr Opin Allergy Clin Immunol. 2003；3：101-7.（エビデンスレベル II）
8) Banks DE, Tarlo SM, Masri F, et al. Bronchoprovocation tests in the diagnosis of isocyanate-induced asthma. Chest. 1996；109：1370-9.（エビデンスレベル II）

CQ1-17　免疫学的検査は有用か？

Panel Consensus	推奨グレード	エビデンスレベル 海外	エビデンスレベル 日本	保険適用
感作物質誘発職業性喘息における高分子抗原の同定には有用である	A	I	II	一部有
低分子抗原の同定には一部の抗原を除いて有用ではない	C2	VI	III	一部有

解説

　感作物質誘発職業性喘息において疑われる物質があれば、皮膚反応（プリックテストなど）や血清によるRAST法などで特異的IgE抗体の検出を試みる。有機物など高分子物質による職業性喘息では特異的IgE抗体が陽性となるので抗原を特定する上で有用である。無機物や低分子物質は単独では抗原性がなく、血中などで自己タンパク質と結合することにより抗原性を持つ。イソシアネートなど一部を除いて、特異的IgE抗体が陽性となることはほとんどないため、抗原の同定は難しい[1,2]。

吸入誘発試験で陽性となった高分子抗原の酵素による職業性喘息患者では、皮膚反応で感度100％、特異度93％であり、IgE-RAST法で感度62％、特異度96％であった[3]。同様に小麦抗原では、皮膚反応で感度93％、特異度71％、IgE-RAST法で感度100％、特異度57％であった[4]。低分子抗原ではトリメリチル酸無水物や無水フタル酸やクロラミンTなどのように特異的IgE抗体が検出されるものがあるが、概して陽性率は低い[2]。一方で、human serum albmin（HSA）と結合させた抗原を使うことにより陽性率が増加し、HSAと無水物を結合させることにより50％以上が陽性となった[5]。ラテックスでは、HSAと結合したジイソシアネートを使うと、吸入誘発で確定したイソシアネート喘息患者の21～55％で陽性を示した[6~8]。イソシアネート特異的IgE抗体は曝露で陽性率が上昇し、曝露中止後30日以上経つと陽性率は低下する[7]。

別の問題点としては、一般の抗原エキスは手に入るが、ラテックス、食物、実験動物など一部を除き職業性抗原の皮内テスト用液はないため独自に作る必要があることが挙げられる。

参考文献

1) Mapp CE, Boschetto P, Maestrelli P, et al. Occupational asthma. Am J Respir Crit Care Med. 2005；172：280-305.（エビデンスレベルⅠ）
2) Tarlo SM, Balmes J, Balkissoon R, et al. Diagnosis and management of work-related asthma：American College of Chest Physicians Consensus Statement. Chest. 2008；134(3 Suppl)：1S-41S.（エビデンスレベルⅠ）
3) Merget R, Stollfuss J, Wiewrodt R, et al. Diagnostic tests in enzyme allergy. J Allergy Clin Immunol. 1993；92：264-77.（エビデンスレベルⅢ）
4) Choudat D, Fabries JF, Martin JC, et al. Quantification of the dose of inhaled flour：relation with nonspecific bronchial and immunological reactivities. Eur Respir J. 1999；14：328-34.（エビデンスレベルⅢ）
5) Baur X, Czuppon A. Diagnostic validation of specific IgE antibody concentrations, skin prick testing, and challenge tests in chemical workers with symptoms of sensitivity to different anhydrides. J Allergy Clin Immunol. 1995；96：489-94.（エビデンスレベルⅢ）
6) Ye YM, Kim CW, Kim HR, et al. Biophysical determinants of toluene diisocyanate antigenicity associated with exposure and asthma. J Allergy Clin Immunol. 2006；118：885-91.（エビデンスレベルⅢ）
7) Tee RD, Cullinan P, Welch J, et al. Specific IgE to isocyanates：a useful diagnostic role in occupational asthma. J Allergy Clin Immunol. 1998；101：709-15（エビデンスレベルⅢ）
8) Wisnewski AV, Stowe MH, Cartier A, et al. Isocyanate vapor-induced antigenicity of human albumin. J Allergy Clin Immunol. 2004；113：1178-84.（エビデンスレベルⅢ）

VI. 治療・管理

CQ1-18 分類別の管理方法は有用か？

Panel Consensus	推奨グレード	エビデンスレベル 海外	エビデンスレベル 日本
感作物質による職業性喘息は完全な抗原回避が原則	B	III	IVa
刺激物質による職業性喘息および既存の喘息の増悪は環境整備による原因物質の低減が原則	B	III	IVa
いずれの病型にも適用されるもの ・患者に対して適切な喘息治療を行う ・薬剤による喘息コントロール困難例は転職や配置転換により完全な抗原回避が必要 ・同一環境下の作業者のため職場の環境整備による原因物質の低減を図る ・職場全体の禁煙	B B B B	II III IVa II	IVa IVa IVa III

解説

職業性喘息、および作業憎悪性喘息に分けて管理・予防方針をまとめたガイドラインの記載が分かりやすい（**表1-3**）[1~3]。抗原回避の妥当性については**CQ1-19**を参照。喘息治療の詳細は**CQ1-20**を参照。感作物質による職業性喘息の一部では通常の喘息治療に加えて抗原特異的免疫療法（減感作療法）を考慮する（**CQ1-22参照**）。環境整備による原因物質の低減については**CQ1-21、25、26、27、29**を参照。

また、職業性喘息に限らず喘息患者の喫煙は、喘息のコントロールを悪化させるとともに、喘息治療薬の効果を減弱させるため、本人だけでなく職場全体の禁煙が重要である[1,3,4]。

職業性喘息の対応方針	作業増悪性喘息の対応方針
感作物質 　感作物質曝露の回避 　場合により曝露低減と抗原特異的免疫療法を考慮 　曝露される作業者に対する調査 刺激物質 　刺激物質曝露の減少 感作物質・刺激物質の両者 　適切な喘息治療 　患者の経過観察・喘息の悪化に対する転職 　患者の経済的補償への支援 　他の作業者に対する発症予防の検討	適切な喘息治療 職場内外の喘息悪化因子の低減 患者の経過観察・喘息の悪化に対する転職 経済的補償の検討 他の作業者に対する発症予防の検討

表1-3 作業関連喘息に対する対応方針[1]

参考文献
1) Tarlo SM, Balmes J, Balkissoon R, et al. Diagnosis and management of work-related asthma: American College of Chest Physicians Consensus Statement. Chest. 2008；134(3 Suppl)：1S-41S.

（エビデンスレベルI）
2) Nicholson PJ, Cullinan P, Taylor AJ, et al. Evidence based guidelines for the prevention, identification, and management of occupational asthma. Occup Environ Med. 2005；62：290-9.（エビデンスレベルI）
3) Mapp CE, Boschetto P, Maestrelli P, et al. Occupational asthma. Am J Respir Crit Care Med. 2005；172：280-305.（エビデンスレベルI）
4) 喘息予防・管理ガイドライン2015, 日本アレルギー学会喘息ガイドライン専門部会監, 協和企画, 東京, 2015年.（エビデンスレベルI）

CQ1-19 原因抗原からの回避は有効か？

Panel Consensus	推奨グレード	エビデンスレベル 海外	エビデンスレベル 日本
原因抗原や原因物質の回避は有効である	B	II	IVa

解説

　感作物質誘発職業性喘息においては極めて微量の抗原でも喘息症状が惹起され得るので、職場を変えて抗原を完全に回避させることが原則である。

　職業性喘息において原因物質を完全に回避した場合でも、喘息症状や呼吸機能低下は数年にわたって残存し得る[1]。完全に回避した場合でも、喘息が寛解するのは職業性喘息患者の3分の1に限られる[2]。それでも、原因を完全に回避するほうが、曝露の低減に比較して、喘息症状や増悪の指標において、より良い効果が見られる[3]。完全回避による喘息症状の改善や増悪減少の効果は、職業性喘息診断時の呼吸機能が比較的保たれているほうが良好であり、喘息症状の持続期間が短いほうが効果は高い[4]。職業性喘息発病が最も多く見られるのは、職場での原因物質曝露の最初の数年間であるが、職業性喘息診断時までの曝露期間が短いほうが、喘息症状の改善、増悪減少の効果は高い[5,6]。したがって、職業性喘息の早期診断、早期の治療と対策（抗原の回避）が重要となる。

　原因物質の曝露が継続した場合には、喘息症状や気道過敏性亢進が持続し、1秒量低下が進行する可能性が高まる。

参考文献

1) Allard C, Cartier A, Ghezzo H, et al. Occupational asthma due to various agents：Absence of clinical and functional improvement at an interval of four or more years after cessation of exposure. Chest. 1989；96：1046-9.（エビデンスレベルIII）
2) Rachiotis G, Savani R, Brant A, et al. Outcome of occupational asthma after cessation of exposure：a systematic review. Thorax. 2007；62：147-52.（エビデンスレベルII）
3) de Groene GJ, Pal TM, Beach J, et al. Workplace interventions for treatment of occupational asthma. Cochrane Database Syst Rev. 2011；(5)：CD006308.（エビデンスレベルII）
4) Rosenberg N, Garnier R, Rousselin X, et al. Clinical and socio-professional fate of isosyanate-induced asthma. Clin Allergy. 1987；17：55-61.（エビデンスレベルIII）
5) Padoan M, Pozzat V, Simoni M, et al. Long-term follow-up of toluene diisocyanate-induced asthma. Eur Respir J. 2003；21：637-40.（エビデンスレベルIII）
6) Perfetti L, Hebert J, La Palme Y, et al. Changes in IgE-mediated allergy to ubiquitous inhalants after removal from or diminution of the exposure to the agent causing occupational asthma. Clin Exp Allergy. 1998；28：66-73.（エビデンスレベルIII）

CQ1-20 薬物治療はどのように進めるのか?

Panel Consensus	推奨グレード	エビデンスレベル 海外	エビデンスレベル 日本	保険適用
喘息予防・管理ガイドラインに沿った喘息治療を行う	B	II	II	有

解説

喘息治療は、抗原回避と併せて行うべきであり、抗原回避をおろそかにしてはならない。

喘息治療の内容は通常の薬物治療が適用され、『喘息予防・管理ガイドライン(JGL)2015』が指針として有用である[1]。JGL2015において、長期管理に主眼を置く治療ステップの内容を表1-4に示す。各治療ステップの詳細や、発作治療ステップの内容、喘息コントロール良好・不十分・不良の判定法に関しては、JGL2015を参照していただきたい。職業性喘息以外の喘息と比べて、特定の喘息薬が格別に推奨されるわけではない[1]。

吸入ステロイド薬は喘息の長期管理において最も重要な治療薬と位置づけられており、職業性喘息に対しても有効である。原因物質の回避に加えて、吸入ステロイド薬とプラセボの効果を比較した二重盲検比較試験が2つ行われており、その1つでは、6か月間の治療介入により、ピークフロー、QOL、気道過敏性の改善を認めている[2]。ほかの試験では、メサコリンに対する気道過敏性の改善が認められたが、原因物質(イソシアネート)に対する気道反応性は改善が見られなかったとしている[3]。

抗IgE抗体(オマリズマブ)の職業性喘息に対する効果に関しては、製パン業者の重症喘息症例や動物アレルギーを有する獣医の症例などに有効であることが報告されており[4,5]、他のアレルギー性喘息患者と同様に職業性喘息に対しても有用と考えられる。

参考文献

1) 喘息予防・管理ガイドライン2015. 日本アレルギー学会喘息ガイドライン専門部会監, 協和企画, 東京, 2015年.(エビデンスレベルI)
2) Malo JL, Cartier A, Cote J, et al. Influence of inhaled steroids on recovery from occupational asthma after cessation of exposure : an 18-month double-blind crossover study. Am J Respir Crit Care Med. 1996 ; 153 : 953-60.(エビデンスレベルII)
3) Maestrelli P, De Marzo N, Saetta M, et al. Effects of inhaled becomethasone on airway responsiveness in occupational asthma : placebo-controlled study of subjects sensitized to toluene diisocyanate. Am J Respir Dis. 1993 ; 148 : 407-12.(エビデンスレベルII)
4) Olivieri M, Biscardo CA, Turri S, et al. Omalizumab in persistent severe bakers' asthma. Allergy. 2008 ; 63 : 790-1.(エビデンスレベルV)
5) Lavaud F, Bonniaud P, Dalphin JC, et al. Usefulness of omalizumab in ten patients with seveve occupational asthma. Allergy. 2013 ; 68 : 813-5.(エビデンスレベルV)

第1章 職業性喘息

表1-4 喘息治療ステップ[1]

		治療ステップ 1	治療ステップ 2	治療ステップ 3	治療ステップ 4
長期管理薬	基本治療	吸入ステロイド薬（低用量）	吸入ステロイド薬（低〜中用量）	吸入ステロイド薬（中〜高用量）	吸入ステロイド薬（高用量）
		上記が使用できない場合は以下のいずれかを用いる LTRA テオフィリン徐放製剤 ※症状が稀なら必要なし	上記で不十分な場合に以下のいずれか1剤を併用 LABA（配合剤使用可[*5]） LTRA テオフィリン徐放製剤	上記に下記のいずれか1剤，あるいは複数を併用 LABA（配合剤使用可[*5]） LTRA テオフィリン徐放製剤 LAMA[*6]	上記に下記の複数を併用 LABA（配合剤使用可） LTRA テオフィリン徐放製剤 LAMA[*6] 抗IgE抗体[*2,7] 経口ステロイド薬[*3,7]
	追加治療	LTRA以外の抗アレルギー薬[*1]	LTRA以外の抗アレルギー薬[*1]	LTRA以外の抗アレルギー薬[*1]	LTRA以外の抗アレルギー薬[*1]
発作治療[*4]		吸入SABA	吸入SABA[*5]	吸入SABA[*5]	吸入SABA

ICS：吸入ステロイド薬，LABA：長時間作用性β_2刺激薬，LAMA：長時間作用性抗コリン薬，LTRA：ロイコトリエン受容体拮抗薬，SABA：短時間作用性β_2刺激薬

*1：抗アレルギー薬は，メディエーター遊離抑制薬，ヒスタミンH$_1$拮抗薬，トロンボキサンA$_2$阻害薬，Th2サイトカイン阻害薬を指す。
*2：通年性吸入アレルゲンに対して陽性かつ血清総IgE値が30〜1,500 IU/mLの場合に適用となる。
*3：経口ステロイド薬は短期間の間欠的投与を原則とする。短期間の間欠投与でもコントロールが得られない場合は，必要最小量を維持量とする。
*4：軽度の発作までの対応を示し，それ以上の発作についてはガイドラインの「急性増悪（発作）への対応（成人）」の項を参照。
*5：ブデソニド/ホルモテロール配合剤で長期管理を行っている場合には，同剤を発作治療にも用いることができる。長期管理と発作治療を合せて1日8吸入までとするが，一時的に1日合計12吸入まで増量可能である。ただし，1日8吸入を超える場合は速やかに医療機関を受診するよう患者に説明する。
*6：チオトロピウム臭化物水和物のソフトミスト製剤。
*7：LABA，LTRAなどをICSに加えてもコントロール不良の場合に用いる。

CQ1-21 薬物治療を行えば作業は継続できるか？

Panel Consensus	推奨グレード	エビデンスレベル 海外	エビデンスレベル 日本
職場環境を変えずに喘息に対する薬物治療だけを行うことは勧められない	A	III	III
刺激物質誘発職業性喘息や既存の喘息の増悪に対しては薬物治療による喘息コントロールを維持しつつ、原因物質曝露を低減して同じ作業を続けることも考慮される	C1	III	

解説

喘息治療を継続しながら職場環境の検討を行うことが必須である。極めて微量の抗原でも喘息症

状を惹起し得る感作物質誘発職業性喘息に対しては、職場環境整備では不十分であり、職場を変えて抗原を完全に回避することが原則である（**CQ1-18、19参照**）。

一方、刺激物質による職業性喘息や既存の喘息の増悪に対しては、職場環境整備により、原因物質曝露を低減する措置を行うことで、同じ仕事を続けることも可能である。環境整備の方法として、職場内で作業方法、作業場の間取りや構造の改善、換気や清掃などが行われる。作業員の側においては、マスクや保護衣の着用、保護具の使用が原因物質曝露の低減に有効である。ただし、保護具・保護衣の効果を得るためには適切な着脱、定期的な交換を行うことが必要である。吸入物質の低減は、感作される者を減少させること、職業性喘息を発病する者を減少させることが報告されている[1]。皮膚接触の低減も望ましい。しかし、これらの方針は、喘息に対する薬物治療により喘息の良好なコントロールが得られることが条件であり、薬物治療の効果が不十分であれば、転職や配置転換による完全な原因物質回避が必要となる[2]。

なお、前述の方針は原則ではあるが、本人の経済的問題や職場環境整備に要する費用を考慮した現実的な対応も検討すべきである。職業性喘息を発症した者は経済的問題に直面することが多く、経済面でのサポートがないままで転職や配置転換を行って労働者を慣れた職場から引き離すことは、経済的、社会的に本人を追い詰める結果をもたらし、本来の喘息治療にも支障を来す。現実的対応の例として、ラテックスに感作されて職業性喘息を生じた場合には、職場から引き離すのではなく、職場内でのラテックス非含有製品の導入によって、喘息症状の改善が得られるだけでなく、社会的経済的な問題をそれほど引き起こさずに解決できることが報告されている[3]。国内の実例を挙げると、群馬県のコンニャク喘息や広島のホヤ喘息は、環境整備により現在はほとんど新規患者の発生はなく[4]、環境整備は有効である。

なお、感作物質誘発職業性喘息を対象とするメタアナリシスによると、職場環境整備は、完全回避と比較して喘息に対する効果が弱い[5]。保護具・保護衣だけでは職業性喘息の発病や増悪を完全に阻止できるわけではないことは銘記しておく必要がある。

参考文献
1) Grammer LC, Harris KE, Yarnold PR. Effect of respiratory protective devices on development of antibody and occupational asthma to an acid anhydride. Chest. 2002；121：1317-22.（エビデンスレベルⅢ）
2) Tarlo SM, Balmes J, Balkissoon R, et al. Diagnosis and management of work-related asthma：American College of Chest Physicians Consensus Statement. Chest. 2008；134（3 Suppl）：1S-41S.（エビデンスレベルⅠ）
3) Vandenplas O, Jamart J, Delwiche JP, et al. Occupational asthma caused by natural rubber latex：outcome according to cessation or reduction of exposure. J Allergy Clin Immunol. 2002；109：125-30.（エビデンスレベルⅢ）
4) 土橋邦生. 職業性喘息の新しい概念. 呼吸器科. 2006；9：564-76.（エビデンスレベルⅤ）
5) Nicholson PJ, Cullinan P, Taylor AJ, et al. Evidence based guidelines for the prevention, identification, and management of occupational asthma. Occup Environ Med. 2005；62：290-9.（エビデンスレベルⅠ）

CQ1-22 抗原特異的免疫療法は有効か？

Panel Consensus	推奨グレード	エビデンスレベル 海外	エビデンスレベル 日本	保険適用
感作物質誘発職業性喘息患者を対象とする抗原特異的免疫療法は一部の原因物質に関して有効である	B	II	III	無

解説

　感作物質誘発職業性喘息で、環境整備による抗原の低減措置および通常の喘息治療を行っても喘息症状のコントロールが得られない場合は、抗原を少量から投与開始して徐々に増量する抗原特異的免疫療法（減感作療法）が有効なことが報告されている[1]。群馬県における養蚕喘息やコンニャク喘息、広島のホヤ喘息で比較的多数の症例を対象とした解析で抗原特異的免疫療法の高い奏効率（約70％）が示されており[2]、薬物治療で十分には効果が得られない症例に対して考慮してよい。なお、わが国では抗原特異的免疫療法の保険適用は、ハウスダスト、ダニ、スギなど少数の抗原に限られており、職業性喘息に対しては保険適用外の治療となる。

　抗原特異的免疫療法の効果が特に期待できる対象として、アナフィラキシーを併発する職業性喘息が知られている[6]。また、欧米の報告では、製パン業者の喘息（bakers' asthma）に対して小麦を用いて抗原特異的免疫療法を行うことにより、喘息症状の明らかな改善とともに、気道過敏性の改善、小麦特異的IgE値低下、小麦に対する皮膚反応性の低下が見られている[7]。

　抗原特異的免疫療法が適用される条件として、当該抗原が確実に喘息症状の原因であること、当該抗原の完全な回避が不可能、抗原による即時型皮膚反応あるいは特異的IgEが陽性、良質の（できれば標準化された）抗原液が入手できることが必須である。多数の抗原に感作されているよりも単独あるいは少数の抗原に感作されている患者において、より効果が期待できる。リスクとしてアナフィラキシーなどのアレルギー症状誘発の可能性がある。

　なお、真菌抗原や、近年増加してきている化学物質や低分子物質について抗原特異的免疫療法は無効とされている。すべての抗原に対して有効というわけではないことに留意する。ラテックスを用いた抗原特異的免疫療法の報告では、皮膚症状には有効だが、職業性喘息には効果がない[4,5]。刺激物質誘発職業性喘息は、抗原特異的免疫療法の適用とはならない。

参考文献

1) Tarlo SM, Balmes J, Balkissoon R, et al. Diagnosis and management of work-related asthma：American College of Chest Physicians Consensus Statement. Chest. 2008；134(3 Suppl)：1S-41S.（エビデンスレベルI）
2) 土橋邦生. 職業性喘息の新しい概念. 呼吸器科. 2006；9：564-76.（エビデンスレベルV）
3) Sastre J, Quirce S. Immunotherapy：an option in the management of occupational asthma? Curr Opin Allergy Clin Immunol. 2006；6：96-100.（エビデンスレベルIII）
4) Leynadier F, Herman D, Vervloet D, et al. Specific immunotherapy with a standardized latex extract versus placebo in allergic healthcare workers. J Allergy Clin Immunol. 2000；106：585-90.（エビデンスレベルII）
5) Sastre J, Fernandez-Nieto M, Rico P, et al. Specific immunotherapy with a standardized latex extract in allergic workers：a double-blind, placebo-controlled study. J Allergy Clin Immunol. 2003；111：985-94.（エビデンスレベルII）

CQ1-23 抗原曝露回避後の症状や呼吸機能改善を確認するためにはどのくらいの観察期間が必要か？

CQ1-24 抗原曝露回避後の症状や呼吸機能低下が改善しやすい条件は何か？

Panel Consensus	推奨グレード	エビデンスレベル 海外	エビデンスレベル 日本
24. 症状および呼吸機能の改善には、原因物質回避後も数年を要する	A	I	
25. 改善に関与するのは診断時の呼吸機能、原因物質への曝露期間、診断時の年齢が改善しやすい条件である	A	I	

解説

1-23. 観察期間

　原因物質の曝露回避後に職業性喘息の症状が完全に改善する割合は0％から100％（中央値32％，95％信頼区間26〜38％）とさまざまである[1,2]。しかし、原因物質曝露回避後数年を経ても完全に改善しない場合がほとんどである[2]。

　気道過敏性亢進も73％（95％信頼区間66〜79％）で遷延し、改善する場合でも2年以上を必要とする[2,3]。一方、気道過敏性亢進が改善する場合は、そのほとんどで2年半以内に改善する。

1-24. 改善しやすい条件

　職業性喘息が改善しやすい因子は、診断時の肺機能、原因物質への曝露量、診断時の年齢である[4〜6]。診断時の低肺機能あるいは気道過敏性亢進の程度は職業性喘息の予後と有意な相関がある[6〜10]。診断時の年齢が高いほど症状あるいは気道過敏性の改善は不良になる[4,5,10]。原因物質への曝露期間が短いほうが改善しやすく[5]、曝露から完全に回避することは有益である[1]。しかし、原因物質の曝露量を減らすだけで予後が改善するかは明らかでない[11]。

参考文献

1) Beach J, Rowe BH, Blitz S, et al. Diagnosis and management of work-related asthma. Evid Rep Technol Assess (Summ). 2005；129：1-8.（エビデンスレベルI）
2) Rachiotis G, Savani R, Brant A, et al. Outcome of occupational asthma after cessation of exposure：a systematic review. Thorax. 2007；62：147-52.（エビデンスレベルI）
3) Lemière C, Cartier A, Dolovich J, et al. Outcome of specific bronchial responsiveness to occupational agents after removal from exposure. Am J Respir Crit Care Med. 1996；154：329-33.（エビデンスレベルIVa）
4) Maestrelli P, Schlünssen V, Mason P, et al. ERS Task Force on the Management of Work-related Asthma. Contribution of host factors and workplace exposure to the outcome of occupational asthma. Eur Respir Rev. 2012；21：88-96.（エビデンスレベルI）
5) Rachiotis G, Savani R, Brant A, et al. Outcome of occupational asthma after cessation of exposure：a systematic review. Thorax. 2007；62：147-52.（エビデンスレベルI）
6) Malo JL, Ghezzo H. Recovery of methacholine responsiveness after end of exposure in

occupational asthma. Am J Respir Crit Care Med. 2004；169：1304-7.(エビデンスレベルIVb)
7) Maghni K, Lemière C, Ghezzo H, et al. Airway inflammation after cessation of exposure to agents causing occupational asthma. Am J Respir Crit Care Med. 2004；169：367-72.(エビデンスレベルIVa)
8) Lozewicz S, Assoufi BK, Hawkins R, et al. Outcome of asthma induced by isocyanates. Br J Dis Chest. 1987；81：14-22.(エビデンスレベルIVa)
9) Padoan M, Pozzato V, Simoni M, et al. Long-term follow-up of toluene diisocyanate-induced asthma. Eur Respir J. 2003；21：637-40.(エビデンスレベルIVa)
10) Moscato G, Bertoletti R, Biscaldi G, et al. Occupational asthma：fate and management after the diagnosis. G Ital Med Lav. 1993；15：27-31.(エビデンスレベルIVa)
11) de Groene GJ, Pal TM, Beach J, et al. Workplace interventions for treatment of occupational asthma. Cochrane Database Syst Rev. 2011；(5)：CD006308.(エビデンスレベル Ⅰ)

Ⅶ. 予防

A. 作業環境管理

CQ1-25 作業環境管理予防で最も優先すべきことは何か？

CQ1-26 職場に換気装置などを設置して抗原曝露を減らすことは有用か？

CQ1-27 素材を抗原性の低い、あるいはないものに代替することは有効か？

CQ1-28 安全データシート(SDS)交付義務のある化学物質のリスクアセスメントは重要か？

Panel Consensus	推奨グレード	エビデンスレベル 海外	エビデンスレベル 日本	保険適用
25. 吸入抗原を特定して作業場から完全除去することを優先するべきである。早期の吸入抗原の完全回避が重要で、感作性のない代替物質への変更や作業部位の完全密封化などにより実現する	A	Ⅰ	Ⅳb	無
26. 抗原吸入の完全回避が困難な場合は、全体換気、push-pull換気などの局所換気装置などにより吸入を削減することは有効であるが完全回避に比べ効果は低い	B	Ⅰ	Ⅳb	無
27. 感作性のない、もしくは低い素材に代替できれば抗原吸入曝露の完全回避や軽減と同様に有効である	A	Ⅰ	/	無
28. 安全データシート(SDS)交付義務のある化学物質のリスクアセスメントは重要である	A	/	Ⅳb	無

解説

1-25. 最も優先すべきこと

　診断後早期の抗原吸入曝露の完全回避を最も優先すべきである[1〜9]。症状の改善を見る場合が多いが、気道の炎症が持続するために非特異的気道過敏性（non-specific bronchial hyperresponsiveness, NSBHR）が持続する場合が多い[3]。完全回避が困難な場合は抗原曝露の削減でもある程度有効である[1,4]。低曝露域への配置転換[5]によって曝露の削減につながる[5]。吸入抗原の完全回避は休職や転職によっても可能であるが、社会経済的な負担が大きく難しい[5]。感作性の少ない物質に代替することや、作業スペースを密封化[6]、全自動化することによっても曝露の軽減が可能である[7,8]。気道感作性は安全データシート（Safety Data Sheet, SDS）（化学物質等安全データシート）により確認する[4,5]。わが国でもコンニャク喘息[10]、ホヤ喘息[11]などの職業性喘息の報告があり、作業環境、作業方法の改善が試みられている[11]。

　日本産業衛生学会は、許容濃度などを毎年勧告している[12]。許容濃度とは、労働者が1日8時間、週40時間程度、肉体的に激しくない労働強度で呼吸保護具を付けない状態で有害物質に曝露される場合に、当該有害物質の平均曝露濃度がこの数値以下であれば、ほとんどすべての労働者に健康上の悪い影響が見られないと判断される濃度である。気道感作成立には短期間の高濃度曝露が関与していることから[13]、最大許容濃度が勧告されている場合もある。最大許容濃度とは、作業中のどの時間帯をとっても曝露濃度がこの数値以下であれば、ほとんどすべての労働者に健康上の悪い影響が見られないと判断される濃度である。曝露濃度を感作性が考慮された許容濃度や最大許容濃度以下にすることが望ましい[12]。

1-26. 抗原曝露の軽減

　全体換気、push-pull換気などの局所換気装置などにより吸入量を削減することはある程度有効であるが、完全回避に比べて症状の改善は悪く、非特異的気道過敏性（NSBHR）はより持続する[2〜5,14]。エポキシ樹脂硬化剤である無水テトラクロロフタル酸を使用する工場では新しく換気装置を導入したところ、新規の喘息患者の発生はなかった[15]。しかし、トルエンジイソシアネート（toluene diisocyanate, TDI）などの低分子量の抗原曝露では消滅効果は低い[16]。多くの研究を調べた最近のメタ解析でも、抗原の完全回避に比べて曝露消滅は症状の改善率が低く、悪化する割合が高くNSBHRも持続すると報告している[17]。わが国でも、コンニャク喘息[10]やホヤ喘息[11]などの職業性喘息の報告があり、作業環境、作業方法の改善が試みられている[11]。

　刺激性物質を大量に吸引することにより起こる職業性喘息の一つである反応性気道機能不全症候群（reactive airways dysfunction syndrome, RADS）は、抗原曝露を消滅することにより症状は軽減して就業継続が可能である[18]。診断時の喫煙は必ずしも増悪因子とはならないという最近のメタ解析の報告[19]もあるが、職場は禁煙が望ましい。作業者の曝露濃度は、感作性が考慮された許容濃度または最大許容濃度以下が望ましい[12]。

1-27. 素材の代替

　ラテックス手袋による医療従事者における職業性喘息が、パウダーフリーで低タンパクの手袋使用により大幅に減少し、ラテックスでないニトリル手袋に変更することにより新規の発生はなくなった[20]。アレルゲンや刺激性物質を有害でない物質に代替することは、予防法の中で優先順位

が高い。

1-28. 化学物質のリスクアセスメント

　化学物質による健康被害が問題となった胆管がん事案[21]など最近の労働災害の状況を踏まえ，労働災害を未然防止するための仕組みを充実させるため，2014年6月25日労働安全衛生法が改正され，SDS交付義務のある640物質を作業者が使用する事業者に対して，化学物質のリスクアセスメントが義務化された（施行は2016年6月）[22]。事業者には，リスクアセスメントの結果に基づき，労働安全衛生法令の措置を講じる義務があるほか，労働者の危険または健康障害を防止するために必要な措置を講じることが努力義務となる。再発防止から未然防止へと舵は切られたように見える。

　厚生労働省は化学物質のリスクアセスメントには，実施支援ツール「化学物質リスク簡易評価法」（コントロール・バンディング）[23]を活用するように，としている。使用するSDSが手元にあれば，労働者の化学物質への曝露濃度などを測定しなくても物質名・取扱量・沸点・取扱温度・GHS区分（呼吸器感作性区分，皮膚感作性区分を含む化学物質の有害情報）などを入力すれば使用できる。対策シートも表示される。専門家に頼ることが難しい発展途上国や中小企業でもリスクアセスメントが可能となっている。

参考文献

1) de Groene GJ, Pal TM, Beach J et al. Workplace interventions for treatment of occupational asthma. Cochrane Database Syst Rev. 2011；(5)：CD006308.(エビデンスレベルⅠ)
2) Heederik D, Henneberger PK, Redlich CA：ERS Task Force on the Management of work-related asthma. Primary prevention：exposure reduction, skin exposure and respiratory protection. Eur Respir Rev. 2012；21：112-24.(エビデンスレベルⅠ)
3) Baur X, Sigsgaard T, Aasen TB, et al. ERS Task Force Report. Guidelines for the management of work-related asthma. Eur Respr J. 2012；39：529-45.(エビデンスレベルⅠ)
4) Tarlo SM, Balmes J, Balkissoon R, et al. Diagnosis and management of work-related asthma：American College of Chest Physicians Consensus Statement. Chest. 2008；134(3 suppl)：1S-41S.(エビデンスレベルⅠ)
5) Dykewicz MS. Occupational asthma：Current concepts in pathogenesis, diagnosis, and management. J Allergy Clin Immunol. 2009；123：519-28.(エビデンスレベルⅠ)
6) Sarlo K. Control of occupational asthma and allergy in the detergent industry. Ann Allergy Asthma Immunol. 2003；90(5 Suppl 2)：32-4.(エビデンスレベルⅣb)
7) Bardana EJ. 10. Occupatioal asthma. J Allergy Clin Immunol. 2008；121(2 suppl)：S408-11.(エビデンスレベルⅠ)
8) Mapp CE, Boschetto P, Maestrelli P, et al. Occupational asthma. Am J Rspir Crit Care Med. 2005；172：280-305.(エビデンスレベルⅠ)
9) Raulf M, Buters J, Chapman M, et al. Monitoring of occupational and environmental aeroallergens -- EAACI position paper. Concerted action of the EAACI IG Occupational Allergy and Aerobiology & Air Pollution. Allergy. 2014；69：1280-99.(エビデンスレベルⅠ)
10) 七條小次郎, 斎藤　武, 田中　茂, ほか. こんにゃく喘息に関する研究(第一報). 北関東医学. 1951；1：29-39.(エビデンスレベルⅤ)
11) 勝谷　隆, 大塚　正, 坪井信治, ほか. 過去30年間にわたる作業現況の改善がホヤ喘息の発生率, 重症度などに及ぼした影響について. 広島医学. 1995；48：407-10.(エビデンスレベルⅣb)
12) 日本産業衛生学会. 許容濃度等の勧告(2015年度). 産衛誌 2015；57：146-72.(エビデスレベルⅠ)
13) Venables KM. Epidemiology and the prevention of occupational asthma. Br J Ind Med. 1987；44：73-5.(エビデンスレベルⅣb)

14) Vandenplas O, Dressel H, Wilken D, et al. Management of occupational asthma: cessation or reduction of exposure? A systematic review of available evidence. Eur Respir J. 2011;38:804-11.(エビデンスレベルⅠ)
15) Liss GM, Bernstein D, Genesove L, et al. Assessment of risk factors for IgE-mediated sensitization to tetraclorophthalic anhydride. J Allergy Clin Immunol. 1993;92:237-47.(エビデンスレベルⅣb)
16) Banks DE, Rando RJ, Barkman HW Jr. Persistence of toluene diisocyanate-induced asthma despite negligible workplace exposures. Chest. 1990;97:121-5.(エビデンスレベルⅣb)
17) Vandenplas O, Dressel H, Nowak D, et al. What is the optical management option for occupational asthma? Eur Respir Rev. 2012;21:97-104.(エビデンスレベルⅠ)
18) Tarlo SM, Boulet LP, Cartier A, et al. Canadian Thoracic Society guidelines for occupational asthma. Can Respir J. 1998;5:289-300.(エビデンスレベルⅠ)
19) Maestrelli P, Schlunssen V, Mason P et al. Contribution of host factors and workplace exposure to the outcome of occupational asthma. Eur Rspir Rev. 2012;21:88-96.(エビデンスレベルⅠ)
20) LaMontagne AD, Radi S, Elder DS, et al. Primary prevention of latex related sensitization and occupational asthma: a systematic review. Occup Environ Med. 2006;63:359-64.(エビデンスレベルⅠ)
21) Kumagai S, Kurumatani N, Arimoto A, Ichihara G. Cholangiocarcinoma among offset colour proof-printing workers exposed to 1,2-dichloropropane and/or dichloromethane. Occup Environ Med. 2013;70:508-10.(エビデンスレベルⅣb)
22) 厚生労働省. 労働安全衛生法. http://law.e-gov.go.jp/htmldata/S47/S47HO057.html(2016年4月)
23) 厚生労働省. 化学物質簡易リスク評価法. http://www.bohrf.org.uk/downloads/OccupationalContactDermatitisEvidenceReview-Mar2010.pdf(2016年4月)

B. 作業管理

CQ1-29 職場での防毒マスク、防塵マスク、保護服などの装着は発症予防に有効か？

Panel Consensus	推奨グレード	エビデンスレベル 海外	エビデンスレベル 日本	保険適用
呼吸保護具などの防護具により抗原曝露を回避、軽減することは有効である	B	I	IVb	無

解説

防毒マスク、防塵マスクがあるが、トルエンジイソシアネート（TDI）などの低分子量の感作性物質に対しては正しい有機ガス用のマスクと吸収缶の防毒マスクが必須である[1]。ゴーグル、手袋、防護服も着用して、皮膚からの曝露も避ける[2]。必要ならば送気マスク、空気呼吸器（酸素ボンベ）も着用する。防塵マスク、防毒マスクも正しく装着し、安全に取り外して、定期的に取り替えることが必要である[3]。保護具も正しく着用したときには症状の改善が見られるが[4~8]、喘息症状が増悪する場合や不適切な使用の場合には効果はない[4]。姑息的ではあるが、作業時間を短くすると曝露量も少なくなる。わが国でもTDIによる喘息が報告されている[9~11]。0.02ppmの最大許容濃度が勧告されている[10,12]。

参考文献

1) Nicholson PJ, Cullinan P, Taylor AJ, et al. Evidence based guidelines for the prevention, identification, and management of occupational asthma. Occup Environ Med. 2005；62：290-9.（エビデンスレベルI）
2) Heederilk D, Henneberger PK, Redlich CA on behalf of the ERS Task Force on the Management of Work-related Asthma. Primary prevention：exposure reduction, skin exposure and respiratory protection. Eur Respir Rev. 2012；21：112-24.（エビデンスレベルI）
3) Baur X, Sigsgaard T, Aasen TB, et al. ERS Task Force Report. Guidelines for the management of work-related asthma. Eur Respr J. 2012；39：529-45.（エビデンスレベルI）
4) Slovak AJ, Orr RG, Teasdale EL. Efficacy of helmet respirator in occupational asthma due to laboratory animal allergy (LAA). Am Ind Hyg Assoc J. 1985；46：411-5.（エビデンスレベルIVb）
5) Taivainen AI, Tukiainen HO, Terho EO, et al. Powered dust respirator helmets in the prevention of occupational asthma among farmers. Scand J Work Environ Health. 1998；24：503-7.（エビデンスレベルIVb）
6) Laoprasert N, Swanson MC, Jones RT, et al. Inhalation challenge testing of latex-sensitive health care workers and the effectiveness of laminar flow HEPA-filtered helmets in reducing rhinoconjunctival and asthmatic reactions. J Allergy Clin Immunol. 1998；102：998-1004.（エビデンスレベルIVb）
7) Muller-Wening D, Neuhauss M. Protective effect of respiratory devices in farmers with occupational asthma. Eur Respir J. 1998；12：569-72.（エビデンスレベルIVb）
8) Kongerud J, Rambjor O. The influence of the helmet respirator on peak flow rate in aluminum potroom. Am Ind Hyg Assoc J. 1991；52：243-8.（エビデンスレベルIVb）
9) Omae K, Nakadate T, Higashi T, et al. Four-year follow-up of effects of toluene diisocyanate exposure on the respiratory system in polyurethane foam manufacturing workers. I. Study

design and results of the first cross-sectional observation. Int Arch Occup Environ Healh. 1992；63：559-64.(エビデンスレベルⅣb)
10) Omae K, Higashi T, Nakadate T, et al. Four-year follow-up of effects of toluene diisocyanate exposure on the respiratory system in polyurethane foam manufacturing workers. Ⅱ. Four-year change in the effects on the respiratory system. Int Arch Occup Environ Health. 1992；63：565-9.(エビデンスレベルⅣb)
11) 城戸照彦, 山田裕一, 寺西秀豊, ほか. Toluene-Diisocyanate喘息に関する研究 第1編 臨床アレルギー学的検討. アレルギー. 1983；32：111-20.(エビデンスレベルⅣb)
12) 日本産業衛生学会. 許容濃度等の勧告(2015年度). 産衛誌. 2015；57：146-172.(エビデンスレベルⅠ)

C. 健康管理

CQ1-30 就業前に従業員のアトピーの有無を検査することは有効か？

Panel Consensus	推奨グレード	エビデンスレベル 海外	エビデンスレベル 日本	保険適用
就業前や配置転換前にアトピー素因の有無を検査することは必ずしも有効とはいえない	C1	Ⅰ		一部有*

＊「気管支喘息」疑いで保険適用有

解説

　従来、職業性喘息のガイドラインでは、特に実験動物、ラテックス、酵素、小麦などの高分子量の吸入抗原に対して、血清IgEを産生しやすい皮膚プリックテスト(skin prick test, SPT)陽性などのアトピーの存在は弱いが危険因子とされてきた[1, 2]。しかし、最近の職業性喘息の報告のメタアナリシスでは、必ずしも悪化因子とはならないとしている[3]。
　スクリーニングはアレルギーや呼吸器症状に関する質問票、職場と職場外での最大呼気流量(PEF)の測定、非特異的気道過敏性(non specific bronchial hyperresponsiveness, NSBHR)検査、SPTやIgE測定などを組み合わせて行う[4]。遺伝子は特定されておらず、アトピーや喫煙の職業性喘息への影響も確定していないので、これらは就業拒否の理由にならない[4]。
　スクリーニングは職業性喘息になりやすい作業者を見つけることが目的であるが、サーベイランスはもっと広い目的で行われる[5]。サーベイランスは、定期的な質問票、SPT、呼吸機能検査やIgE測定などで行われる。職業性喘息が疑われる場合には、呼吸器専門医により吸入誘発試験(specific Inhalation test, SIT)を行い確定診断する。職業性アレルギー性鼻炎がある場合は、早期に職業性喘息に進展する場合が多いので、全員サーベイランスを行う[4]。サーベイランスの目的は広く、職業性喘息診断後に新規患者を発生させないように作業者への曝露を減らすさまざまな対策を取ったり、診断が確定した作業者の転職、補償、薬物療法などを支援する。TDIのように特定化学物質障害予防規則該当の物質は半年に1度の特殊検診の機会も利用する。

参考文献

1) Nicholson PJ, Cullinan P, Newman Taylor AJ et al. Evidence based guidelines for the prevention, identification, and management of occupational asthma. Occup Environ Med. 2005；62：290-9.(エ

ビデンスレベルⅠ）
2) Mapp CE, Boscheto P, Maestrelli P, et al. Occupational asthma. Am J Rspir Crit Care Med. 2005； 172：280-305.（エビデンスレベルⅠ）
3) Maestrelli P, Schlunssen V, Mason P, et al. Contribution of host factors and workplace exposure to the outcome of occupational asthma. Eur Respir Rev. 2012；21：88-96.（エビデンスレベルⅠ）
4) Baur X, Sigsgaard T, Aasen TB, et al. ERS Task Force Report. Guidelines for the management of work-related asthma. Eur Respr J. 2012；39：529-45.（エビデンスレベルⅠ）
5) Wilken D, Baur X, Barbinova L, et al. What are the benefits of medical screening and surveillance? Eur Respir Rev. 2012；21：105-11.（エビデンスレベルⅠ）

D. 労働衛生教育

CQ1-31　労働衛生教育は発症予防に有効か？

Panel Consensus	推奨グレード	エビデンスレベル 海外	エビデンスレベル 日本	保険適用
職業性喘息の症状、増悪因子、保護具、治療などについて教育することは有効である	B	Ⅰ		無

解説

　作業者に喘息の約15％の原因は職場と関係していること[1]や、当該職場における職業性喘息となる原因物質について、また曝露削減方法や呼吸保護具の使い方について教育することは重要である[2]。曝露回避は早ければ早いほど良いこと、呼吸保護具は正しく使わないと効果がないことも伝える[3]。配置転換により曝露回避が可能ならば支援する。転職は社会経済的な負担が大きいため、会社を挙げて支援する。労災認定されれば補償支援が受けられることも伝える。

参考文献

1) Balmes J, Becklake M, Blanc P, et al. American Thoracic Society statement：occupational contribution to the burden of airway disease. Am J Respir Crit Care Med. 2003；167：787-97.（エビデンスレベルⅠ）
2) Fishwick D, Barber CM, Bradshaw LM, et al. Standards of care for occupational asthma. Thorax. 2008；63：240-50.（エビデンスレベルⅠ）
3) Baur X, Sigsgaard T, Aasen TB, et al. ERS Task Force Report. Guidelines for the management of work-related asthma. Eur Respr J. 2012；39：529-45.（エビデンスレベルⅠ）

E. 総括管理

CQ1-32 産業医が月1回以上職場巡視することは有効か？

Panel Consensus	推奨グレード
産業医が職場巡視して職場の作業環境管理、作業管理がうまく行われているかを評価し、安全衛生委員会で事業主側に助言、勧告することは有効である	C1

解説

　労働安全衛生規則第15条により「産業医は、すくなくとも毎月一回作業場等を巡視し、作業方法又は衛生状態に有害のおそれがあるときは、直ちに、労働者の健康障害を防止するため必要な措置を講じなければならない」とある。文献的に産業医が登場する文献はあまりないが、月1回以上職場巡視を行い、「作業環境管理」、「作業管理」、「健康管理」の労働衛生の3つの管理と作業者に労働衛生教育を行うとともに総括管理を行い、安全衛生委員会で事業主側に勧告、助言することは重要である。ただし、産業医選任義務のある事業所は従業員50人以上である。職業性アレルギー疾患は50人未満の事業所でも起こるが産業医の選任義務はない。全国347ヶ所の郡市医師会に地域産業保健センターがあり、そこに産業医を依頼することも可能である。

専門医への紹介のポイント

　職業性アレルギー疾患が疑われ、あるいは診断された場合は、原因物質の確認のため、および、職場での原因物質除去対策と薬物治療につき、専門家にコンサルトすべきである（推奨グレードA。エビデンスレベル：海外Ⅰ、日本Ⅵ）。

　職業性喘息について、GINA（Global Initiative for Asthma）2015年改訂版では、感作物質誘発職業性喘息では、直ちに職場での原因物質暴露からの回避処置を行う必要がある。そのため、原因物質の確定と環境整備、薬物治療につき専門家にコンサルトするように勧めている[1]。したがって、成人発症喘息においては、全員に職業歴や環境につき問診することが重要である。

参考文献
1) The 2015 update of the Global Strategy for Asthma Management and Prevention.
   http://www.ginasthma.org/documents/4

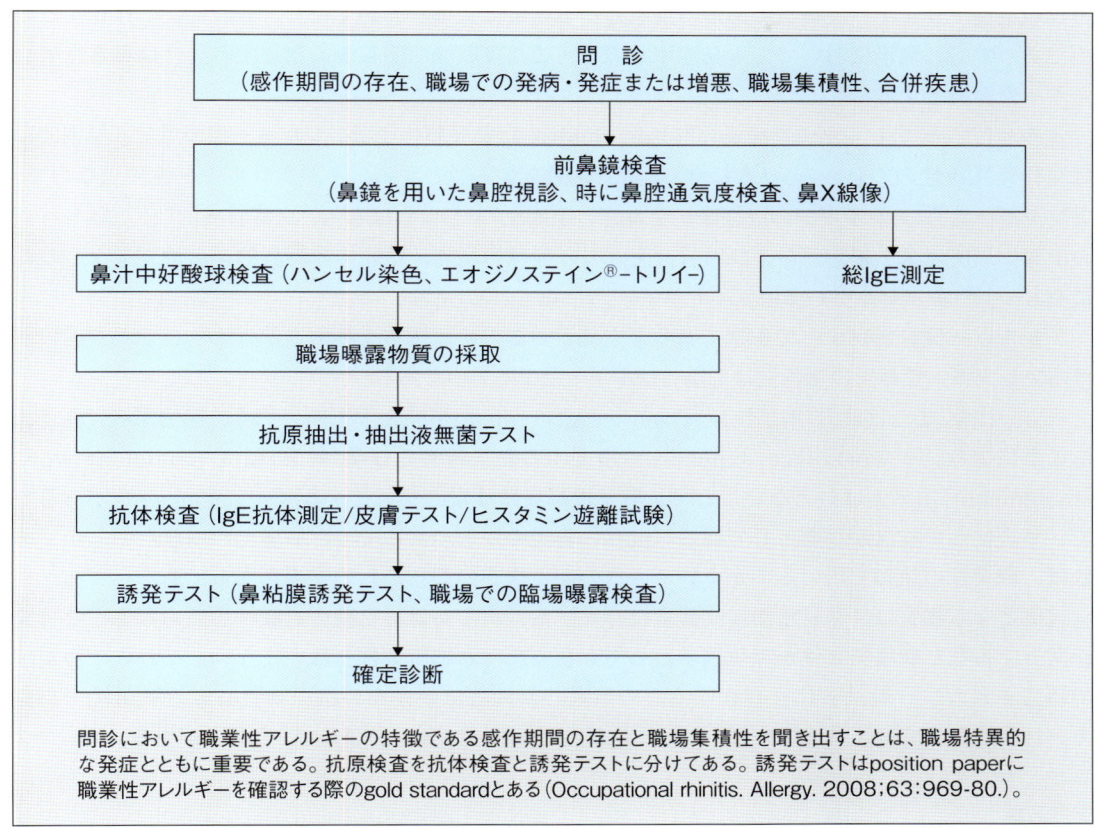

第2章
職業性アレルギー性鼻炎

```
         問　診
（感作期間の存在、職場での発病・発症または増悪、職場集積性、合併疾患）
                    ↓
              前鼻鏡検査
（鼻鏡を用いた鼻腔視診、時に鼻腔通気度検査、鼻X線像）
                    ↓
鼻汁中好酸球検査（ハンセル染色、エオジノステイン®-トリイ-）   総IgE測定
                    ↓
            職場曝露物質の採取
                    ↓
          抗原抽出・抽出液無菌テスト
                    ↓
    抗体検査（IgE抗体測定/皮膚テスト/ヒスタミン遊離試験）
                    ↓
    誘発テスト（鼻粘膜誘発テスト、職場での臨場曝露検査）
                    ↓
              確定診断
```

問診において職業性アレルギーの特徴である感作期間の存在と職場集積性を聞き出すことは、職場特異的な発症とともに重要である。抗原検査を抗体検査と誘発テストに分けてある。誘発テストはposition paperに職業性アレルギーを確認する際のgold standardとある（Occupational rhinitis. Allergy. 2008;63:969-80.）。

職業性アレルギー性鼻炎の診断のフローチャート

I．定義

CQ2-1　職業性アレルギー性鼻炎の定義は？

Panel Consensus	エビデンスレベル 海外	エビデンスレベル 日本
職業性アレルギー性鼻炎は職業由来物質を鼻腔に吸入することにより発病、発症、増悪するアレルギー性鼻炎である[1～3]	I	I
職業性アレルギー性鼻炎の抗原物質は職場にのみあるとは限らない[4～8]		IVb
アレルギー性鼻炎はくしゃみ、水性鼻漏、鼻閉を3主徴とするIgEを介するアレルギー疾患である[9]		I
わが国においても職業性非アレルギー性鼻炎を含む、より広義の職業性鼻炎としての取り組みが必要となる[3,9]	I	

解説

　職業性アレルギーは就業に伴い、職場で発生する微細浮遊物質[1~3]によって発病・発症する疾患である。このうち抗原を鼻腔に吸入することにより、IgEを介して発病、発症あるいは増悪する[3,8,9]のは職業性アレルギー性鼻炎である。抗原となる物質は職場特異的でなく、一般社会に存在するものであっても、職場においてのみ発症する場合、または職場で明らかに増悪する場合は職業性アレルギー性鼻炎とする[4~8]。

　定義として、「アレルギー性鼻炎(allergic rhinitis)は鼻粘膜のI型アレルギー性疾患で、原則的には発作性反復性のくしゃみ、(水様性)鼻漏、鼻閉を3主徴とする。I型アレルギー性疾患なので、アレルギー素因(アレルギーの既往歴、合併症、家族歴)をしばしばもち、血清特異的IgE抗体レベルの上昇、局所マスト細胞、および局所と血液の好酸球の増加、粘膜の非特異的過敏性亢進などの特徴をもつ」と『鼻アレルギー診療ガイドライン』[9]に記される。

　アレルギー性鼻炎がすべてI型であると定義することには慎重を要するが、これまでわが国におけるアレルギー性鼻炎の報告例はI型アレルギーによるものである。

　一方、作業(または就労)増悪性鼻炎(work-exacerbated rhinitis, WER)という、職場環境に曝されることにより(by workplace exposures)増悪するが、特有の作業(就業)環境(particular work environment)由来とはいえないことで、職業性鼻炎には含めないとするposition paper[10]があるので、整合性への検討が課題として残る。既存の鼻炎の増悪であっても、職場での増悪が明らかであれば、職業性の語句を用いるのがよいというのが、現在のわれわれの立場だからである。

　抗原となる物質は、非日常的に高濃度に存在する、あるいは鼻粘膜の過敏性を高めるような物質が共存するなど職場特異性が環境因子として存在しなければ職業性とはいえない。これまでわが国で報告された、一般社会にも存在するため職場特異的とはいえない抗原物質による職業性アレルギー性鼻炎としてはネコアレルギー[4,5]、イヌアレルギー[4,6]、スギ花粉症[5,7]などがある。

参考文献

1) 中村　晋. 職業アレルギーの本質. アレルギー免疫. 2004；11：9-17.(エビデンスレベルI)
2) 中村　晋. 職業アレルギーの定義と位置づけ. 職業アレルギー, pp3-5, 永井書店, 大阪, 2011.(エビデンスレベルI)
3) EAACI Task Force on Occupational Rhinitis, Moscato G, Vandenplas O, Gerth Van Wijk R, et al. Occupational rhinitis. Allergy. 2008；63：969-80.(エビデンスレベルI)
4) 佐藤博史. 犬・猫に過敏症を有する獣医師例について. アレルギーの臨床. 1985；5：840.(エビデンスレベルVI)
5) 宇佐神篤. 職業性アレルギー90例の経験から. 日職業・環境アレルギー会誌. 2002；9：1-12.(エビデンスレベルV)
6) 宇佐神篤. 職業性鼻アレルギー. アレルギー免疫. 2004；11：619-72.(エビデンスレベルV)
7) 中村　晋. 職業上通俗的抗原により惹起されあるいは曝露される気道アレルギー患者の臨床上の諸問題. 治療. 1986；68：2569-73.(エビデンスレベルV)
8) 鼻アレルギー診療ガイドライン作成委員会. 鼻アレルギー診療ガイドライン(2016年版, 改訂第8版). pp2, ライフ・サイエンス, 東京, 2016.(エビデンスレベルI)
9) Moscato G, Siracusa A. Rhinitis guidelines and implications for occupational rhinitis. Curr Opin Allergy Clin Immunol. 2009；9：110-5.(エビデンスレベルI)

第2章 職業性アレルギー性鼻炎

II. 分類

CQ2-2　職業性アレルギー性鼻炎の分類は？

Panel Consensus	エビデンスレベル 海外	エビデンスレベル 日本
わが国においてCoombs & Gell分類[1]のI型が報告されてきたが、IV型、さらにはIII型もあり得る[2,3]		V
抗原物質は職場にのみ存在するとは限らず一般社会にも存在する場合がある[4〜7]		V
治療上重要な重症度・病型分類がある[8]		I

解説

欧米の論文では、職業性鼻炎をImmunological（免疫学的）とIrritant-induced（nonimmunological：刺激誘導性）に分けている[9]。前者すなわち職業性アレルギー性鼻炎についてはepisodicとpersistentに分類し、後者すなわち職業性非アレルギー性鼻炎は急性刺激性（acute irritant）、慢性刺激性（chronic irritant）、腐食性（corrosive）に分けている[9,10]。

本ガイドラインの対象疾患は職業性アレルギー性鼻炎であることから、その範囲内で論じるが、目的に応じて以下の分類が可能になる。

1. Coombs & Gellの分類[1]に従い、I型があり、またIII、IV型も考えられる。これまでわが国で集積されてきた報告はI型であることからI型が論じられる[3]。

2. 職場だけで感作・発病する職場特異的抗原による場合と、職場外で感作が成立して職場の濃厚曝露または同時に存在する職場特異的な物質による過敏性・反応性亢進により発病・発症または増悪する場合とがある[11,12]。職業性ネコアレルギーの獣医[4]、動物病院勤務の動物看護助手[5]の例、職業性イヌアレルギーの獣医[4,6]の例では、抗原自体には職業とは関係のない日常生活で曝露を受けるものの、職場ではペットの病気のために皮膚落屑物（フケなど）の濃厚な曝露を受けて発病したと考えられる。スギ花粉症でもスギ林の中の変電所を調査する電力会社員[7]、スギ林の監視を行う山林業者[5]などが報告された。これらの例も一般社会より濃厚なスギ花粉の曝露を受けて発病・発症したと考えられる。

3. 職場特異的な抗原が職場外へ飛散することにより周辺住民への曝露をもたらして発病・発症するアレルギー性鼻炎もある[7]。これも職業性アレルギー性鼻炎とする考えがあるが、これを職業性アレルギー性鼻炎と認めれば、抗原の職場曝露によるアレルギー性鼻炎と職場外曝露によるアレルギー性鼻炎という分類が可能であろう。作業衣を自宅に持ち帰ることにより、自宅で当該職業非従事者である家族が感作・発病に至るアレルギー性鼻炎は後者に含まれる。

4. 重症度、病型は治療上重要である。これに関しては『鼻アレルギー診療ガイドライン』に詳しい[8]。

5. 発症の型から前述のepisodic、persistentに倣い、間欠性と持続性[13]に分けることができる。職業上扱う原料、材料にはしばしば季節性がある。リンゴの授粉作業などがそれである。

参考文献

1) Coombs RRA, Gell PGH. Classification of allergic reactions responsible for clinical hypersensitivity and disease. In: Gell PGH, ed. Clinical aspects of immunology. Oxford (UK): Oxford University Press, 1968; 575-96.(エビデンスレベルⅧ)
2) 根本俊和, 小林節雄. アレルギー反応の型と特徴, 職業アレルギー(中村 晋, 荒記俊一, 宇佐神篤 編), pp29-35, 永井書店, 大阪, 2011.(エビデンスレベルⅣb)
3) 宇佐神篤. アレルギー反応の型と特徴, 職業性アレルギー性鼻炎(中村 晋, 荒記俊一, 宇佐神篤 編), pp36-7, 永井書店, 大阪, 2011.(エビデンスレベルⅤ)
4) 佐藤博史. 犬・猫に過敏症を有する獣医師例について. アレルギーの臨床. 1985;5:840.(エビデンスレベルⅥ)
5) 宇佐神篤. 職業性アレルギー90例の経験から. 日職業・環境アレルギー会誌. 2002;9:1-12.(エビデンスレベルⅤ)
6) 宇佐神篤. 職業性鼻アレルギー. アレルギー免疫. 2004;11:619-72.(エビデンスレベルⅤ)
7) 中村 晋. 職業上通俗的抗原により惹起されあるいは曝露される気道アレルギー患者の臨床上の諸問題. 治療. 1986;68:2569-73.(エビデンスレベルⅤ)
8) 鼻アレルギー診療ガイドライン作成委員会. 鼻アレルギー診療ガイドライン(2016年版, 改訂第8版). pp2-27, ライフ・サイエンス, 東京, 2016.(エビデンスレベルⅠ)
9) Castano R, Theriault G. Defining and classifying occupational rhinitis. J Laryngol Otol. 2006;120:812-7.(エビデンスレベルⅠ)
10) 藤枝重治. 職業性鼻炎. 耳展. 2008;51:420-35.(エビデンスレベルⅠ)
11) Moscato G, Siracusa A. Rhinitis guidelines and implications for occupational rhinitis. Curr Opin Allergy Clin Immunol. 2009;9:110-5.(エビデンスレベルⅠ)
12) EAACI Task Force on Occupational Rhinitis, Moscato G, Vandenplas O, Gerth Van Wijk R, et al. Occupational rhinitis. Allergy. 2008;63:969-80.(エビデンスレベルⅠ)
13) ARIA2008 日本語版編集委員会作成, ARIA日本委員会監修:ARIA2008《日本語版》. 協和企画, 東京, 2008.

Ⅲ. 疫学

CQ2-3 職業性アレルギー性鼻炎の有病率は?

Panel Consensus	エビデンスレベル 海外	エビデンスレベル 日本
海外では職業関連鼻炎の頻度として職業により、あるいは曝露を受ける物質により0.2〜16.1%の幅で報告されている[1〜4]	Ⅳa〜Ⅳb	/
日本ではアレルギー性鼻炎に占める職業性アレルギー性鼻炎の頻度は0.6〜3.0%との成績がある[5]	/	Ⅴ

解説

現時点では国民に占める職業性アレルギー性鼻炎の有病率に関する論文はない。海外では職業関連鼻炎の頻度がいくつかの職業別に調べられ、0.2〜16.1%と報告されている[1〜4]。これには非アレルギー性が含まれる可能性があり、職業性アレルギー性鼻炎の頻度はこれより低くなる。

自験のアレルギー性鼻炎外来患者における職業性アレルギー性鼻炎の頻度は施設により0.6〜3.0%であった[5]。一方、全国の耳鼻咽喉科医およびその家族を対象とした疫学調査から、アレルギー性鼻炎が国民の39.4%を占めるとの報告がある[6]。「本当の意味の無作為の調査ではないが、専門

医が回答者であることから診断の確実性は他の調査に類をみない」と付記された[7]。この全国調査成績の39.4％が日本におけるアレルギー性鼻炎の有病率と仮定すると、そのうち就労可能な年代の者の割合は46.6％[8]となり、有病率はその年代分まで減少する。一方、耳鼻咽喉科外来におけるアレルギー性鼻炎に占める職業性アレルギー性鼻炎の頻度(0.6〜3.0％)[5]を勘案して、日本人におけるおおよその職業性アレルギー性鼻炎の有病率を推定する資料としたい。

参考文献

1) Cullinan P, Cook A, Nieuwenhuijsen MJ, et al. Allergen and dust exposure as determinants of work-related symptoms and sensitization in a cohort of flour-exposed workers ; a case-control analysis. Ann Occup Hyg. 2001 ; 45 : 97-103.(エビデンスレベルIVa)
2) Gautrin D, Ghezzo H, Infante-Rivard C, et al. Incidence and host determinants of work-related rhinoconjunctivitis in apprentice pastry-makers. Allergy. 2002 ; 57 : 913-8.(エビデンスレベルIVa)
3) Archambault S, Malo JL, Infante-Rivard C, et al. Incidence of sensitization, symptoms, and probable occupational rhinoconjunctivitis and asthma in apprentices starting exposure to latex. J Allergy Clin Immunol. 2001 ; 107 : 921-3.(エビデンスレベルIVa)
4) Draper A, Newman Taylor A, Cullinan P. Estimating the incidence of occupational asthma and rhinitis from laboratoryanimal allergens in the UK, 1999-2000. Occup Environ Med. 2003 ; 60 : 604-5.(エビデンスレベルIVb)
5) 宇佐神篤. 職業性アレルギー90例の経験から. 日職業・環境アレルギー会誌. 2002 ; 9 : 1-12.(エビデンスレベルV)
6) 馬場廣太郎, 中江公裕. 鼻アレルギーの全国疫学調査2008(1998年との比較). Prog Med. 2008 ; 28 : 2001-2.(エビデンスレベルIVa)
7) 鼻アレルギー診療ガイドライン作成委員会. 鼻アレルギー診療ガイドライン(2016年版, 改訂第8版). pp8-13, ライフ・サイエンス, 東京, 2016.(エビデンスレベルI)
8) 総務省統計局総務省統計研修所編. 日本の統計2013 第2章 人口・世帯.

IV. 原因

CQ2-4 職業性アレルギー性鼻炎の原因抗原は？

Panel Consensus	推奨グレード	エビデンスレベル 海外	エビデンスレベル 日本
動物、植物、化学物質などが職業性アレルギー性鼻炎の原因抗原となる	A	I	I

解説

職業性アレルギー性鼻炎の原因抗原は、主に動物・植物・微生物由来の高分子抗原と化学物質など分子1,000以下の低分子量抗原に分けられる[1〜3]。高分子抗原の多くは糖タンパクである。低分子抗原の中にはIgEとの結合を介さず鼻炎を誘導するものがある[1]。アレルギー性鼻炎以外も含めると、200種類以上の物質が職業性鼻炎の抗原となる[3]。

動物抗原としては、実験動物取扱者におけるマウスやラットなど研究用動物の毛・尿・血清(Mus m 1など)や、養鶏業者など鳥類取扱者における羽毛などが挙げられる[4]。集光器を用いた業務では昆虫も原因となる。

植物抗原としては、ハウス栽培や授粉作業に用いる花粉が代表である。わが国では1969年にテンサイ花粉症が最初の職業性花粉症として報告された。以後、イチゴ、除虫菊、モモ、リンゴ、バラ、ウメ、ナシなど20近い花粉が職業性アレルギー性鼻炎の原因花粉として報告されている[5]。また、製パン業など小麦や穀物を扱う作業者ではこれらの粉末が原因抗原となる[6]。木材加工業者における材木粉塵（ヒノキ材など）も抗原となる[7]。

　化学物質としては、ウレタンフォームや塗料などに使用されるトルエンジイソシアネート（TDI）やメチレンジフェニルジイソシアネート（MDI）などのイソシアネートや金属・無水物・薬物などの低分子化合物が代表である[3]。ハプテンとしてIgE依存性の機序を介して、あるいは刺激物質としてIgE非依存性に鼻炎を引き起こす。

参考文献
1) EAACI Task Force on Occupational Rhinitis, Moscato G, Vandenplas O, Gerth Van Wijk R, et al. Occupational rhinitis. Allergy. 2008；63：969-80.（エビデンスレベルI）
2) Dobashi K, Akiyama K, Usami A, et al. Committee for Japanese Guideline for Diagnosis and Management of Occupational Allergic Diseases：Japanese Society of Allergology, Japanese Guideline for Occupational Allergic Diseases 2014. Allergol Int. 2014；63：421-42.
3) Stevents WW, Grammer III LC. Occupational rhinitis：an update. Curr Allergy Asthma Rep. 2015；15：487.
4) Elliott L, Heederik D, Marshall S, et al. Incidence of allergy and allergy symptoms among workers exposed to laboratory animals. Occup Environ Med. 2005；62：766-71.（エビデンスレベルIVa）
5) 宇佐神篤, 奥田　稔, 梶川泰造. いちご花粉症. 日耳鼻. 1974；77：52.（エビデンスレベルV）
6) 内藤健晴, 岩田重信, 西村忠郎, ほか. 小麦粉鼻アレルギーの2例. 耳鼻と臨床. 1982；28：771-6.（エビデンスレベルV）
7) 宇佐神篤, 奥田　稔. 台湾ヒノキ材による鼻アレルギーの1例. アレルギーの臨床. 1985；5：60-1.（エビデンスレベルV）

CQ2-5　職業性アレルギー性鼻炎の原因抗原と認定する基準は？

Panel Consensus	推奨グレード	エビデンスレベル 海外	エビデンスレベル 日本	保険適用
問診、免疫学的検査および鼻粘膜誘発試験を組み合わせて診断する	A	I	I	有

解説

　職業性アレルギー性鼻炎の診断は、原則的には通常のアレルギー性鼻炎に対する診断と同様である[1]。すなわち、問診をベースに免疫学的検査を行い、診断の確定には鼻粘膜誘発試験を行う。

　職業性アレルギー性鼻炎の診断には、問診がきわめて重要である。職業性アレルギー性鼻炎の原因抗原を同定するためには、まず問診により就労による抗原曝露と発症との間に明らかな関係を確認する。就労で発症すること、就労で増悪すること、休日や休暇で職場を離れることで症状が改善することなどが問診のポイントとなる[2,3]。一般には発症前にある程度の曝露期間、すなわち感作期間を確認できるが、職場特異的でない抗原の場合はこの限りではない[4]。

　一般的には、皮膚テストや血液検査などで抗原特異的IgE抗体の存在、すなわち感作を証明する。動植物などの高分子抗原では特異的IgE抗体が陽性となりやすい[5]。問診で疑われる抗原への感作

第2章 職業性アレルギー性鼻炎

が証明されると職業性アレルギー性鼻炎が強く疑われる。一方、低分子抗原では免疫学的検査は陽性になりにくい[2,4]。

鼻粘膜誘発試験が確定診断のゴールドスタンダードである。わが国では比較的簡便かつ安全に施行できるペーパーディスク法が一般に用いられる。両側下鼻甲介前方に対照ディスクまたは抗原ディスクを付着させ、誘発5分後の症状と鼻内所見を基に判定する[6]。欠点としては、わが国にはハウスダストおよびブタクサしか検査ディスクがない。したがって、職業性アレルギー性鼻炎の原因抗原を確定する場合は、皮膚テスト用エキスや自家製の抗原エキスを対照ディスクに添加し誘発することが必要となる[7]。本法では低分子抗原でも実施が可能である[8]。鼻粘膜誘発試験が不能であれば、就労場所での曝露試験(環境試験)を考慮する[4]。職業性アレルギー性鼻炎の診断の流れを図2-1に示す。

参考文献

1) 鼻アレルギー診療ガイドライン作成委員会. 鼻アレルギー診療ガイドライン－通年性鼻炎と花粉症－2016年版, 改訂第8版. ライフ・サイエンス, 東京. 2016.(エビデンスレベルI)
2) EAACI Task Force on Occupational Rhinitis, Moscato G, Vandenplas O, Gerth Van Wijk R, et al. Occupational rhinitis. Allergy. 2008；63：969-80.(エビデンスレベルI)
3) Dobashi K, Akiyama K, Usami A, et al. Committee for Japanese Guideline for Diagnosis and Management of Occupational Allergic Diseases：Japanese Society of Allergology, Japanese Guideline for Occupational Allergic Diseases 2014. Allergol Int. 2014；63：421-42.(エビデンスレベルI)

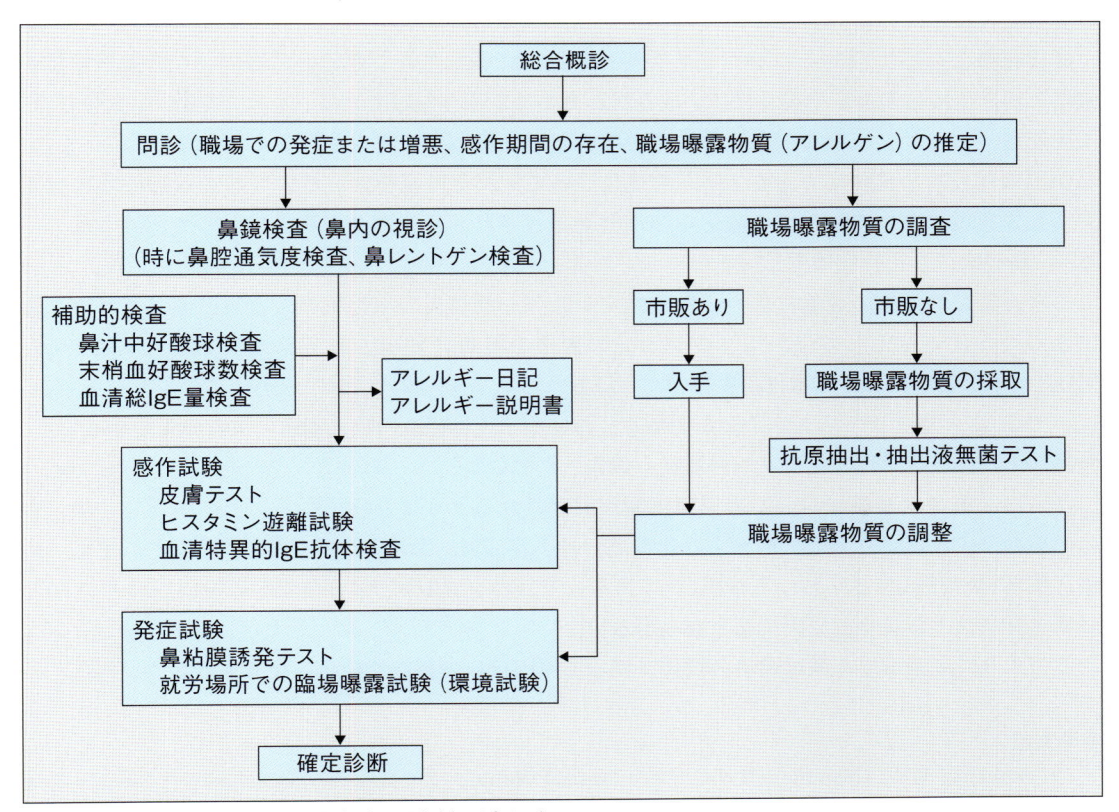

図2-1 職業性アレルギー性鼻炎の診断の流れ[1]

4) Stevents WW, Grammer Ⅲ LC. Occupational rhinitis: an update. Curr Allergy Asthma Rep. 2015;15:487.(エビデンスレベル I)
5) Elliott L, Heederik D, Marshall S, et al. Incidence of allergy and allergy symptoms among workers exposed to laboratory animals. Occup Environ Med. 2005;62:766-71.(エビデンスレベルIVb)
6) 奥田 稔. 鼻アレルギー 基礎と臨床, pp192-202, 医薬ジャーナル社, 東京, 1999.(エビデンスレベル VI)
7) 内藤健晴, 岩田重信, 西村忠郎, ほか. 小麦粉鼻アレルギーの2例. 耳鼻と臨床. 1982;28:771-6.(エビデンスレベル V)
8) Dresrosiers M, Nguyen B, Ghezzo H, et al. Nasal response in subjects undergoing challenges by inhaling occupational agents causing asthma in the nose and mouth. Allergy. 1998;53:840-8.(エビデンスレベルIVa)

CQ2-6　職業性アレルギー性鼻炎の原因抗原は変化しているのか？

Panel Consensus	エビデンスレベル 海外	エビデンスレベル 日本	保険適用
産業形態や職場環境の変化などにより抗原の種類や頻度に変化が見られる	I	V	

解説

　職業性アレルギー性鼻炎の発生は産業形態の変化や産業技術の進展と関連する。職業性アレルギー性鼻炎の代表の1つは職業性花粉症である。農作業従事者や植物を事業対象とする研究者・研究所職員などにも発生する[1]。

　原因花粉としては1969年にテンサイ花粉症が最初に報告されたが、その後のハウス栽培や授粉栽培における技術の進歩や普及に伴い取り扱われる花粉も多岐にわたり、イチゴ花粉、除虫菊花粉、モモ花粉、ピーマン花粉などが職業性花粉症の原因花粉として認識されるようになった[2]。また、わが国の代表的な花粉症であるスギ花粉症についても、その花粉飛散量の増加から1985年には電力会社作業員において杉林での就労中の増悪が確認され、職業性スギ花粉症として認識されている[3]。華道家にも花粉症は生じ得る[4]。

　また、第2次産業の発展に伴い、職業性アレルギー性鼻炎の原因抗原も新規に同定されるようになった。代表例としては、ポリウレタンの製造や塗料に使用されるイソシアネート類（TDI、MDI）や木工業者における木材粉塵などが挙げられる[5]。パン職人における小麦アレルギーも多い。近年では、海産物フリーズドライ作業従事者におけるイカ（烏賊）の吸入曝露による鼻炎の発症など、食品加工に伴う職業性アレルギー性鼻炎も報告されている[6]。

　さらに、第3次産業においても原因抗原が同定されるようになっている。その例としては、客の毛髪の手入れにより発症・増悪する化粧品会社美容部員におけるフケが挙げられる[7]。また、医療従事者（薬剤師）などにおける薬塵（ジアスターゼ、パンクレアチン）なども鼻炎の原因となる[8]。ピザ店員における穀物も原因抗原となり得る[9]。

　このように産業形態や職場環境の変化に伴って原因抗原の新たな発生に注意する必要がある。

参考文献

1) Stevents WW, Grammer Ⅲ LC. Occupational rhinitis: an update. Curr Allergy Asthma Rep. 2015;15:487.(エビデンスレベル I)
2) 宇佐神篤, 奥田 稔, 梶川泰造. いちご花粉症. 日耳鼻. 1974;77:52.(エビデンスレベルV)

第2章　職業性アレルギー性鼻炎

3) 中村　晋. Q&Aアレルギー疾患　職業性花粉症. 治療. 1992；74：2329-32.(エビデンスレベルⅥ)
4) 横山尚樹, 妹尾淑郎, 内藤健晴, ほか. 華道家におけるセリ科ウイキョウ属花粉症の1例. アレルギーの臨床. 1995；15：780-3.(エビデンスレベルⅤ)
5) 宇佐神篤, 奥田　稔. 台湾ヒノキ材による鼻アレルギーの1例. アレルギーの臨床. 1985；5：60-1.(エビデンスレベルⅤ)
6) Wiszniewska M, Tymoszuk D, Pas-Wyroslak A, et al. Occupational allergy to squid(Loligo wulgaris). Occup Med(London). 2013；63：298-300. (エビデンスレベルⅤ)
7) 宇佐神篤, 木村廣行, 大岩茂則. フケによる職業性鼻アレルギー. アレルギーの臨床. 1982；2：50.(エビデンスレベルⅤ)
8) 中村　晋. 気管支喘息の研究. 第6報. 薬剤師にみられたPancreatinによる職業性アレルギー症について. アレルギー. 1971；20：361-4.(エビデンスレベルⅤ)
9) Antolin-Amerigo D, Rodriguez-Rodriguez M, Barbarroja-Escudero J. Occupational rhinitis caused by rice flour in a pizzeria worker. Allergol Immunopathol(Madr). 2013；41：130-3.(エビデンスレベルⅤ)

CQ2-7　化学物質による職業性アレルギー性鼻炎の問題点は？

Panel Consensus	推奨グレード	エビデンスレベル 海外	エビデンスレベル 日本	保険適用
特異的IgE抗体を検出しにくいため、診断に困難を伴う	A	Ⅰ	Ⅰ	

解説

　職業性アレルギー性鼻炎の原因となる化学物質にはイソシアネートやグルタルアルデヒド金属や薬物などが挙げられる[1]。動物モデルでは化学物質の曝露はTh1/Th2応答を誘導し炎症を惹起する[2]。いずれも低分子であり、単独では抗原になり得ないが、多くの場合ハプテンとして働く。1番の問題点は、血清抗原特異的IgE検査で特異的IgE抗体を検出できることもあるが、多くの場合は検出できない点である。皮膚テストも同様である。すなわち、これらの免疫学的検査が陰性であっても原因抗原であることは否定できない。グルタルアルデヒド喘息/鼻炎患者の診断にグルタルアルデヒドによる鼻粘膜誘発試験が有効であったとの報告がある[3]。さらに、動植物抗原に比べ化学物質では、皮膚テストや血清抗原特異的IgE検査のための市販キットが少ない点も問題である[4]。また、化学物質の中には消毒や漂白に用いられる塩素やオゾンのように感作物質(sensitizer)としてIgEを介した鼻炎を引き起こすのではなく、刺激物質(irritant)としてIgEを介さない鼻炎を生じさせるものがあり、病態を複雑化させている[5]。

参考文献

1) Dobashi K, Akiyama K, Usami, A et al. Committee for Japanese Guideline for Diagnosis and Management of Occupational Allergic Diseases：Japanese Society of Allergology, Japanese Guideline for Occupational Allergic Diseases 2014. Allergol Int. 2014；63：421-42.
2) Moscato G, Siracusa A. Rhinitis guidelines and implications for occupational rhinitis. Curr Opin Allergy Clin Immunol. 2009；9：110-5.(エビデンスレベル　Ⅰ)
3) Pałczyński C, Walusiak J, Ruta U, et al. Occupational asthma and rhinitis due to glutaraldehyde：changes in nasal lavage fluid after specific inhalatory challenge test. Allergy. 2001；56：1186-91.(エビデンスレベルⅥb)
4) EAACI Task Force on Occupational Rhinitis, Moscato G, Vandenplas O, Gerth Van Wijk R, et al. Occupational rhinitis. Allergy. 2008；63：969-80.(エビデンスレベルⅠ)

5) Hoffman CD, Henneberger PK, Olin AC, et al. Exposure to ozone gases in pulp mills and the onset of rhinitis. Scand J Work Environ Health. 2004；30：445-9.(エビデンスレベルV)

CQ2-8　職業性アレルギー性鼻炎の発病・発症機序は？

Panel Consensus	エビデンスレベル 海外	エビデンスレベル 日本
職業性アレルギーは最もアレルギー免疫学的機序とprocessの明確にされる疾患であり、単一抗原による純粋なアレルギー疾患の唯一貴重な人体modelである[1]		I
メカニズムにおいて本質的な違いは指摘されていないが、職業性では時に一般とは大きく異なる濃厚曝露の抗原負荷がある[2]	V	
職業性アレルギー性鼻炎はアレルギー性鼻炎であるゆえに遺伝的素因をもち、わが国で報告された範囲ではIgE抗体を介する生体防御反応としての症状をもつ[3〜5]		I

解説

1．職業性アレルギー疾患は正確な問診により原因物質が把握されやすいという特徴に加え、しばしば閉鎖空間での抗原曝露であるために生体の量・反応関係を把握しやすい。このため職業性アレルギーはアレルギー疾患の機構を解明し、臨床に役立て得るアレルギー疾患の唯一貴重な人体modelとしての意義の高い疾患である[1]。一方、アレルギー性鼻炎ではアレルギー反応の場を直接観察しやすく検体も採取しやすい点で、外気に接し経粘膜的に発病するアレルギー疾患解明上は貴重な疾患である[3]。職業性アレルギー性鼻炎はアレルギー疾患の解明上重要である。

2．職業性アレルギー性鼻炎と一般のアレルギー性鼻炎の発病・発症のメカニズムにおいて本質的な違いは指摘されていない。しかし、濃厚な抗原曝露を持続的に受ける場合は一般の環境におけるより早期に感作が成立し、発病に至ると考える。これはイヌやネコなどのペットを扱う獣医や動物病院助手で、職場のイヌ・ネコでしか発症しない例が報告されていること[1]からも予測できる。いくつかの職業性抗原を用いた研究が参考になる[7〜13]。

3．アレルギー性鼻炎の各症状は生体防御反応の一環としての発症であることを念頭におく必要がある[4]。各症状を生じさせる生体内の複雑な反応も生体の恒常性・健全性の維持のためである。このような観点からメカニズムの解明が進められ[3〜5]、その後の研究の進展を含めて『鼻アレルギー診療ガイドライン』(2016年版)にまとめられた[6]。以下に抜粋する。

「アレルギー性鼻炎の病因抗原の大部分は吸入性抗原で、ヒョウヒダニ(*Dermatophagoides*：ハウスダスト中の主要抗原)、花粉(樹木、草本、雑草類など)、真菌類など、特に前二者が主な抗原である。食物抗原のアレルギー性鼻炎発症への関与はきわめて低いと考えられている。抗原特異的IgE抗体が気道粘膜に分布する好塩基性細胞(マスト細胞と好塩基球)上のIgE受容体に固着することによって感作が成立する。感作陽性者の鼻粘膜上に抗原が吸入されると、鼻粘膜上皮細胞間隙を通過した抗原は、鼻粘膜表層に分布するマスト細胞の表面でIgE抗体と結合し、抗原抗体反応の結果、粘膜型マスト細胞からヒスタミン、ロイコトリエン(LTs)を主とする多くの化学伝達物質が放出される。これらの化学伝達物質に対する鼻粘膜の知覚神経終末、血管の反応として、くしゃみ、水様性鼻汁、鼻粘膜腫脹(鼻閉)が見られる。これが即時相反応(early phase reaction)である」

感作成立後について原文では感作成立後抗原刺激があるとすぐ発病すると誤解される可能性があるので，「さらに抗原刺激が加わり続けることにより，個体のもつ素因に基づく遅速はあるが，感作が進み，ついには発病へと進む場合が多い」と理解すべきであろう．

参考文献

1) 中村　晋. 職業アレルギーの定義と位置づけ. 職業アレルギー, pp3-5, 永井書店, 大阪, 2011.（エビデンスレベルⅠ）
2) EAACI Task Force on Occupational Rhinitis, Moscato G, Vandenplas O, Gerth Van Wijk R, et al. Occupational rhinitis. Allergy. 2008；63：969-80.（エビデンスレベルⅠ）
3) 奥田　稔. 職業性鼻・眼アレルギーの症状と病理. 職業アレルギー, pp51-6, 永井書店, 大阪, 2011.（エビデンスレベルⅠ）
4) 奥田　稔. IgE抗体の生物学的意義. 鼻アレルギー　基礎と臨床. pp125-7, 医薬ジャーナル社, 大阪, 2005.（エビデンスレベルⅠ）
5) 奥田　稔. 職業性鼻・眼アレルギーの症状と病態生理. 職業アレルギー, pp17-21, 永井書店, 大阪, 2011.（エビデンスレベルⅤ）
6) 鼻アレルギー診療ガイドライン作成委員会. 鼻アレルギー診療ガイドライン（2016年版, 改訂第8版）, pp16-18, ライフ・サイエンス, 東京, 2016.（エビデンスレベルⅠ）
7) Mamessier E, Milhe F, Guillot C, et al. T-cell activation in occupational asthma and rhinitis. Allergy. 2007；62：162-9.（エビデンスレベルⅠ）
8) Diab KK, Truedsson L, Albin M, et al. Persulphate challenge in female hairdressers with nasal hyperreactivity suggests immune cell, but no IgE reaction. Int Arch Occup Environ Health. 2009；82：771-7.（エビデンスレベルⅠ）
9) Krakowiak A, Walusiak J, Krawczyk P, et al. IL-18 levels in nasal lavage after inhalatory challenge test with flour in bakers diagnosed with occupational asthma. Int J Occup Med Environ Health. 2008；21：165-72.（エビデンスレベルⅠ）
10) Storaas T, Ardal L, Van Do T, et al. Nasal indices of eosinophilic and exudative inflammation in bakery-workers. Clin Physiol Funct Imaging. 2007；27：23-9.（エビデンスレベルⅠ）
11) Marraccini P, Brass DM, Hollingsworth JW, et al. Bakery flour dust exposure causes non-allergic inflammation and enhances allergic airway inflammation in mice. Clin Exp Allergy. 2008；38：1526-35.（エビデンスレベルⅠ）
12) Johnson VJ, Yucesoy B, Reynolds JS, et al. Inhalation of toluene diisocyanate vapor induces allergic rhinitis in mice. J Immunol. 2007；179：1864-71.（エビデンスレベルⅠ）
13) Bousquet J, Van Cauwenberge P, Khaltaev N. ARIA Workshop Group；World Health Organization. Allergic rhinitis and its impact on asthma. J Allergy Clin Immunol. 2001；108（5 Suppl）：S147-334.（エビデンスレベルⅠ）

V. 治療

CQ2-9 職業性アレルギー性鼻炎の抗原回避に伴う特徴的な問題は？

Panel Consensus	推奨グレード	エビデンスレベル 海外	エビデンスレベル 日本
職場での抗原曝露継続はアレルギー性鼻炎からより重症な気道疾患である喘息に進展する[1]	C1	VI	
職業の維持が困難となることがある[2]	C1		V
患者本人の制限となるだけでなく事業者側も生産性の低下など職場全体の負の問題を伴う[3]	C1	VI	

解説

　職業性に限らず、抗原の回避はアレルギー性鼻炎の大原則である[4]。しかし、問題は職業性の場合の完全抗原回避は同時に失職の危機に瀕することである。しかも、単に失業ということではなく職種（華道家[2]、パティシエ、醸造業など）によっては天賦の才を閉ざすという問題も出る。一方、発症頻度が高くなると企業としては操業の維持に関わる問題も抱えることになる。無理をして抗原曝露環境下での業務を継続すると、アレルギー性鼻炎からより重症な気道疾患である喘息に進展することがあるので[1, 4, 5]、管理者としてはその点にも注意が必要となる。このように、職業性アレルギー性鼻炎の抗原回避は種々の特有な問題を伴う[6, 7]。大企業などは、職場内の配置転換で職員の健康と就業維持の両方を守ることが可能である。

参考文献

1) Schwartz M. Flour allergy. J Allergy. 1947；18：341-50.（エビデンスレベルVI）
2) 横山尚樹, 妹尾淑郎, 内藤健晴, ほか. 華道家におけるセリ科ウイキョウ属花粉症の1例. アレルギーの臨床. 1995；15：780-3.（エビデンスレベルV）
3) Vandenplus O, D'Alpaosa V, Van Brussel P. Rhinitis and its impact on work. Curr Opin Allergy Clin Immunol. 2008；8：145-9.（エビデンスレベルVI）
4) Folletti I, Forcina A, Marabini A, et al. Have the prevalence and incidence of occupational asthma and rhinitis because of laboratory animal declined in the last 25 years? Allergy. 2006；63：834-41.（エビデンスレベルIVa）
5) Gautrin D, Desrosiers M, Castano R. Occupational rhinitis. Curr Opin Allergy Clin Immunol. 2006；6：77-84.（エビデンスレベルVI）
6) Bonnevie P. Occupational allergy. HE Stenfert Kroese NV, Leiden, Netherland, pp161-9, 1958.（エビデンスレベルVI）
7) 島　正吾. 感作物質と職業性アレルギー. 舘 正知 他 編. 産業医学総論. pp411-20, 医歯薬出版, 東京, 1986.（エビデンスレベルVI）

第2章 職業性アレルギー性鼻炎

CQ2-10 職業性アレルギー性鼻炎の薬物療法は有効か？

Panel Consensus	推奨グレード	エビデンスレベル 海外	エビデンスレベル 日本	保険適用
抗原が職業に由来していてもアレルギー性鼻炎に薬物療法は有効である[1]	C1	/	VI	有
薬物療法で症状を抑制しても同一環境下での作業を継続して喘息に進展することは避けることが望ましい[2]	C1	/	VI	/

解説

いずれの抗原にせよ、アレルギー性鼻炎には薬物療法は有効である[1]。したがって、職業性アレルギー性鼻炎でも薬物療法は有効である。『鼻アレルギー診療ガイドライン』の通年性の薬物療法（ヒスタミンH_1受容体拮抗薬、ロイコトリエン受容体拮抗薬、トロンボキサンA_2受容体拮抗薬、脱顆粒抑制薬、Th2サイトカイン阻害薬、点鼻ステロイド薬、漢方薬など）に従って病型、重症度を考慮して治療することを基本的なスタンスとしてよい[1]。

薬物療法で症状を抑制することで患者本人は楽になるが、抗原曝露環境下で就業を続けるとアレルギー性鼻炎から喘息への進展を促進あるいは容認する恐れがあるので[2]、もし同一環境で就業を維持するにしても、強力な職場内換気、マスクと眼鏡の装着、他の職場とのローテーションなどで抗原曝露量の十分な減量が求められる。経過中に喘息発症の徴候が見られたら、健康の維持に関わるので、どのような職場にいるとしても就業不能となる危険に陥らないよう配置転換を含めた指導が必要となる[3]。

参考文献

1) 鼻アレルギー診療ガイドライン作成委員会. 鼻アレルギー診療ガイドライン（2016年版，改訂第8版），ライフサイエンス，東京，2016.（エビデンスレベルVI）
2) Bousquet J, Khaltaev N, Curz AA, et al. Allergic Rhinitis and its impact on asthma (ARIA) 2008 Update. Eur J Allergy Clin Immunol. 2008 ; 63 (Suppl 86) : 8-160.（エビデンスレベルVI）
3) 内藤健晴，岩田重信，西村忠郎，ほか. 小麦粉鼻アレルギーの2例. 耳鼻と臨床. 1982 ; 28 : 771-6.（エビデンスレベルV）

CQ2-11 職業性アレルギー性鼻炎の特異的免疫療法は有効か？

Panel Consensus	推奨グレード	エビデンスレベル 海外	エビデンスレベル 日本	保険適用
職業性アレルギー性鼻炎に特異的免疫療法は有効である[1,2]	C1	/	IVb	一部有

解説

通常のアレルギー性鼻炎に特異的免疫療法が有効のように、抗原が職業性であっても特異的免疫療法は有効である[1,2]。しかし、職場では原因抗原を特定しにくいため、治療エキスの選定が難しいことが多い。特異的免疫療法は、どうしても就業を継続しなければならない場合には重要な治療法の一つであるが、多くの場合、職業に特有の治療用抗原エキスが市販されていないことが問題で

ある。そのうえ、副作用（アナフィラキシー）発現への注意が必要である[3]。また、患者人口が多くないので特異的抗原による免疫療法の治療効果に関するエビデンスを得にくい。

参考文献
1) 袴田　勝, 朴沢二郎, 長井政男, ほか. リンゴ花粉症における特異的減感作療法. 耳鼻臨床. 1983；76：3159-65.（エビデンスレベルIVb）
2) 清水章治, 安枝　浩, 信太隆夫. モモ花粉症患者の長期減感作療法による臨床並びに免疫学的検討. 耳鼻と臨床. 1983；29：716-20.（エビデンスレベルIVb）
3) 城　智彦. 特集・減感作療法・職業アレルギー. アレルギーの臨床. 1986；6：29-33.（エビデンスレベルVI）

CQ2-12　職業性アレルギー性鼻炎に手術療法の適応はあるか？

Panel Consensus	推奨グレード	エビデンスレベル 海外	エビデンスレベル 日本	保険適用
職業性の抗原であってもアレルギー性鼻炎に手術療法は有効である[1]	C1		VI	有

解説

『鼻アレルギー診療ガイドライン』では、重症鼻閉で薬物療法無効の場合は手術療法が選択される[1]。また、実際に施行された報告がある[2]。しかし、職業性アレルギー性鼻炎の場合は、このように重症化するまで同一の高濃度抗原曝露下での就業を続けることは、喘息へ進展する可能性を考えると避けることが望ましい[3]。

参考文献
1) 鼻アレルギー診療ガイドライン作成委員会. 鼻アレルギー診療ガイドライン（2016年版, 改訂第8版）, ライフサイエンス, 東京, 2016.（エビデンスレベルVI）
2) 内藤健晴, 妹尾淑郎, 石原正健, ほか. 職場が関係した木材アレルギー性鼻炎の8症例. 日職業・環境アレルギー誌. 1998；5：17-20.（エビデンスレベルV）
3) Bousquet J, Khaltaev N, Curz AA, et al. Allergic Rhinitis and its impact on asthma（ARIA）2008 Update. Eur J Allergy Clin Immunol. 2008；63（Suppl 86）：8-160.（エビデンスレベルVI）

CQ2-13　職業性アレルギー性鼻炎の治療は難しいか？

Panel Consensus	推奨グレード	エビデンスレベル 海外	エビデンスレベル 日本
抗原回避が治療の主であるが失職や天賦の才の喪失になり得る[1]	C1		V
職場内での抗原曝露環境継続はアレルギー性鼻炎から喘息に進展する可能性をもつ[2]	C1	VI	
職場での原因抗原の特定が困難なことが多い[3]	C1		V

第2章 職業性アレルギー性鼻炎

解説

　これまで示してきたように、職業性アレルギー性鼻炎は通常の通年性アレルギー性鼻炎の治療とは異なる特殊な問題を有することを念頭に置いて診療に当たる必要がある[1~3]。特に高濃度、長時間抗原曝露継続は可及的に回避することを基本とするが[4]、一方で就労の継続にも心を砕かなければならず、この相反する問題を患者と十分相談しながら治療に当たらなければならない[3]。労災の問題が関わる場合には確実な確定診断が求められることになるので、抗原特定が困難な場合には難しい局面を迎えることもある。

　以下に職業性アレルギー性鼻炎の治療が難しい理由を列挙する。
1 ）抗原が特定しにくい[3,5]。
2 ）失職（天賦の才を閉ざす）の危険を伴う[1]。
3 ）職業の継続で喘息に進展する危険が伴う[2,6]。
4 ）特異的免疫療法エキスが得られにくい[7]。
5 ）管理者との難しい折衝が必要となる場合がある[3]。

参考文献
1 ）横山尚樹, 妹尾淑郎, 内藤健晴, ほか. 華道家におけるセリ科ウイキョウ属花粉症の1例. アレルギーの臨床. 1995；15：780-3.（エビデンスレベルV）
2 ）Bousquet J, Cauwenberge P, Khaltaev N. Allergic rhinitis and its impact on asthama. J Allergy Clin Immunol. 2001；108（Suppl 5）：S147-334.（エビデンスレベルVI）
3 ）内藤健晴, 妹尾淑郎, 石原正健, ほか. 職場にて鼻アレルギー症状を呈した症例について. 職業・環境アレルギー誌. 1996；3：7-11.（エビデンスレベルV）
4 ）Folletti I, Forcina A, Marabini A, et al. Have the prevalence and incidence of occupational asthma and rhinitis because of laboratory animal declined in the last 25 years? Allergy. 2006；63：834-41.（エビデンスレベルIVa）
5 ）島　正吾. 感作物質と職業性アレルギー. 館 正知 他 編：産業医学総論. 医歯薬出版. 東京, pp 411-20, 1986.（エビデンスレベルVI）
6 ）内藤健晴, 岩田重信, 西村忠郎, ほか. 小麦粉鼻アレルギーの2症例. 耳鼻と臨床. 1982；28：771-6.（エビデンスレベルV）
7 ）城　智彦. 特集・減感作療法・職業アレルギー. アレルギーの臨床. 1986；6：29-33.（エビデンスレベルVI）

Ⅳ. 予防

A. 作業環境管理

CQ2-14 一次予防で最も優先すべきことは？

CQ2-15 職場に換気装置を設置し、抗原曝露濃度を減らすことは発症予防に有効か？

CQ2-16 素材を抗原性のないものに代替することは有効か？

CQ2-17 安全データシート（SDS）交付義務のある化学物質のリスクアセスメントは重要か？

Panel Consensus	推奨グレード	エビデンスレベル 海外	エビデンスレベル 日本	保険適用
14. 吸入抗原を特定し作業場から完全除去すること。早期の吸入抗原の完全回避が重要で、感作性のない代替物質への変更や作業部位の完全密封化などにより実現する	A	I	/	無
15. 抗原吸入の完全回避が困難な場合、全体換気、push-pull換気などの局所換気装置などにより吸入を削減することは有効であるが完全回避に比べ効果は低い	B	I	/	無
16. 感作性のない、もしくは低い素材に代替できれば、抗原吸入曝露の完全回避や軽減と同様で有効である	B	I	/	無
17. 安全データシート（SDS）交付義務のある化学物質のリスクアセスメントは重要である	A	/	Ⅳa	無

解説

2-14. 最も優先すべきこと

　吸入抗原を完全回避することが最も重要である[1~4]。職業性喘息、特に高分子化合物による職業性喘息の場合は、職業性アレルギー性鼻炎が先行する[5]。職業性アレルギー性鼻炎は、吸入抗原を完全回避し適切な薬物療法を行うことにより職業性喘息への進展を予防する[3,6]。抗原の完全回避は転職・離職を伴うこともあり社会経済的な影響が大きい。喘息への進展の危険性が少ない場合には抗原曝露の削減が次に行うべきことである[2]。ただし、職業性喘息に進展する可能性の高い職業性アレルギー性鼻炎の作業者は、隔離し吸入抗原を完全回避しなければならない[7]。パウダーフリーのラテックス手袋を使用した抗原曝露の削減だけでは症状が持続する場合が多い[8]。

　曝露濃度を日本産業衛生学会が勧告している感作性が考慮された許容濃度や最大許容濃度以下にすることが望ましい[9]。

2-15. 曝露の削減

　抗原の完全回避は転職・離職を伴うこともあり社会経済的な影響が大きいため、職業性喘息への進展の危険性が少ない場合、また非特異的気管支過敏性(NSBHR)が強くない場合には抗原曝露の削減が次に行うべきことである[2]。全体換気、push-pull換気などの局所換気装置などにより吸入を削減することや低曝露領域への配置転換により行う。ある程度有効であるが、完全回避に比べて症状の改善は悪く、より持続する[1,3]。刺激性物質を大量に吸入することにより職業性アレルギー性鼻炎の1つである反応性上部気道機能不全症候群(reactive upper airway dysfunction syndrome, RUDS)が起こるが、抗原の曝露削減の効果は定かでない[3]。

2-16. 素材の代替

　ラテックス手袋による医療従事者における職業性喘息が、パウダーフリーで低タンパクの手袋使用により大幅に減少し、ラテックスに感作している者はラテックスでない手袋を使用し症状は軽減し新規の発生はなくなった[1,6]。

2-17. 化学物質のリスクアセスメント

　※第1章　CQ1-28(p.49)を参照。

参考文献

1) Moscato G, Siracusa A. Rhinitis guidelines and implications for occupational rhinitis. Curr Opin Allergy Clin Immunol. 2009；9：110-5.(エビデンスレベルⅠ)
2) EAACI Task Force on Occupational Rhinitis, Moscato G, Vandenplas O, Gerth Van Wijk R, et al. Occupational rhinitis. Allergy. 2008；63：969-80.(エビデンスレベルⅠ)
3) Bousquet J, Khaltaev N, Cruz AA, et al. Allergic rhinitis and its impact on asthma (ARIA) 2008. Allergy. 2008；63(Suppl 86)：8-160.(エビデンスレベルⅠ)
4) Roulf M, Bulters J, Chapman M, et al. Monitoring of occupational and environmental aeroallergens-- EAACI position paper. Concerted action of the EAACI IG Occupational Allergy and Aerobiology & Air Pollution. Allergy. 2014；69：1280-99.(エビデンスレベルⅠ)
5) Malo JL, Lemiere C, Desjardins A, et al. Prevalence and intensity of rhinoconjunctivitis in subjects with occupational asthma. Eur Respir J. 1997；10：1513-5.(エビデンスレベルⅣb)
6) Filon FL, Radman G. Latex allergy：a follow up study of 1040 healthcare workers. Occup Environ Med. 2006；63：121-5.(エビデンスレベルⅣb)
7) Wallace DV, Dykewicz MS, Bernstein DI, et al. The diagnosis and management of rhinitis：an updated practice parameters. J Allergy Clin Immunol. 2008；122(Suppl 2)：S1-84.(エビデンスレベルⅠ)
8) Nienhaus A, Kromark K, Raulf-Heimsoth M, et al. Outcome of occupational latex allergy-work ability and quality of life. Plos One. 2008；3：e3459.(エビデンスレベルⅣb)
9) 日本産業衛生学会. 許容濃度等の勧告(2015年度). 産衛誌. 2015；57：146-72.(エビデンスレベルⅠ)

B. 作業管理

CQ2-18 職場での防塵マスク・防毒マスクなどの呼吸保護具の装着は有効か？

Panel Consensus	推奨グレード	エビデンスレベル 海外	エビデンスレベル 日本	保険適用
呼吸保護具などの防護具を正しく使用して抗原曝露を回避・軽減することは有効である	B	I		無

解説

　防塵マスク、防毒マスクは、正しく装着して安全に取り外しを行い、定期的に取り替えることが必要である[1]。呼吸保護具は、実験動物[2]、無水ヘキサヒドロフタル酸[3]やラテックス手袋[4]による職業性アレルギー性鼻炎の症状軽減の効果がある。

　職業性喘息へ進展しないか注意が必要で、職業性喘息への進展の危険性が高い場合は、抗原の完全回避が必要である[5]。姑息的ではあるが、作業時間を短くすることで曝露量も少なくなる。

参考文献

1) Baur X, Sigsgaard T, Aasen TB, et al. ERS Task Force Report. Guidelines for the management of work-related asthma. Eur Respir J. 2012；39：529-45.（エビデンスレベルⅠ）
2) Slovak AJ, Orr RG, Teasdale EL. Efficacy of the helmet respirator in occupational asthma due to laboratory animal allergy（LAA）. Am Ind Hyg Assoc J. 1985；46：411-5.（エビデンスレベルⅣb）
3) Grammer LC, Harris KE, Yarnold PR. Effect of respiratory protective devices on development of antibody and occupational asthma to an acid anhydride. Chest. 2002；121：1317-22.（エビデンスレベルⅣb）
4) Laoprasert N, Swanson MC, Jones RT, et al. Inhalation challenge testing of latex-sensitive health care workers and the effectiveness laminar flow HEPA-filtered helmets in reducing rhinoconjunctival and asthmatic reactions. J Allergy Clin Immunol. 1998；102：998-1004.（エビデンスレベルⅣb）
5) Wallace DV, Dykewicz MS, Bernstein DI, et al. The diagnosis and management of rhinitis：an updated practice parameters. J Allergy Clin Immunol. 2008；122（Suppl 2）：S1-84.（エビデンスレベルⅠ）

第2章　職業性アレルギー性鼻炎

C. 健康管理

CQ2-19　就業前に従業員のアトピーの有無を検査することは有効か？

Panel Consensus	推奨グレード	エビデンスレベル 海外	エビデンスレベル 日本	保険適用
就業前や配置転換前にアトピーの有無を検査することは必ずしも有効とはいえない	C1	I	/	一部有*

＊：「アレルギー性鼻炎」疑いで保険適用あり

解説

　ケーキ職人では、小麦に対する皮膚プリックテスト陽性のアトピーの存在が職業性アレルギー性鼻炎の危険因子との報告がある[1,2]。しかし、最近の職業性喘息の報告のメタアナリシスでは、必ずしも悪化因子とはならないとしている[3,4]。アトピーや喫煙の職業性アレルギー性鼻炎への影響も確定していないので、これらは就業拒否の理由にならない[2〜4]。

　スクリーニングは職業性アレルギー性鼻炎になりやすい作業者を見つけることが目的であるが、サーベイランスはより広い目的で行われる。サーベイランスは定期的な質問票、皮膚プリックテストなどの他、職業性喘息に進展させないようにさまざまな対策を取る。職業性アレルギー性鼻炎がある場合は、早期に職業性喘息に進展する場合が多いので全員に対してサーベイランスを行う[2〜4]。

参考文献

1) Gautrin D, Ghezzo H, Infante-Rivard C, et al. Incidence and host determinants of work-related rhinoconjunctivitis in apprentice pastry-makers. Allergy. 2002；57：913-8.（エビデンスレベルIVb）
2) Sublett JW, Bernstein DI. Occupatioal rhinitis. Immunol Allergy Clin North Am. 2011；31：787-96.（エビデンスレベルI）
3) Siracusa A, Desrosiers M, Marabini A. Epidemiology of occupational rhinitis：prevalence, aetiology and determinants. Clin Exp Allergy. 2000；30：1519-34.（エビデンスレベルI）
4) EAACI Task Force on Occupational Rhinitis, Moscato G, Vandenplas O, Gerth Van Wijk R, et al. Occupational rhinitis. Allergy. 2008；63：969-80.（エビデンスレベルI）

D. 労働衛生教育

CQ2-20　労働衛生教育は発症予防に有効か？

Panel Consensus	推奨グレード	エビデンスレベル 海外	エビデンスレベル 日本	保険適用
職業性アレルギー性鼻炎について、症状、増悪因子、保護具、治療などについて教育することは有効である	B	I	/	無

解説

　職業性アレルギー性鼻炎の頻度は職業性喘息の約3分の1であるが、近年は職業性喘息の頻度は減っているが職業性アレルギー性鼻炎の頻度は減っていないこと[1]、作業開始後早期に職業性アレルギー性鼻炎となり対策を取らなければ職業性喘息へと進展していくこと、当該職場における職業性アレルギー性鼻炎の原因物質について、曝露削減方法について、呼吸保護具の正しい使い方について職業訓練の早期から教育することは重要である[2~7]。曝露回避は早ければ早いほど良いこと、呼吸保護具は正しく使わないと効果がないことも伝える[2]。特に見習い工や若者に対する教育が重要である[8]。配置転換により曝露回避が可能ならば支援する。転職は社会経済的な負担が大きいため会社を挙げて支援する。

参考文献

1) Folletti I, Forcina A, Marabini A, et al. Have the prevalence and incidence of occupational asthma and rhinitis because of laboratory animals declined in the last 25 years? Allergy. 2008；63：834-41.（エビデンスレベルⅣb）
2) Moscato G, Vandenplas O, Gerth Van Wijk R, et al. EAACI position paper on occpational rhinitis. Respir Res. 2009；10：16.（エビデンスレベルⅠ）
3) Baur X, Sigsgaar T, Aasen TB, et al. ERS Task Force Report. Guidelines for the management of work-related asthma. Eur Respir J. 2012；39：529-45.（エビデンスレベルⅠ）
4) Scadding GK, Durham SR, Mirakian R, et al. BSACI guidelines for the management of allergic and non-allergic rhinitis. Clin Exp Allergy. 2008；38：19-42.（エビデンスレベルⅠ）
5) Moscato G, Siracusa A. Rhinitis guidelines and implications for occupational rhinitis. Curr Opin Allergy Clin Immunol. 2009；9：110-5.（エビデンスレベルⅠ）
6) Riu E, Dressel H, Windstetter D, et al. First months of employment and new onset of rhinitis in adolescents. Eur Respir J. 2007；30：549-55（エビデンスレベルⅣb）
7) Gautrin D, Ghezzo H, Infante-Rivard C, et al. Long-term outcomes in a prospective cohort of apprentices exposed to high-molecular-weight agents. Am J Respir Crit Care Med. 2008；177：871-9.（エビデンスレベルⅣb）
8) Moscato G, Pala G, Boillat MA, et al. EAACI position paper：prevention of work-related respiratory allergies among pre-apprentices or apprentices and young workers. Allergy. 2011；66：1164-73.

E. 総括管理

CQ2-21　産業医が月1回以上職場巡視することは有効か？

※第1章CQ1-32（p.54）を参照。

専門医への紹介のポイント

　アレルギー性鼻炎診断上のポイントとして、くしゃみ発作、水様性鼻漏、鼻閉の三徴が重要である[1]が、必ずしも揃わなくてよい。水様性鼻漏は粘性であってもよいが、透明でない場合は感染が疑われる。
　職業性アレルギー診断に際してのポイントは就業で発症（増悪）し、休日に消失（軽快）するのが要点となるが、①発症・増悪が職場特異的である、②発病に至るまでに一定の就業期間（感作期間）が

ある、③同じ作業での発症者が同一職場に見られる(職場集積性)の3点を聴取できると大きな助けとなる[2]。

　上記2つのポイントがおさえられていれば、専門医としては診断が容易となる。その際に、可能であれば職場の原因推定物質を持参するように指導すると、その形状判定を含めて、抗原である可能性の判定、特定が容易になる場合が多い。わが国の職業性抗原物質の一覧表が報告されている[2]。

参考文献
1) 鼻アレルギー診療ガイドライン作成委員会. 鼻アレルギー診療ガイドライン(2016年版, 改訂第8版). ライフ・サイエンス, 東京, 2016.
2) 職業アレルギー. 中村 晋　ほか(編). 永井書店, 大阪, 2011.

第3章
職業性皮膚疾患

I. 定義

CQ3-1　職業性皮膚疾患の定義は？

Panel Consensus
職業と密接に関連した疾患を職業性疾患と呼び、皮膚に限れば職業性皮膚疾患と呼称する。

解説

　職業性皮膚疾患は多彩であり、発生頻度では職業性疾患全体の首位を占め、その多くは接触皮膚炎である。
　職業性皮膚疾患と並び、環境性皮膚疾患という呼称があり、職業性皮膚疾患とかなりの部分が重なる。そのため、職業性・環境性皮膚疾患とまとめて呼ぶこともある。職業性・環境性皮膚疾患は、環境皮膚科学という学問分野で扱われることが多い。また、産業皮膚科学的観点に立てば、職業性皮膚疾患はかなりの部分は産業医が扱う皮膚病すなわち労働環境の改善を念頭に置いた労働者の疾病という側面が強い。皮膚科の専門知識を持った産業医が扱う疾患ということになる[1]。

参考文献
1) 戸倉新樹. 環境皮膚科学—物理化学的刺激と職業による皮膚疾患を診る実践的知識—. Environmental Dermatology環境・職業からみた皮膚疾患. 戸倉新樹他編. pp2-7, 文光堂, 東京, 2007.

II. 分類

CQ3-2　職業性皮膚疾患の分類は？

Panel Consensus
職業性皮膚疾患の種類は非常に多い（表3-1）[1]。

解説

　これらの中には頻繁に見るものから、ほとんど見られずに過去の遺物になってしまったものもある。これらの中でアレルギー性疾患は、職業性接触皮膚炎、職業性蕁麻疹に分類される。

参考文献
1) 戸倉新樹. 職業性皮膚疾患. 日本皮膚科白書, pp127-34, 日本皮膚科学会, 東京, 2005.

第3章 職業性皮膚疾患

表3-1 職業性皮膚疾患の種類

職業性皮膚疾患	主な原因
1）接触皮膚炎 　（1）アレルギー性 　　　接触皮膚炎 　（2）刺激性接触皮膚炎 　（3）光接触皮膚炎	金属（ニッケル、クロムなど）、エポキシ樹脂、アクリル樹脂、ゴム、農薬、切削油、洗剤、植物 ①急性刺激性・腐食性（化学熱傷を含む）の主な原因物質：フッ化水素、セメント、灯油、過酸化水素 ②刺激反応性の原因物質：界面活性剤、パーマネント液、消毒薬、化粧品、エポキシ樹脂
2）紫外線障害	急性障害（サンバーン、サンタン）、慢性障害（光老化、皮膚癌）
3）蕁麻疹	接触蕁麻疹：小麦
4）痤瘡	オイルアクネ、クロールアクネ、タールアクネ
5）色素異常	色素脱失（ハイドロキノン、フェニルフェノール、アルキルフェノール）
	色素沈着（紫外線、タール・ピッチ、砒素）
6）放射線皮膚炎	急性放射線皮膚炎、慢性放射線皮膚炎
7）タール・ピッチ皮膚症	色素沈着、痤瘡、Bowen病、有棘細胞癌
8）砒素皮膚症	角化症、黒皮症、白皮症、Bowen病、有棘細胞癌
9）熱傷	電撃症、化学熱傷
10）凍傷	
11）皮膚癌	Bowen病、有棘細胞癌
12）皮膚循環障害	
13）感染症・虫刺症	

CQ3-3 職業性刺激性接触皮膚炎とは？

Panel Consensus

「一度あるいは繰り返して、ある一定部位の皮膚に曝露された後に起こる紅斑、浮腫、腐食に特徴づけられる非免疫学的な局所の炎症」と表現される。

解説

　刺激性皮膚炎の定義は「一度あるいは繰り返して、ある一定部位の皮膚に曝露された後に起こる紅斑、浮腫、腐食に特徴づけられる非免疫学的な局所の炎症」と表現される。アレルギー機序を介さず、化学物質そのものが有する化学的特性により角層のバリア、または表皮細胞自体が直接障害を受けることによって発症するもので、反応の程度は接触物の濃度・量以外に、人種、年齢、性別、皮膚の状態などに影響される。

　刺激性接触皮膚炎は臨床的な特徴、原因、機序などから細分類される。急性刺激性皮膚炎は単一な強力な強刺激物質（酸、アルカリあるいは金属やその塩など）の接触に引き続いて起こる、直接かつ急激な皮膚障害のことを指し、刺激が強く急速に組織を破壊ないし傷害した状態のことを化学熱傷という。刺激性反応性接触皮膚炎と古典的に呼ばれるものは、常に水に濡れている状態や湿潤環境で弱刺激物質が繰り返し皮膚に付着することによって起こる一次刺激性接触皮膚炎であり、一方、

— 77 —

蓄積性刺激性接触皮膚炎は種々の異なる弱刺激物質の反復刺激によってバリア機能の障害が起こり、生じる反応のことで、症状は慢性的に続き、現在ではその背景にアトピー性皮膚炎があると考えたほうがよい。

CQ3-4　職業性アレルギー性接触皮膚炎とは？

Panel Consensus
アレルギー性接触皮膚炎は特定の人に起こり、免疫学的機序が関与する反応で感作を必要とする。

解説

　アレルギー性接触皮膚炎は特定の人に起こり、免疫学的機序が関与する反応で感作を必要とする。すなわち個々人の体質に依存するため、一次刺激性接触皮膚炎に比べ労災認定がされにくかったが、最近はその事情は変化してきているようである。

　その機序は、高度に構築された免疫学的機序で発症する。外界から皮膚に接触した物質は、表皮の抗原提示細胞であるランゲルハンス細胞または真皮樹状細胞に取り込まれ処理される。同時に抗原接触は表皮ケラチノサイトからのサイトカイン（TNF-α、IL-1α、GM-CSF）産生を促し、ランゲルハンス細胞と真皮樹状細胞を成熟させて所属リンパ節への遊走を促進させる。こうした皮膚樹状細胞は、リンパ節内でT細胞を感作し、ナイーブT細胞からメモリーT細胞となる。以上を感作相と呼び、再び同じ物質が皮膚に接触した惹起相では、メモリーT細胞が活性化されて皮膚炎が起きる。

CQ3-5　職業性蕁麻疹とは？　職業性接触蕁麻疹とは？

Panel Consensus
職業との因果関係が明らかな蕁麻疹を広く職業性蕁麻疹といい、そのうち職業との因果関係が明らかな接触蕁麻疹を職業性接触蕁麻疹という。

解説

　蕁麻疹とは、皮膚マスト細胞が何らかの機序により脱顆粒し、皮膚組織内にヒスタミンをはじめとする化学伝達物質が皮膚微小血管と神経に作用して惹起される血漿成分の漏出による瘙痒を伴う膨疹のことである。通常、血管拡張を伴うため膨疹は赤み（紅斑・発赤）を呈するが、血漿成分の漏出による膨疹が顕著な場合その中を走行する微小血管が圧迫されて膨疹は白色調となる（白色膨疹）。この中で、皮膚・粘膜が特定の原因物質と接触することにより接触部位に一致して惹起される膨疹や浮腫性紅斑を接触蕁麻疹という。原因物質が接触した数分後に症状が出現し、通常は接触が解除されれば数時間で皮疹は消褪する。

　接触蕁麻疹は発症機序で分類すると、アレルギー性の蕁麻疹と非アレルギー性の蕁麻疹に分類される[1〜3]。アレルギー性ではⅠ型の即時型アレルギーの機序により発現し、マスト細胞や好塩基球上の抗原特異的なIgEに抗原が結合することで発症する。アレルギー性の接触蕁麻疹は接触部位の膨疹誘発に留まらず、しばしば汎発性の蕁麻疹や血管浮腫に加えて、鼻炎や喘息症状、アナフィラキシーショックなどの全身症状を併発する。これは接触皮膚炎症候群と呼ばれ、Maibachらによるステージ分類によりステージ1〜4までの4段階に分類されている[3,4]（表3-2）。

　アレルギー性職業性接触蕁麻疹は天然ゴム製品により生じるラテックスアレルギーとそれ以外の

第3章　職業性皮膚疾患

表3-2　接触蕁麻疹症候群のステージ分類[4]

ステージ分類	症状
ステージ1	接触蕁麻疹、即時型接触皮膚炎(痒み・刺激感・灼熱感)
ステージ2	接触部位を超えて蕁麻疹が拡大する
ステージ3	喘息、鼻炎・結膜炎、咽喉頭症状、消化器症状(腹痛・下痢)
ステージ4	アナフィラキシー症状

食物タンパク質に関連するものに分類されている(ラテックスアレルギーについてはCQ3-13参照)。

　また、非アレルギー性のものには直接マスト細胞を非特異的に刺激しヒスタミン、サブスタンスP、ブラジキニン、ロイコトリエン、プロスタグランジンなどの血管拡張および血漿成分の血管外漏出を促進する作用を持つ化学伝達物質の遊離を促進し、原因物質の接触部位に膨疹を生じるものをいう。添加物や保存料などの化学物質によるものが多く、英国の職業性接触皮膚炎・接触蕁麻疹ガイドラインでは不耐症も含まれる。非アレルギー性の接触蕁麻疹はアレルギー性のものと比較して接触部位にのみ膨疹と紅斑が出現し、軽症のことが多く、原因の除去で数時間以内に消褪し、アレルギー性接触蕁麻疹のように接触部位を超えて症状が進展することは稀である。

参考文献

1) Nicholson PJ, Llewellyn D, English JS；Guidelines Development Group. Evidence-based guidelines for the prevention, identification and management of occupational contact dermatitis and urticaria. Contact Dermatitis. 2010；63：177-86.
2) 秀　道広, 森田栄伸, 古川福実, ほか. 日本皮膚科学会蕁麻疹診療ガイドライン. 日皮会誌. 2011；121：1339-88.
3) Gimenez-Arnau A, Maurer M, De La Cuadra J, et al. Immediate contact skin reactions, an update of Contact Urticaria, Contact Urticaria Syndrome and Protein Contact Dermatitis -- "A Never Ending Story". Eur J Dermatol. 2010；20：552-62.
4) Maibach HI, Johnson HL. Contact urticaria syndrome：contact urticarial to diethyltoluamide (immediate type hypersensitivity). Arch Dermatol. 1975；111：726-30.

CQ3-6　職業性protein contact dermatitis(PCD)とは?

Panel Consensus

職業性PCDは、タンパク質が原因アレルゲンとなり、接触した部位に生じる反復再発性のアレルギー性接触皮膚炎を指すが、化学物質であるハプテンを原因アレルゲンとしたIV型のアレルギー性接触皮膚炎とは異なる病態と考えられる。

解説

　職業性protein contact dermatitis(PCD)は職業性皮膚疾患の分野の中で職業性接触蕁麻疹と並んで近年注目される疾患である。職業との因果関係が明らかで、肉、魚、野菜など主に食物に含まれるタンパク質が原因アレルゲンとなり、接触した部位に生じる反復再発性のアレルギー性接触皮膚炎を指すが、化学物質であるハプテンを原因アレルゲンとしたIV型のアレルギー性接触皮膚炎とは異なる病態と考えられる。

多くはアレルゲンに接触した直後に著しい痒みが生じ、数分から数時間以内に紅斑、膨疹、血管浮腫、続いて小水疱が生じる[1]。繰り返し同一のアレルゲンに曝露された結果、慢性期になると掻破と苔癬化や亀裂形成が見られ、爪周囲の紅斑・腫脹や爪甲の変形（paronychia）がしばしば見られる[2]。天然ゴム製品に含まれるラテックスタンパク質によってもPCDが生じる[3]。

　PCDの病態は、原因アレルゲンによるプリックテストが陽性となることから抗原特異的IgEを介したⅠ型の即時型アレルギーが関与すると推定されるが、小水疱や紅斑、苔癬化など、Ⅳ型アレルギーの関与が示唆される湿疹・皮膚炎の症状が引き起こされる機序はまだ分かっていないことが多い。皮膚バリア異常があり、タンパク質アレルゲンが皮膚に取り込まれやすいことが感作の起こる一因と考えられ、バリア異常の伴う疾患の代表であるアトピー性皮膚炎の合併率は約半数と報告されている[4,5]。さらに、Ⅰ型とⅣ型のアレルギー反応が混在した病態であると推察されている[4,6,7]が、原因アレルゲンとされるタンパク質を用いたパッチテストは多くが陰性となるため、職業性の一次刺激性皮膚炎に接触蕁麻疹が合併したものとの鑑別は困難な場合がある。

　職業性PCDの有病率に関する報告は海外でも稀であるが、デンマークの報告によると食品製造工場における職業性皮膚炎のうち13.9％にPCDがあり、畜肉加工者の22％にPCDが認められ[8,9]、また別のデンマークの報告ではアレルギー専門クリニックで食物に関連する手の皮膚症状がある372人の患者の22.0％にPCDが認められている[10]（エビデンスレベル：海外Ⅳb、日本なし）。

　PCDは同一のタンパク質に反復して接触する機会の多い食物や食品を扱う職業に見られる頻度が高く、調理師や寿司職人、食品加工業に働く従業員などで見られることが報告されている[11,14]。海外では食物や食品を扱う食品製造業従事者、食物や花を栽培する農業従事者、レストランやカフェで働くウェイターやウェイトレス、花屋、医療従事者、獣医師、生物学者、理容師や美容師などでも見られることが報告されている[1,4,7]（エビデンスレベル：海外Ⅳb、日本Ⅴ）。

　PCDは、肉、魚、果物野菜、穀類などの食物、植物、動物の唾液や皮屑に含まれるタンパク質、ヘアケア製品に含まれるタンパク加水分解物などの加工タンパク質[15,16]や天然ラテックス製品に含まれるラテックスタンパク質[3]も職業性PCDの原因アレルゲンとなり得る。これらは次の4群に大別される[6]。果物・野菜・スパイス・植物のGroup 1、動物由来のタンパク質（肉類・魚介類・乳製品・唾液・血液・動物の皮屑およびし尿）のGroup 2、穀類のGroup 3、酵素のGroup 4 の4群である。

　PCDの発症しやすい部位は、アレルゲンであるタンパク質と直接接触する手、特に手指が最も多く、手関節から前腕まで侵され、時に顔面頸部に病変が及び[1,2,4,6,7]、爪甲変形と爪郭部の変化もしばしば見られる特徴である[2,3]（エビデンスレベル：海外Ⅳb、日本Ⅴ）。

　職業性PCDの診断には、Ⅰ型アレルギーを検出するために健常部あるいは病変部位での原因アレルゲンによるオープンテスト、プリックテスト、スクラッチテストが有用である[1,4,6,7]。テストの際に、コマーシャルベースの加熱・化学処理を行った抽出エキスは陰性となることが多いため生の新鮮な食物、食材を用いて検査を行うことが重要である。テスト実施15～20分後の反応を観察し、*in vivo*の即時型アレルギーテストであるプリックテストの判定基準に従って判定・評価する。原因が手袋などの天然ラテックス製品やタンパク質を含むヘアケア製品などでは、ラテックス製品は定法に従って生理食塩水に抽出したものを、ヘアケア製品は必要に応じて希釈したものを用いて施行する。Ⅳ型の遅延型アレルギー反応を調べる閉鎖法を用いたパッチテストは陰性となることが多いが、バリア異常のない健常皮膚におけるパッチテストでは抗原であるタンパク質の透過性は低いと考えられ、遅延型アレルギー反応の合併を否定するものではないと推察される。血清中のELISA法などを用いた抗原特異的IgEは有用なこともあるが、新鮮な食物を用いた皮膚テストと比べると

感度は劣る[1,4〜7]（エビデンスレベル：海外Ⅳb，日本Ⅴ）。

　職業性PCDの発症時は原因アレルゲンの接触回避が最も重要な対処である。問診で職場環境における原因アレルゲンとの接触状況を詳細に聴取し、職場の配置転換や不可能な場合には手袋の装着を推奨するなどアレルゲン回避のための対処が必要であり、重症の場合には皮膚炎が治癒してバリア機能が回復するまでの休業も考慮する必要がある。

　治療は湿疹皮膚炎群の治療に準じる。原因アレルゲンの接触を避けることが第一であり（推奨グレードA）、皮膚炎の重症度に応じたステロイド外用薬を使用し（推奨グレードC1）、瘙痒の著しい場合には抗ヒスタミン薬を使用する（推奨グレードC2）。皮膚のバリア異常が発症の誘因と考えられるため、保護クリームやバリアクリームの使用など日常のスキンケアを励行する。しかし、保護クリームやバリアクリームの使用が発症を予防できるとした有意な疫学的データはない（推奨グレードC1）。アレルゲンとなり得るタンパク質を含む物質に接触する際には手袋の着用が推奨される（推奨グレードB）。天然ラテックス手袋もPCDの原因となり得ることに留意する必要がある。

　PCDの発症機序と病態についてはエビデンスレベルの高い報告はいまだ少なく、近年編纂された英国の職業性接触皮膚炎・職業性接触蕁麻疹のガイドラインにも明記されていない。しかし、今後はサービス業従事者の増加により、また、サービス業の多様化により加水分解タンパク質や酵素を使用した化粧品やヘアケア・スキンケア製品のような食物や食品に由来するタンパク質の加工製品が美容関係の職業で利用され、タンパク質製品によるPCDが増加することが予想される。

参考文献

1) Hjorth N, Roed-Petersen J. Occupational protein contact dermatitis in food handlers. Contact Dermatitis. 1976；2：28-42.
2) Tosti A, Guerra L, Morelli R, et al. Role of foods in pathogenesis of chronic paronychia. J Am Acad Dermatol. 1992；27：706-10.
3) Kanerva L. Occupational protein contact dermatitis and paronychia from natural rubber latex. J Eur Acad Dermatol Venereol. 2000；14：504-6.
4) Doutre MS. Occupational contact urticarial and protein contact dermatitis. Eur J Dermatol. 2005；15：419-24.
5) Hernández-Bel P, de la Cuadra J, García R, et al.［Protein contact dermatitis：review of 27 cases］. Actas Dermosifiliogr. 2011；102：336-43.
6) Janssens V, Morren M, Dooms-Goossens A, et al. Protein contact dermatitis：myth or reality？ Br J Dermatol. 1995；132：1-6.
7) Amaro C, Goossens A. immunological contact urticarial and contact dermatitis from proteins. Contact Dermatitis. 2008；58：67-75.
8) Veien NK, Hattel T, Justesen O, et al. Causes of eczema in the foodindustry. Derm Beruf Umwelt. 1983；31：84-6.
9) Hansen KS, Peterson HO. Protein contact dermatitis in slaughterhouse workers. Contact Dermatitis. 1989；21：221-4.
10) Vester L, Thyssen JP, Menne T, et al. Occupational food-related hand dermatoses seen over a 10-year period. Contact Dermatitis. 2012；66：264-70.
11) 梅香路綾乃, 加藤敦子, 千貫祐子, ほか. 職業性食物アレルギー　protein contact dermatitisとOAS, Baker's asthmaの合併例. 皮膚病診療. 2011；33：1039-42.
12) 福本　瞳, 朝山祥子, 高田香織, ほか. パルブアルブミンによる口腔アレルギー症候群　手の職業性接触皮膚炎を合併した例. 皮膚病診療. 2011；33：1035-8.
13) 杉浦真理子, 早川律子, 加藤佳美, ほか. Occupational protein contact dermatitis. 皮膚病診療. 2004；

26：837-84.
14) 徳田玲子, 長尾みづほ, 藤澤隆夫. 経皮感作による魚アレルギー（成人例）. Visual Dermatol. 2012；11：288-91.
15) Niinimäki A, Niinimäki M, Mäkinen-Kiljunen S, et al. Contact urticaria from protein hydrolysates in hair conditioners. Allergy. 1998；53：1078-82.

III. 疫学

CQ3-7　職業性皮膚疾患の有病率は？

Panel Consensus
わが国の産業分野で使用された化学物質は57,000種類以上あり、毎年新たに500種類以上が労働の現場に導入されており、その数や疾患を把握することは困難である。

解説

　職業性皮膚疾患の原因となるものは化学物質が多い。現在までに、わが国の産業分野において使用されたことのある化学物質は57,000種類以上あり、毎年新たに500種類以上の化学物質が労働の現場に導入されている。化学物質が原因による業務上疾病者数は、行政が把握しているだけでも平成17年中で311人いるが、これは職業性疾患全体の約38％にあたる。職業性疾患においては、休業4日以上の場合は事業主が労働基準監督署への届け出をするようになっているが、休業4日未満の場合や疾病者本人が職業性と考えなかった場合などは、その数や疾患を把握することは困難であり、特に皮膚疾患はこれにあたる[1]。

参考文献
1) 礒田英華, 戸倉新樹. 化学物質取り扱い者における皮膚障害. J Environ Dermatol Cutan Allergol. 2007；1：174-80.

CQ3-8　職業性接触皮膚炎の有病率は？

Panel Consensus
職業性接触皮膚炎の頻度は非常に高い。

解説

　接触皮膚炎は俗にいう「かぶれ」であり、職業性皮膚疾患では最も頻度が高く90％に上るといわれ、職業性疾患全体の中でもきわめて高頻度である。接触皮膚炎には、一次刺激性接触皮膚炎とアレルギー性接触皮膚炎の2つがある。報告によってあるいは職種によってさまざまである。例えば、貼布試験をした職業性皮膚疾患の患者において60％がアレルギー性、34％が刺激性であったとする調査がある。

CQ3-9 職業性蕁麻疹、職業性接触蕁麻疹の有病率は？

Panel Consensus

ラテックスアレルギー以外の職業性蕁麻疹および職業性接触蕁麻疹の有病率は、わが国において疫学調査に基づいた研究報告がなく正確な数字が出されていないため、わが国での一施設における統計と海外の疫学調査に基づいた職業性接触蕁麻疹の比率（有病率）について解説する。

解説

わが国では、1施設の職業性皮膚炎66例についてまとめた報告があり、このうち接触蕁麻疹は6例（9.1％）、接触蕁麻疹とアレルギー性接触皮膚炎の合併例は3例（4.5％）との報告がある[1]。海外では、各国の職業性皮膚疾患の報告のなかで接触蕁麻疹の割合は1～8％を占めるとの報告がなされている[2～12]。英国の2002～2005年の疫学調査ではすべての職業性皮膚疾患のうち3.3～3.9％（10,201人中336人；4,121人中161例）[7]、オーストラリアの1993～2004年の疫学調査では8.3％（1,720人中143人）[10]との報告であった。海外の報告では人口10万人当たりの頻度は0.3～6.2人であるとされている[3, 7, 9, 11, 12]。

参考文献

1) Xhelin X, Hayakawa R, Sugiura M, et al. Causative agents and prognosis of 66 patients with occupational contact dermatitis. Environ Dermatol. 1999；6：56-63.（エビデンスレベルⅤ）
2) Nicholson PJ, Llewellyn D, English JS；Guidelines Development Group. Evidence-based guidelines for the prevention, identification and management of occupational contact dermatitis and urticaria. Contact Dermatitis. 2010；63：177-86.（エビデンスレベルⅠor Ⅳb）
3) Burnett CA, Lushniak BD, McCarthy W, et al. Occupational dermatitis causing days away from workin U.S. private industry, 1993. Am J Ind Med. 1998；34：568-73.（エビデンスレベルⅣb）
4) Chen Y, Turner S, McNamee R, et al. The reported incidence of work-related ill-health in Scotland（2002-2003）. Occup Med. 2005；55：252-61.（エビデンスレベルⅣb）
5) Dickel H, Bruckner T, Bernhard-Klimt C, et al. Surveillance scheme for occupational skin diseasein the Saarland, FRG：First report from BKH-S. ContactDermatitis. 2002；46：197-206.（エビデンスレベルⅣb）
6) Kaufman JD, Cohen MA, Sama SR, et al. Occupational skin diseases in Washington State, 1989 through1993：using workers' compensation data to identify cutaneoushazards. Am J Public Health. 1998；88：1047-51.（エビデンスレベルⅣb）
7) McDonald JC, Beck MH, Chen Y, et al. Incidenceby occupation and industry of work-related skin diseases in the United Kingdom, 1996-2001. Occup Med（Lond）. 2006；56：398-405.（エビデンスレベルⅣb）
8) Pal TM, de Wilde NS, van Beurden MM, et al. Notification of occupational skin diseases by dermatologists in The Netherlands. Occup Med（Lond）. 2009；59：38-43.（エビデンスレベルⅣb）
9) Turner S, Carder M, van Tongeren M, et al. The incidence of occupational skin disease as reported to the Health and Occupation Reporting（THOR）network between 2002 and 2005. Br J Dermatol. 2007；157：713-22.（エビデンスレベルⅣb）
10) Williams JD, Lee AY, Matheson MC, et al. Occupational contact urticaria：Australian data. Br J Dermatol. 2008；159：125-31.（エビデンスレベルⅣb）
11) Kanerva L, Jolanki R, Toikkanen J. Frequencies of occupational allergic diseases and gender differences in Finland. Int Arch Occup Environ Health. 1994；66：111-6.（エビデンスレベルⅣb）

12) Kanerva L, Toikkanen J, Jolanki R, et al. Statistical data on occupational contact urticaria. Contact Dermatitis. 1996; 35: 229-33.(エビデンスレベルⅣb)

Ⅳ. 原因物質

CQ3-10 職業性刺激性接触皮膚炎の原因物質は？

Panel Consensus
急性刺激性接触皮膚炎の極型である化学熱傷[1]は、酸・アルカリ、フッ化水素、セメント、灯油などで起こる。

解説

　近年、接触皮膚炎における刺激性の比率が増加しているとの見方がある。刺激性接触皮膚炎は、美容師、パン屋、菓子職人、食品加工業、肉屋、機械工、錠前屋、自動車修理工に多い。急性刺激性接触皮膚炎の極型である化学熱傷[1]は、酸・アルカリ、フッ化水素、セメント、灯油などで起こる。接触原である化学物質の種類により特徴ある臨床像を呈する。その発症機序も個々の化学物質によって異なる。

　化学熱傷は、酸・アルカリによる皮膚傷害に対して使われてきた呼称であるが、実際にはその他の機序によっても皮膚炎が誘導される。フッ化水素はその代表的なものであり、速やかに驚くほど深部まで壊死を起こす。酸としてよりも、強力な組織傷害性を有するフッ素イオンの発生により組織を破壊する。セメントは**CQ3-11**で述べるようにセメント熱傷を起こす。灯油皮膚炎は灯油による角化細胞の破壊によるが、サイトカインの関与も考えられている。過酸化水素の接触によって生じる皮内での酸素発生による水疱形成のように特殊な例もある。刺激性反応性刺激性皮膚炎や蓄積性刺激性皮膚炎は美容師や食材を扱う職人などに生じ、界面活性剤や消毒剤、化粧品などが原因になる。機械工などではエポキシ樹脂が原因になることもある。

参考文献
1) 戸倉新樹, 森　智子. 急性刺激性接触皮膚炎から化学熱傷まで. 日皮会誌. 2003; 113: 2025-31.

CQ3-11 職業性アレルギー性接触皮膚炎の原因物質は？

Panel Consensus
主な原因物質は、金属、樹脂、ゴム、農薬、切削油、植物などである（表3-3～5）。

解説

1）金属

　金属による職業性アレルギー性接触皮膚炎は多く、金属そのものに接触する場合よりも金属を含んでいるものに触れて起こることが多い。例えば、皮革の接触皮膚炎は混入する6価クロムによる。ニッケル、クロム、コバルトはアレルギー性接触皮膚炎が起きる3大金属であり、パッチテストも陽性になりやすい。

2）樹脂（レジン）

エポキシ樹脂、アクリル樹脂などによる。樹脂によるものは、一次刺激性のこともアレルギー性のこともあるが、多くはアレルギー性である。実際に触れる手のアレルギー性接触皮膚炎として見られるほか、樹脂は微細な粉として空気中にも浮遊するため、顔面にも皮疹が見られる。工場現場以外にも、歯科衛生士が樹脂を多く扱うために発症する場合がある。

3）ゴム

ゴムの製造過程で使われる加硫促進剤が原因である。天然ゴム・合成ゴムのどちらの手袋にも含まれる。

4）農薬

農薬によるものには、殺虫剤や殺菌剤の化学熱傷、除草剤や抗菌薬のアレルギーがある。光接触皮膚炎が起きる場合もある。

5）切削油

頻度が高いアレルギー性接触皮膚炎である。切削油には種々の物質が含まれており、どの物質による接触皮膚炎かの同定は容易ではない。

6）植物

サクラソウ、キク、ハゼ、ツタ、セロリ、マンゴーなどがある。植物による皮膚炎は、①接触皮膚炎、②光接触皮膚炎、③農薬による接触皮膚炎と3つの場合がある。

7）セメント

セメントによる接触皮膚炎の機序には4つある。①急性では化学熱傷としての性格をもち水酸化カルシウムの強アルカリによる腐食作用が強い傷害で、セメント熱傷（cement burn）と呼ばれている。②慢性では6価クロムによるアレルギー性接触皮膚炎を起こす。また、③機械的傷害によっても発症し、④慢性の接触刺激では活性酸素の関与も示唆されている。

8）光接触皮膚炎の原因

俗にいう「ひかりかぶれ」である。接触皮膚炎ほどに頻度は高くないが、診断がやや困難であることから見過ごされていることも多く注意を要する。ある物質が皮膚に接触し、その部位に日光が照射されて皮疹が生じる。原因として、歴史的にはハロゲン化サリチルアニリド（抗菌作用）を含む石

表3-3　職業性接触皮膚炎の原因となる頻度の高いアレルゲン

原因物質	症状・概説
金属（ニッケル、コバルト、クロム）	接触部位を越えて接触皮膚炎症候群や全身型金属アレルギーを生じることがある。金属を含むもの（皮革・塗料など）に触れて生じることが多い
樹脂（レジン）、エポキシ樹脂、アクリル樹脂	手だけではなく顔面にも生じる。微細な粉として空気中に浮遊して症状を起こす。工場現場以外に歯科衛生士に発症する場合がある
ゴム（MBT, TMTD）	職場では手袋や長靴のゴムが問題となることが多い
農薬（除草剤・抗菌薬）	手や露出している顔面・頸部などに紅斑や苔癬化、亀裂を生じる。原因が反復して接触し慢性化することが多い。光接触皮膚炎も起こすことがある
切削油・機械油	痤瘡を生じることもある。切削油の中には種々の物質が含まれていて原因の特定は困難である
植物	表3-4参照

表3-4 接触皮膚炎を来す植物

病型	代表的な植物	主な原因物質	症状・概説
刺激性接触皮膚炎(機械的刺激)	バラ、タラノキ、サボテンの棘		
	キダチアロエ、キウイフルーツ、パイナップル、サトイモ科植物	シュウ酸カルシウム(針状結晶)	針状結晶が機械的刺激となる。アロエ類による皮膚炎はアレルギー反応を思わせる所見を示すが刺激性炎症反応とされる
刺激性接触皮膚炎(化学的刺激)	イラクサ	ヒスタミン、アセチルコリン、セロトニン	イラクサ科植物の茎や葉に多数の刺毛が密生し触れると蕁麻疹を生じる。乾燥すると無刺激のアネモニンに変わる
	キツネノボタン、センニンソウ	プロトアネモニン	
アレルギー性接触皮膚炎	ウルシ科植物(ウルシ、ツタウルシ、ヤマウルシ、ヤマハゼ、ハゼノキ)	ウルシオール	ウルシ科植物は野山に多く自生する。接触すると2～3日後から強い痒み、浮腫性紅斑や水疱を生じ、線状に配列
	ギンナン(外種皮)、イチョウ	ギンゴール酸、ビロボール(ウルシオールと容易に交差)	ギンナンの外種皮に抗原性物質があり、イチョウの葉にも少ないながら含まれる
	トキワザクラ	プリミン	最近はプリミンフリーのトキワザクラが出回っている
	キク科(キク、マーガレット、ヒマワリ、ダリア、ヨモギ、レタスなど)	セスキテルペンラクトン類(アラントラクトン、アルテグラシンA)	キク科植物は種類が多い
	ウコギ科(カクレミノ、ヤツデ、キヅタ)	ファルカリノール	
	ユリ科(チューリップ)	チュリパリンA	球根に含まれる
	シソ科(シソ)	ペリルアルデヒド、ペリルアルコール	シソの精油成分に抗原性物質が含まれる
光接触皮膚炎	セリ科(セロリ、パセリ)、ミカン科(ライム、レモン)、クワ科	含有するフロクマリンが原因。ソラレン類似物質	果汁や葉汁などに接触し、その部位に日光があたると生じる

第3章　職業性皮膚疾患

表3-5　職業別の接触皮膚炎の原因

職種	接触皮膚炎	原因
農業	急性刺激性皮膚炎	農薬（有機リン製剤、除草剤）、農作物
農業	慢性刺激性皮膚炎・アレルギー性接触皮膚炎	農薬・肥料・農作物・花粉・界面活性剤
工業	急性刺激性皮膚炎	防錆剤、灯油、切削油、タール、フェノール
工業	慢性刺激性皮膚炎・アレルギー性接触皮膚炎	塗料、金属（ニッケル、コバルト、クロム）、界面活性剤・エポキシ樹脂・ゴム剤・切削油
美容師	刺激性皮膚炎	毛髪、界面活性剤（コカミドプロピルベタイン；CAPB）、パーマネントウエーブ液（チオグリコール酸アンモニウム；ATG）
美容師	アレルギー性接触皮膚炎	界面活性剤、染毛剤（パラフェニレンジアミン；PPD）、パーマネントウエーブ液、香料、ブリーチ剤（過硫酸アンモニウム）、はさみ（金属）、ゴム手袋（加硫促進剤、ラテックス）、殺菌防腐剤（ケーソンCG）
医療従事者	刺激性皮膚炎	手指洗浄剤・消毒剤（ポピドンヨード、ベンザルコニウム塩化物、グルコン酸クロルヘキシジン）
医療従事者	アレルギー性接触皮膚炎	消毒剤、歯科用材料（レジン）、ゴム手袋（加硫促進剤、ラテックス）（接触蕁麻疹　ラテックス）
事務職従事者	アレルギー性接触皮膚炎	デスクマット[2,3,5,6-テトラクロロ-4-(メチルスルホニル)ピリジン；TCMSP]

表3-6　職業性接触皮膚炎の原因物質

職業性接触皮膚炎の原因物質		職業	エビデンスレベル* 海外	エビデンスレベル* 日本	文献
金属	ニッケル	工業	①	②	1、2、4、6、7、9、10、11
金属	コバルト	セメント業	①	②	1、2、4、6、7、9、10、11
金属	クロム	塗装	①	②	1、2、4、6、7、9、10、11
樹脂（レジン）、エポキシレジン、アクリル樹脂		工業、医療	②	②	1、5、6、12、13
ゴム		工業、農業、医療、美容師	②	②	1、3、6、9、12、13
農薬		農業	②	②	7、11、13
切削油・機械油		工業	②	②	8、10、11、13、17
植物		農業、花屋	②	②	1、11～16

＊：エビデンスレベルの分類は表1-2（p.7）を参照。

鹸の使用が多くの患者を生んだ。現在では、非ステロイド性抗炎症薬(ケトプロフェン、スプロフェン)、サンスクリーン製剤(オクトクリレン：ケトプロフェンと交差反応を起こす)が多い。

参考文献

1) Adachi A, JSCD Research Group study. Results of patch tests with standard allergen series of the Research Group of the Japanese Society for Contact Dermatitis in 1994 and annual variations of patients with pigmented contact dermatitis of lichenoid type in 1993. Environ Dermatol. 1996；3：140-50.
2) Kanerva L, Jolanki R, Estlander T, et al. Incidence rates of occupational allergic contact dermatitis caused by metals. Am J Contact Dermat. 2000；11：155-60.
3) Lysdal SH, Søsted H, Andersen KE, et al. Hand eczema in hairdressers：a Danish register-based study of the prevalence of hand eczema and its career consequences. Contact Dermatitis. 2011；65：151-8.
4) Rui F, Bovenzi M, Prodi A, et al. Concurrent sensitization to metals and occupation. Contact Dermatitis. 2012；67：359-66.
5) Bangsgaard N, Thyssen JP, Menné T, et al. Contact allergy to epoxy resin：risk occupations and consequences. Contact Dermatitis. 2012；67：73-7.
6) Pontén A, Hamnerius N, Bruze M, et al. Occupational allergic contact dermatitis caused by sterile non-latex protective gloves：clinical investigation and chemical analyses. Contact Dermatitis. 2013；68：103-10.
7) Verma G, Sharma NL, Shanker V, et al. Pesticide contact dermatitis in fruit and vegetable farmers of Himachal Pradesh (India). Contact Dermatitis. 2007；57：316-20.
8) English JS, Foulds I, White IR, et al. Allergic contact sensitization to the glycidyl ester of hexahydrophthalic acid in a cutting oil. Contact Dermatitis. 1986；15：66-8.
9) 足立厚子. 本邦標準アレルゲン系列の解説. 皮膚病診療. 2006；28：61-68.
10) 瀧田祐子, 小泉明子, 西岡和恵. 金属加工工場での職業性接触皮膚炎. 皮膚病診療. 2011；33：1015-8.
11) 浅野幸恵, 牧野輝彦, 乗杉 理, ほか. 接触皮膚炎2009 臨床例 職業粉塵コバルトによる全身性接触皮膚炎. 皮膚病診療. 2009；31：1275-8.
12) 鹿庭正昭. 特集/接触皮膚炎診療マニュアル, 家庭用品・家屋と接触皮膚炎―原因の推定・決定と対処. MB Derma. 2008；139：25-31.
13) 戸倉新樹. 接触皮膚炎アップデート 職業性皮膚炎の臨床と原因抗原. アレルギー免疫. 2009；16：1714-9.
14) 高橋仁子, 菅野与志子, 大城戸宗男. 植物によるかぶれ. 皮膚臨床. 1998；30：813-42.
15) 指田 豊. 皮膚炎をおこす植物とその活性成分. 皮膚病診療. 2007；29：43-9.
16) 西岡和恵. 植物と接触皮膚炎―かぶれやすい植物と環境―. MB Derma. 2008；139：38-42.
17) 古賀千律子, 戸倉新樹. 職業性皮膚疾患を理解する 切削油・機械油による皮膚障害. Derma. 2009；154：13-6.

CQ3-12 職業性蕁麻疹(職業性接触蕁麻疹)の原因アレルゲンは？

Panel Consensus

アレルギー性接触蕁麻疹の主な原因アレルゲンとなるタンパク質は食物、植物、動物、小麦、穀類、天然ゴム製品などがある。非アレルギー性蕁麻疹の原因は香料や保存料として使用される化学物質が多い。抗菌薬や染毛剤などでアレルギー性接触蕁麻疹を発症する場合がある。

第3章　職業性皮膚疾患

解説

　アレルギー性の職業性蕁麻疹は、多くの場合は主として原因となるタンパク質アレルゲンが職業的に直接皮膚に接触する頻度が高く、それだけ接触感作（経皮感作）が生じやすいために発症する。また、空気中に飛散しやすい穀物の粉類や天然ラテックス手袋のパウダーに含まれるタンパク抗原については、気道感作により発症することもある。

　主な原因アレルゲンとなるタンパク質は食物、植物、動物、小麦、穀類、天然ゴム製品などに含まれる。これらのタンパク質アレルゲンは、天然ゴム製品に含まれるラテックスタンパク質、その他の食物や動物に由来するタンパク質（non-latex）に大きく分類される。海外およびわが国ともに、ラテックスは医療従事者に多い[1～6]。わが国の報告では見られないが動物の皮屑や尿、唾液などによるものは動物を飼育する実験室勤務者や獣医師、酪農従事者に多い。わが国、海外ともに、食品である肉類、魚介類、野菜果物については食品を扱う職業（調理師、パン製造、精肉業、食品加工業、農業）に多いとされている。

　化学物質については非アレルギー性のものが多い。抗菌薬や局所麻酔薬などの薬剤、染毛剤や香粧品などの日用品、食品添加物などに含まれる反応性の低分子化学物質は遅延型アレルギー性の接触皮膚炎を起こすことが知られるが、時にアレルギー性の接触蕁麻疹も起こす。抗菌薬はわが国ではセフォチアム塩酸塩、ピペラシリン、セフォペラゾン、ストレプトマイシンによりアナフィラキシーまたはアナフィラキシーショックの報告があり、看護師が点滴製剤を調整中に発症している。染毛剤による接触蕁麻疹の報告はヘナ、パラアミノフェノール、パラフェニレンジアミン、パラトルエンジアミン、メタアミノフェノール、オルトアミノフェノールが原因アレルゲンとして報告されている。接着剤に使用されるエポキシ樹脂についてもアレルギー性接触皮膚炎の報告が多いが、製造業従事者で見られたビスフェノールA型による接触蕁麻疹の報告がある。また、非アレルギー性の職業性蕁麻疹の原因物質としてよく知られているものには、香料や保存料として使用される化学物質が多い。ほかに安息香酸、ソルビン酸、ケイヒアルデヒド（シンナムアルデヒド）、酸無水物、2-ethylhexyl acrylateなどが挙げられる。

　医学中央雑誌にて1982～2012年に報告された中で、職業性接触蕁麻疹の報告は84件あり、それらの報告中、ラテックス以外の原因アレルゲンを表3-7に示す。

表3-7　わが国でこれまで報告のあるラテックス以外の接触蕁麻疹の原因アレルゲン

種類	原因アレルゲン
食物関連	甲殻類、魚介類、野菜・果実類（トレビス、チコリ）、アボカド、ニンニク、綿の実）、米、小麦、卵、牛乳、ソバ、ゼラチン
動物関連	ユスリカ幼虫（飼育用餌）、絹、家塵中ダニ、動物の皮屑
抗菌薬	セフォチアム、セフォペラゾン、ストレプトマイシン、ピペラシリン、ペントキシフィリン
化学物質	ヘナ（染毛剤）、パラアミノフェノール、パラフェニレンジアミン、パラトルエンジアミン、メタアミノフェノール、オルトアミノフェノール（染毛剤）、加硫酸アンモニウム（ヘアブリーチ剤）、メチルパラベン（化粧品・シャンプー・歯磨き粉など）、ポリオキシエチレンアルキルエーテル（洗剤）、ポリエチレングリコール（洗剤）、ベンザルコニウム塩化物、クロルヘキシジングルコン酸塩、ホルマリン
その他（酵素・タンパク加水分解物など）	パパイン（タンパク分解酵素、洗剤・洗顔料）、加水分解コラーゲン（化粧品）、ゼラチン（ヘアケア製品）、グルパール（加水分解小麦・洗顔料・ヘアケア製品・化粧品）

参考文献
1) McDonald JC, Beck MH, Chen Y, et al. Incidence by occupation and industry of work-related skin diseases in the United Kingdom, 1996-2001. Occup Med (Lond). 2006；56：398-405.(エビデンスレベルⅣb)
2) Turner S, Carder M, van Tongeren M, et al. The incidence of occupational skin disease as reported to the Health and Occupation Reporting (THOR) network between 2002 and 2005. Br J Dermatol. 2007；157：713-22.(エビデンスレベルⅣb)
3) Kanerva L, Jolanki R, Toikkanen J. Frequencies of occupational allergic diseases and gender differences in Finland. Int Arch Occup Environ Health. 1994；66：111-6.(エビデンスレベルⅣb)
4) Kanerva L, Toikkanen J, Jolanki R, et al. Statistical data on occupational contact urticaria. Contact Dermatitis. 1996；35：229-33.(エビデンスレベルⅣb)
5) Goon AT, Goh CL. Epidemiology of occupational skin disease in Singapore 1989-1998. Contact Dermatitis. 2000；43：133-6.(エビデンスレベルⅣb)
6) 松永佳世子. ラテックスアレルギーのすべて－安全対策ガイドライン準拠－，秀潤社，東京，2007.

・日本の職業性接触蕁麻疹の報告(84件)を以下に示す。(エビデンスレベルⅤ)
1) 多田弥生. 薬剤と皮膚疾患-日常診療に役立つ最新情報- 忘れてはならない独特の薬疹 セフォチアムと接触蕁麻疹. 皮膚臨床. 2012；54：1589-93.
2) 成田幸代, 持田耕介, 瀬戸山充. 塩酸セフォチアム(CTM)による接触蕁麻疹症候群の1例. 西日皮. 2012；74：561.
3) 舟木聡子, 加藤敦子, 森山達哉. 染毛剤ヘナによる職業性接触蕁麻疹発症後、多種の野菜による即時型アレルギーを併発した1例. J Environ Dermatol Cutan Allergol. 2012；6：306.
4) 西田和世, 伊藤泰介, 平川聡史, ほか. 魚由来原料を配合した化粧料による接触蕁麻疹の1例. 日皮会誌. 2012；122：1800-1.
5) 三宅知美, 奥山隆平, 福澤正男, ほか. メチルパラベンによる接触蕁麻疹の1例. 日皮会誌. 2012；122：1196.
6) 西脇冬子, 藤井秀孝. 蕁麻疹・アナフィラキシー 染毛剤によるアナフィラキシーショックの2例. 皮膚臨床. 2011；53：705-8.
7) 山腰高子, 牧野輝彦, 清水忠道. 皮膚のIgEアレルギー 臨床例 魚介類による接触蕁麻疹. 皮病診療. 2011；33：523-4.
8) 松倉節子, 板垣康治, 村石満ちる, ほか. 皮膚のIgEアレルギー 臨床例 パパイン酵素入り洗顔料による接触蕁麻疹とワサビによるアナフィラキシーの合併例. 皮膚病診療. 2011；33：503-6.
9) 塩見彩子, 小倉香奈子, 田口久美子, ほか. ポリオキシエチレンアルキルエーテルによる接触蕁麻疹. 皮膚臨床. 2010；52：1030-1.
10) 川上延代, 玉井真理子, 三好逸男. ソバによる職業性接触皮膚炎の1例. 西日皮. 2009；71：471-3.
11) 足立厚子, 松尾裕彰, 河野邦江, ほか. 皮膚と食物アレルギー 小麦と蕁麻疹 小麦による接触蕁麻疹とprotein contact dermatitis. Visual Dermatol. 2009；8：930-2.
12) 村江美保, 岡本祐之, 堀尾 武. ストレプトマイシンによる接触蕁麻疹. 皮の科. 2007；6：22-5.
13) 山口絢子, 猪又直子, 広門未知子, ほか. シーフードによる職業性の接触蕁麻疹と口腔アレルギー症候群の1例. アレルギー. 2007；56：49-53.
14) Kato Y, Yagami A, Matsunaga K. ヒドロキシプロピルトリモニウム加水分解コラーゲンによる接触蕁麻疹の1症例. J Environ Dermatol Cutan Allergol. 2005；12：192-5.
15) 辻野佳雄, 森田栄伸, 大藤 聡. 染毛剤による接触蕁麻疹症候群の1例. 皮膚臨床. 2006；48：641-4.
16) 金林純子, 坂本泰子. 接触皮膚炎2005 臨床例 ピペラシリンによる接触蕁麻疹. 皮膚病診療. 2005；27：1059-62.
17) 川島 綾, 高野浩章, 滝脇弘嗣, ほか. ピペラシリンとセフォペラゾンによる接触蕁麻疹症候群の1例. 臨皮. 2005；59：861-4.
18) 遠渡 舞, 樋口実穂, 米田和史, ほか. ストレプトマイシンにより生じた接触蕁麻疹症候群の1例. 皮膚

臨床. 2005；47：81-4.
19) 長井泰樹, 江畑俊哉, 上出良一, ほか. ヘアブリーチ剤に含有される過硫酸アンモニウムによる接触蕁麻疹症候群の1例. 日皮アレルギー会誌. 2004；12：1-4.
20) 松尾明子, 稲沖 真, 藤本 亘. 職業性接触皮膚炎 塩酸セフォチアム（パンスポリン）による接触蕁麻疹症候群. 皮膚病診療. 2004；26：869-72.
21) 徳田祥子, 井上光世, 安元慎一郎, ほか. 職業性接触皮膚炎 トレビスによる接触蕁麻疹. 皮膚病診療. 2004；26：841-4.
22) 山口由衣, 内田敬久, 大砂博之, ほか. 薬剤アレルギーが疑われたラテックスアレルギーの1例. アレルギー. 2004；53：34-7.
23) 木下香里, 須貝哲郎, 田水智子, ほか. 塩化ベンザルコニウムによる接触皮膚炎を伴った接触蕁麻疹症候群. 皮の科. 2003；2：278-81.
24) 角田孝彦, 木村 裕. 染毛剤ヘナ中のパラアミノフェノールによる接触蕁麻疹症候群の1例. アレルギーの臨床. 2003；23：159-63.
25) 海老原香子, 中村 稔, 大井綱郎. 薬疹・薬物障害 塩酸セフォチアムによる接触蕁麻疹症候群の1例. 皮膚臨床. 2002；44：1401-4.
26) Kitagawa T, Katoh N, Yasuno H, et al. 歯根管治療剤による接触性蕁麻疹症候群の1例. Environ Dermatol. 2001；8：146-51.
27) Nishioka K, Takahata H, Yasuno H. 酸化染毛剤による接触蕁麻疹症候群の2症例. Environ Dermatol. 2001；8：88-93.
28) 三家 薫, 井関宏美, 上津直子, ほか. ヘアーコンディショナーに含まれるゼラチンによる接触蕁麻疹. 日皮アレルギー会誌. 2000；8：12-6.
29) Sugiura K, Sugiura M, Hayakawa R, et al. 綿製手袋の塩化ビニルすべり止に含まれるジ（2-エチルヘキシル）フタレート（DOP）は接触蕁麻疹症候群の原因となる（Di(2-ethylhexyl)phthalate(DOP)in a vinyl-chloride slip-guard of cotton gloves caused contact urticaria syndrome）. Environ Dermatol. 2000；7：211-6.
30) 鷲崎久美子, 関東裕美, 斉藤美紀子, ほか. 接触皮膚炎 アボカドによる接触蕁麻疹の1例. 皮膚臨床. 2000；42：1709-12.
31) Endo Y, Okada E, Ohnishi K, et al. 看護婦におけるセフォチアムによる接触蕁麻疹. Environ Dermatol. 2000；7：173-7.
32) 筒井清広, 朝井靖彦, 川島愛雄. Latex手袋による接触蕁麻疹の1例. 石川中病医誌. 2000；7：173-7.
33) Ueda K, Higashi N, Kume A, et al. 2-ethyl-6-methyl aniline及び2,4,6-trimethyl anilineによる職業性接触蕁麻疹の1例. Environ Dermatol. 2000；7：95-8.
34) 洙田由美子, 野本正志. ラテックス手袋による接触蕁麻疹の1例. 高知中病医誌. 1998；25：21-4.
35) 多田弥生, 中村晃一郎, 大槻マミ太郎, ほか. 免疫アレルギー 塩酸セフォチアムで生じた接触蕁麻疹症候群. 皮膚臨床. 1998；40：1743-6.
36) Konishi K, Kumazawa H. にんにくによる接触蕁麻疹と接触皮膚炎合併例. Environ Dermatol. 1998；5：58-62.
37) Miyamoto T, Okumura M. エポキシ樹脂による職業上の接触蕁麻疹例. Environ Dermatol. 1998；5：53-7.
38) 北村和子, 池澤善郎. 飼育用冷凍アカムシ（ユスリカ幼虫）による接触蕁麻疹の1例. アレルギー領域. 1998；5：629-33.
39) Funaki M, Koike S, Yamada Y, ほか. そばによる接触蕁麻疹 症例報告. Environ Dermatol. 1997；4：304-7.
40) 中森三千代, 大城戸宗男, 松尾聿朗. 接触皮膚炎-1998 臨床例 アコヤガイによる接触蕁麻疹と接触皮膚炎. 皮膚病診療. 1998；20：235-8.
41) Tanaka S, Hayakawa R, Sugiura M, et al. ラテックスによる接触蕁麻疹の1例. Environ Dermatol. 1997；4：225-30.
42) Yamada K, Urisu A, Haga Y, et al. 摂取に対する耐性獲得後, 卵白に対する接触蕁麻疹を保持している症例. Acta Paediatr Jpn. 1997；39：69-73.

43) 伊藤あおい, 高橋正明. 手湿疹患者にみられた塩酸セフォチアム（パンスポリン）による接触蕁麻疹の1例. 道南医会誌. 1997；32：202-4.
44) Hiroko M, Shuhei I, Tetsuya K, et al. セホチアムによる接触蕁麻疹のメディエイタの*in vitro*における分析. Allergol Int. 1996；45：51-3.
45) 水足久美子, 小野友道. ゴム手袋による接触蕁麻疹の13例. 西日皮. 1997；59：345-9.
46) 古谷喜義, 森田栄伸, 高路 修, ほか. 魚類による接触蕁麻疹における原因抗原の検討. 西日皮. 1996；58：436-8.
47) 宮原裕子, 今山修平, 古賀哲也, ほか. 塩酸セフォチアムによる接触蕁麻疹症候群患者の特異IgE抗体, サイトカインおよび化学伝達物質. アレルギー. 1994；43：1029.
48) 古谷喜義, 森田栄伸, 高路 修, ほか. 魚類による接触蕁麻疹の2例. アレルギーの臨床. 1994；14：675-8.
49) 前田啓介, 吉田彦太郎. 牛乳の接触蕁麻疹を合併したアトピー性皮膚炎の1例. アレルギー領域. 1994；1：730-3.
50) 角田孝彦, 堀内令久, 佐藤真樹. 染毛剤による接触蕁麻疹症候群の2例. 皮膚. 1993；35（増刊16）：178-83.
51) 宮原裕子, 今山修平, 古賀哲也, ほか. 塩酸セフォチアム（CTM）により生じた接触蕁麻疹症候群. 皮膚臨床. 1993；35：1441-4.
52) 尾藤利憲, 足立厚子, 堀川達弥, ほか. 接触皮膚炎 ラテックス手袋の接触によるアナフィラキシーショック. 皮病臨床. 1993；15：526-30.
53) 小島益子. メチルパラベンによる接触蕁麻疹の1例. 皮膚. 1992；34：578-82.
54) 内海美穂子, 須貝哲郎. アトピー性皮膚炎患者にみられたイヤリングによる接触蕁麻疹. 皮膚. 1992；34（増刊13）：116-9.
55) 児玉昌子, 清水良輔, 谷 昌寛. 多種の果実・コナヒョウヒダニの接触蕁麻疹を伴ったアトピー性皮膚炎の1例. 皮膚. 1992；34（増刊13）：76-81.
56) 今泉基佐子, 足立厚子, 生越まち子, ほか. 絹・ソバ粉による接触蕁麻疹を合併したアトピー性皮膚炎. 皮膚臨床. 1992；34：709-13.
57) 石田とし子, 玉置昭治. ペントキシフィリンによる接触蕁麻疹の1例. 皮膚. 1991；33（増刊10）：80-2.
58) 田宮由美子, 佐々木映子, 畑三恵子, ほか. 生卵白, 調製粉乳による接触蕁麻疹および生卵白による蕁麻疹の1例. 日小児皮会誌. 1990；9：244-8.
59) 長野拓三, 金尾啓右. hair dye shockの1例 RAST陽性例について. 皮膚病診療. 1991；13：57-60.
60) 東山真里, 岩佐真人, 岡田奈津子, ほか. 魚介類による職業性接触蕁麻疹. 皮膚. 1990；32（増刊9）：219-23.
61) 高田一郎, 西岡和恵, 麻上千鳥. 亜硫酸ナトリウムによるアレルギー性接触蕁麻疹. 皮膚. 1990；32（増刊9）：243.
62) 佐伯光義. ショックを伴った抗生剤による接触蕁麻疹の1例. 西日皮. 1989；51：362.
63) 有巣加余子, 荻野泰子, 鈴木真理, ほか. 塩化リゾチームによる接触蕁麻疹. 名大分院年報. 1990；23：65-9.
64) 清水正之, 村田 実, 佐部利浩子, ほか. グルコン酸クロルヘキシジンによる接触蕁麻疹の1例. 皮膚. 1989；31（増刊6）：235-9.
65) 角田孝彦. ステロイド軟膏による接触蕁麻疹. 皮膚. 1989；31：354-7.
66) 田中豊道, 前田啓介, 田中洋一, ほか. 家塵中のダニによる接触蕁麻疹の1例. 皮膚. 1988；30（増刊4）：220-4.
67) 須貝哲郎, 麻生五月. 食物による接触蕁麻疹症候群. 皮膚. 1988；30（増刊4）：25-9.
68) 長野拓三, 金尾啓右. 生ウナギによるアレルギー性接触蕁麻疹の1例 とくにDSCGによる治療法について. 皮膚病診療. 1988；10：737-40.
69) 杉山朝美, 林 正幸, 池沢善郎. グルコン酸クロルヘキシジンによる接触蕁麻疹の1例. 臨皮. 1987；41：1031-7.
70) 小西啓介. 卵白による接触蕁麻疹の1例. 皮紀. 1987；82：511.
71) 原田 晋, 玉置昭治. 経口的脱感作の成功したパンスポリンによる接触蕁麻疹の1例. 皮膚臨床. 1987；

29：871-5.
72） 橋本陽子, 須貝哲郎. 綿の実による接触蕁麻疹症候群. 皮膚. 1987；29：533-6.
73） 野田浩子, 藤川京子, 福島英治, ほか. カルバルゾンにより接触蕁麻疹を呈した1例. 皮膚. 1987；29：528-32.
74） 生越まち子, 原田 晋, 熊谷正彦, ほか. 抗生剤による接触蕁麻疹の1例. アレルギーの臨床. 1987；7：430-2.
75） 杉山朝美. グルコン酸クロルヘキシジンによる接触蕁麻疹の1例. 日皮会誌. 1986；97：180.
76） 原田 晋. 経口的脱感作を施行したパンスポリンによる接触蕁麻疹の1例. 日皮会誌. 1986；96：1527.
77） 田中豊道, 田中洋一, 計盛幸子, ほか. ダニ抽出液による接触蕁麻疹の1例. 皮膚. 1986；28：334-7.
78） 長野拓三, 水野 昭, 金尾啓右. 新フランセF腟錠による接触蕁麻疹症候群（RAST陽性症例について）. アレルギーの臨床. 1986；6：44-7.
79） 高橋仁子, 菅野与志子, 松尾聿朗. そばによりアナフィラキシーショック, 接触蕁麻疹を呈した1例. 皮膚臨床. 1985；27：1177-9.
80） 松山俊文, 牛島信雄, 吉田彦太郎. 塩化リゾチーム製剤による接触蕁麻疹. 皮膚. 1985；27：444-7.
81） 清水正之. グルコン酸クロルヘキシジンによる接触蕁麻疹の1例. 皮膚. 1984；26：644-7.
82） 菅野与志子, 栄枝重典, 高橋仁子. 接触蕁麻疹と手湿疹. 皮膚臨床. 1984；26：301-6.
83） 須貝哲郎. 接触蕁麻疹. 皮膚. 1983；25（増刊1）：増97-増102.
84） 長野拓三, 金尾啓右. 生エビによるアレルギー性接触蕁麻疹の3例. 皮膚病診療. 1982；4：657-60.

CQ3-13　ゴム手袋使用により生じたラテックスアレルギーは食物アレルギー発症の原因となるか？

Panel Consensus
ラテックスアレルギー患者の一部はある種の植物性食品に対しても即時型アレルギー反応を起こす（ラテックス-フルーツ症候群）。

解説

　職業性接触蕁麻疹の代表的な疾患の一つであるラテックスアレルギーは、1990年代から主に医療現場において増加し、3～12％の医療従事者、1～6％の一般の人々において、原因物質であるラテックス抗原に対する感作が成立していると考えられている。また、ラテックスアレルギー患者の一部は、ある種の植物性食品に対しても即時型アレルギー反応を起こし、それをラテックス-フルーツ症候群という。疫学的には約半数のラテックスアレルギー患者が何らかの食物に症状を誘発するとされる[1]。

　ラテックスアレルギー患者が反応する食物として、非常に幅広い植物性食品が現在までに報告されているが、バナナ、クリ、アボカド、キウイフルーツは特に発症の頻度が高く、比較的重篤な症状が誘発される。ラテックス抗原と果物抗原の交叉反応性は両者に普遍的に含まれる構造の似たタンパク質が原因となる。例えば、天然ゴムラテックスに含まれる生体防御タンパク質の一つであるヘベイン（Hev b 6.02）は、特に職業的にゴム手袋の装着によるラテックス抗原に曝露されることにより感作が成立するラテックスアレルギーの主要アレルゲンであるが、このヘベインに相同なドメイン構造をもつクラスⅠキチナーゼがクリやアボカド、バナナに含まれていることから、交叉反応が誘発される[2,3]。よって、ラテックスアレルギーと診断した患者に対しては、交叉反応の頻度が高く、重篤な症状を起こしやすいバナナ、クリ、アボカド、キウイフルーツの摂取は避けるように指導することが必要である。

参考文献
1) Wagner S, Breiteneder H. The latex-fruit syndrome. Biochem Soc Trans. 2002 ; 30 : 935-40.
2) Yagami A, Suzuki K, Saito H, et al. Hev B 6.02 is the most important allergen in health care workers sensitized occupationally by natural rubber latex gloves. Allergol Int. 2009 ; 58 : 347-55.
3) Blanco C, Carrillo T, Castillo R, et al. Latex allergy : clinical features and cross-reactivity with fruits. Ann Allergy. 1994 ; 73 : 309-14.

CQ3-14 加水分解物など食品成分を含有する石鹸・シャンプー・パック剤などによる食物アレルギーはあるか？

Panel Consensus
加水分解小麦末を含有する石鹸を使用した患者が経皮経粘膜的に加水分解小麦末に感作され発症した小麦アレルギーなどがある。

解説

　近年、加水分解小麦末を含有する石鹸を使用した患者が、経皮経粘膜的に加水分解小麦末に感作され発症した小麦アレルギーがわが国において急増し社会問題となった。加水分解小麦末は、わが国に限らず香粧品に多用されてきた原料であったが、これまでは欧米においても接触蕁麻疹が散見される程度であった[1,2]。

　わが国で症例が多発した石鹸による症例は、2013年3月26日時点で1,830例の確実例が存在し、その性別は女性1,754例（95.8％）、男性76例（4.2％）、年齢分布は1歳男児から93歳女性まで平均45.8歳で、多くは20歳代から60歳代の女性であり、その約半数がアナフィラキシーなどで生命の危機を脅かされた重症例であった（日本アレルギー学会：「化粧品中のタンパク加水分解物の安全性に関する特別委員会」委員長：松永佳世子）。

　一方、香粧品の使用により経皮的に感作し、同一成分を含む食品を経口摂取した後で即時型アレルギー症状が誘発された事例としてはコチニール色素による接触蕁麻疹および経口即時型アレルギーが挙げられ、症例も増加している。

　平成24年5月11日に厚生労働省より「コチニール等を含有する医薬品、医薬部外品及び化粧品への成分表示等について」が発出された。同日、消費者庁からもコチニール色素に関する注意喚起がなされ、同色素が医薬品、医薬部外品、化粧品（口紅、アイシャドーなど）、食品（清涼飲料水、菓子類、ハム、かまぼこなど）で使用されていることが発表された。コチニール色素を含め、タンパク質を含む化粧品使用により経皮的に感作され食物依存性全身アレルギーを発症した事例の実態を把握することは急務である。

参考文献
1) Niinimäki A, Niinimäki M, Mäkinen-Kiljunen S, et al. Contact urticaria from protein hydrolysates in hair conditioners. Allergy. 1998 ; 53 : 1078-82.
2) Pecquet C, Lauriere M, Huet S, et al. Is the application of cosmetics containing protein-derived products safe? Contact Dermatitis. 2002 ; 46 : 123.
3) http://www.jsaweb.jp/moduled/news_topics/index
4) 山川有子. コチニール色素によるアナフィラキシー. 医事新報. 2012 ; 4607 : 50-1.

第3章　職業性皮膚疾患

CQ3-15　コチニールアレルギーとは？　職業性蕁麻疹としての意義は？

Panel Consensus
コチニールアレルギーとは添加物としてコチニール色素を含む飲料・菓子の摂取、化粧品の使用によって誘発される急性の即時型アレルギー反応であり、今後増加することが考えられる。

解説

　コチニール色素とはエンジムシ（中南米原産の昆虫）から得られるカルミン酸を主成分とする赤色の着色料で、清涼飲料水・菓子類・ハム・かまぼこなどの加工食品、口紅・アイシャドーなどの香粧品、医薬品・医薬部外品などに使用されている。

　職業性コチニールアレルギーは、1979年Burgeらによる乾燥コチニールからのカルミン抽出工程の従事者と化粧品材料への混合工程の従事者に生じた職業性喘息の2例の報告が最初である[1]。その後、2012年までに海外で24人の報告がある。詳細な報告があるものは14人（男性10人、女性4人）、年齢は23～54歳（平均37歳）である。職業は天然色素工場勤務が最多で、職種は工員が最も多い。また、香辛料製造・包装、精肉（ソーセージ）業、スクリーン印刷業の報告もある。症状は1例を除きほぼ全例が喘息、肺胞炎、気管支痙攣などの呼吸器症状で、さらに多くが鼻閉、鼻炎などを併発している。皮膚症状は1例で染料に接触した手に紅斑が認められている。診断は気管支誘発試験、皮膚テスト、IgEイムノブロットが用いられている。職業性コチニールアレルギーは気道粘膜を介した経路の可能性が最も高いと考えられる。

　その他のコチニールアレルギーは、添加物としてコチニール色素を含む飲料・菓子の摂取、化粧品の使用によって誘発される急性の即時型アレルギー反応（アナフィラキシー）である。該当症例は1997～2012年にわが国で18例報告され、全例女性で年齢は23～52歳（平均年齢は36歳）、2012年度は計8例が報告されている。このコチニールアレルギーの感作経路については、経皮感作（接触感作）により遅延型アレルギー性の接触皮膚炎が誘導される過程で即時型アレルギーが生じたと考えられている。これらのコチニールアレルギーの報告は、この数年で急激に増加している。これはコチニール色素によりアレルギーが起こり得ることが周知され原因物質が判明したことで報告が増えている可能性がある。フランス製赤色マカロンが原因と考えられるコチニール色素のアレルギーが増えており、化粧品（カルミン）で経皮感作された人が赤色マカロンを食べることも一因と想定される。

参考文献
1) Burge PS, O'Brien IM, Harries MG, et al. Occupational asthma due to inhaled carmine. Clin Allergy. 1979 ; 9 : 185-9.

CQ3-16　接触蕁麻疹の頻度の高い職業は？

Panel Consensus
タンパク質アレルゲンを扱う機会の多い食品加工業、パン製造業、調理師、農業従事者、美容師・理容師および医療従事者などである。非アレルギー性接触蕁麻疹は食品保存料や香料、消毒薬などを扱う食品加工業、理容師美容師、医療従事者などで見られる。

解説

　職業性接触蕁麻疹の頻度が高い職業は、原因となるタンパク質アレルゲンを扱う機会の多い職業であり、食品加工業、パン製造業、調理師、農業従事者、美容師・理容師および医療従事者などが挙げられる[1〜5]。職業の種別で分類すると動物を扱う職業で見られる動物の皮屑で発症するグループ（酪農従事者、獣医、動物実験室勤務）、食材を扱うことにより発症するグループ（食肉産業、食品加工業、魚介食品加工業、パン製造業、調理師）、薬品や化粧品・化学物質などを扱うことにより発症するグループ（医療従事者・理容師・美容師）に分けられる。海外では家畜の皮屑による接触蕁麻疹が酪農従事者に多く見られるとされている（わが国では見られない）。

参考文献

1) Kanerva L, Jolanki R, Toikkanen J. Frequencies of occupational allergic diseases andgender differences in Finland. IntArch Occup Environ Health. 1994；66：111-6.（エビデンスレベルⅣb）
2) Kanerva L, Toikkanen J, Jolanki R, et al. Statisticaldata onoccupational contact urticaria. Contact Dermatitis. 1996；35：229-33.（エビデンスレベルⅣb）
3) Goon AT J, Goh CL. Epidemiology of occupational skin disease in Singapore 1989-1998. Contact Dermatitis. 2000；43：133-6.（エビデンスレベルⅣb）
4) 山越高子, 牧野輝彦, 清水忠道. 皮膚のIgEアレルギー〈臨床例〉魚介類による接触蕁麻疹. 皮膚病診療. 2011；33：523-4.（エビデンスレベルⅤ）
5) 東山真里, 岩佐真人, 岡田奈津子, ほか. 魚介類による職業性接触蕁麻疹. 皮膚. 1990；32（増刊9）：219-23.（エビデンスレベルⅤ）

CQ3-17　食物アレルゲンが関連する職業性接触蕁麻疹を発症しやすい職業と原因アレルゲンは？

Panel Consensus

調理師などだけでなく理容師や美容師でも香粧品に含まれる食物関連タンパク質が原因アレルゲンとなるアレルギー性接触蕁麻疹の報告があり、今後増加する可能性がある。

解説

　食物アレルゲンが関連する職業性接触蕁麻疹は、食物が直接皮膚に接触する機会の多い職業である調理師、食品加工製造業、パン製造業などで発症しやすい[1〜3]。衛生管理のために頻回の手洗いにより角層のバリア障害が起きやすく、食物タンパク質の経皮感作を容易にすると考えられる[2,3]。あらゆる食物で接触蕁麻疹が誘発される可能性があるが、比較的頻度が多く見られるのは、卵、魚介甲殻類、肉類、ナッツ類、生のジャガイモ、小麦、ピーナッツ、スパイス類である。また、美容師が加水分解小麦を含むヘアケア製品を使用し、経皮的に感作されて接触蕁麻疹を生じたという報告があり[4,5]、これらはいずれも加水分解小麦特異的IgE抗体は陽性であるものの小麦に対する特異的IgE抗体は陰性で小麦摂取は可能であったと報告されている。今後も美容師や理容師において食物に由来するタンパク質の加水分解物を含むヘアケア製品や化粧品の使用により経皮感作が起こり、局所の接触蕁麻疹を発症する症例が出てくることが考えられる。

　食物由来のタンパク質の加水分解物がアレルゲンとなり、原材料である食物との交叉反応により食物アレルギーが発症することも考えられる[6]。特にアトピー性皮膚炎がある場合には経皮感作が生じやすく、接触蕁麻疹が出現する頻度が高いため注意を要する。

参考文献

1) Nicholson PJ, Llewellyn D, English JS ; Guidelines Development Group. Evidence-based guidelines for the prevention, identification and management of occupational contact dermatitis and urticaria. Contact Dermatitis. 2010 ; 63 : 177-86.(エビデンスレベルⅠ)
2) 松倉節子, 相原道子, 池澤善郎. アレルギー疾患〜感作と発症のからくり〜臨床現場からとらえた感作と発症 食物アレルギーの発症と経皮感作. アレルギー免疫. 2011 ; 19 : 46-55.(エビデンスレベルⅣb〜Ⅴ)
3) 松倉節子, 相原道子, 池澤善郎. 経皮感作による食物アレルギー. 臨免疫・アレルギー科. 2012 ; 56 : 684-93.(エビデンスレベルⅣb〜Ⅴ)
4) Varjonen E, Petman L, Mäkinen-Kiljunen S. Immediate contact allergy from hydrolyzed wheat in a cosmetic cream. Allergy. 2000 ; 55 : 294-6.(エビデンスレベルⅤ)
5) Olaiwan A, Pecquet C, Mathelier-Fusade P, et al. Contact urticaria induced by hydrolyzed wheat proteins in cosmetics. Ann Dermatol Venereol. 2010 ; 137 : 281-4.(エビデンスレベルⅤ)
6) Chinuki Y, Takahashi H, Dekio I, et al. Higher allergenicity of high molecular weight hydrolysed wheat protein in cosmetics for percutaneous sensitization. Contact Dermatitis. 2013 ; 68 : 86-93.

Ⅴ. 診断

CQ3-18 診断にパッチテストは有用か？

Panel Consensus

物質の刺激性の有無の判断やアレルギー性接触皮膚炎の原因物質を特定するためにはパッチテストが必要である。

解説

英国の接触皮膚炎ガイドライン[1]での検証では、パッチテストの感度と特異度が70〜80％とされており、「エビデンスの質：Ⅱ、推奨の強さ：A」と記載されている。パッチテストは接触皮膚炎の原因検索を行う際に必須の試験であり、「行うことが強く推奨される」と判断されるべきものである。

ただし、パッチテストは治療法ではなく診断技術であるため、EBMという表現よりもEBD(evidence-based diagnosis)という表現が適切と考えられる[2]。診断技術の場合、感度と特異度が問題となる。仮にパッチテストの感度、特異度が90％とし、一般人の感作が10％の頻度で成立している物質Xに対して100人を対象にパッチテストを施行したとすると真の陽性は9人（真の感作が10名、感度90％のため9人が陽性）であり、偽陽性も9人（真の陰性が90人で特異度が90％のため10％は偽の陽性）となる。すなわち、陽性反応を認めた18人のうち、半数が不正確な結果を示すことになる[3]。そのため、感度、特異度が80％程度であればさらに偽陽性、偽陰性が多くなる可能性があることを念頭に置いてテストを行わねばならない。

パッチテストには種々のピットフォールが存在する[4]。すなわち、患者の体や皮膚の状態、貼布する物質の濃度設定、テストを行う実施者の技量、判定のタイミングなどによって結果がばらつきが生じるのである。また、テストサンプルの設定や得られた結果の解釈においては、アレルゲンに対する深い知識が必要である。そのため、正確なパッチテストを実施する上では十分な教育と経験が重要である。

参考文献

1) Bourke J, Coulson I, English J ; British Association of Dermatologists. Guidelines for care of contact dermatitis. Br J Dermatol. 2001 ; 145 : 877-85.
2) van der Valk PG, Devos SA, Coenraads PJ. Evidence-based diagnosis in patch testing. Contact Dermatitis. 2003 ; 48 : 121-5.
3) Diepgen TL, Coenraads PJ. Sensitivity, specificity and positive predictive value of patch testing : the more you test, the more you get? ESCD Working Party on Epidemiology. Contact Dermatitis. 2000 ; 42 : 315-7.
4) Mowad CM. Patch testing : pitfalls and performance. Curr Opin Allergy Clin Immunol. 2006 ; 6 : 340-4.

CQ3-19 パッチテストの手順は?

Panel Consensus
職業や作業の内容からアレルゲンを推測し、光パッチテストかパッチテストを施行する。

解説

接触皮膚炎の原因を明らかにする手順を図3-1に示す。職業の種類や作業の内容からアレルゲンを推測し、時間的経過、部位より光線が関与する接触皮膚炎が疑われるときは光パッチテストを施行し、光線が関与しない接触皮膚炎のときにはパッチテストを施行する。

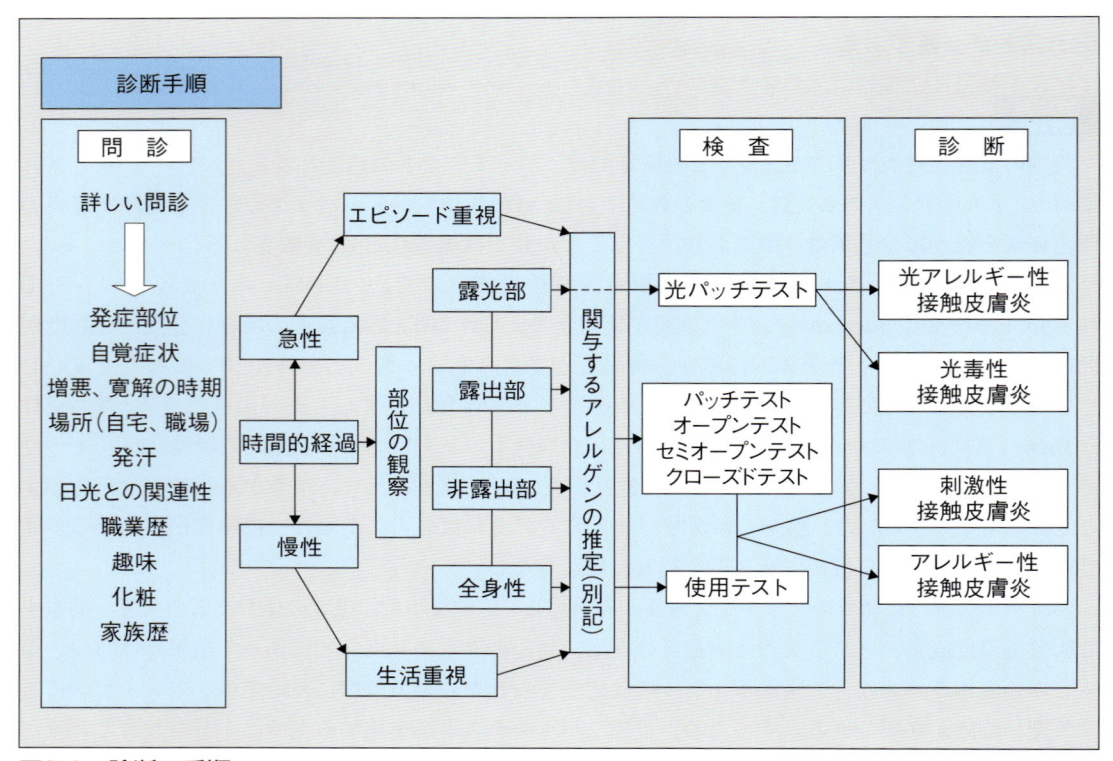

図3-1　診断の手順

CQ3-20 パッチテストの実際は?

Panel Consensus
原因となる接触アレルゲンを明らかにすることにより、難治性・再発性のアレルギー性接触皮膚炎の根治が可能となる。

解説

パッチテストはアレルギー性接触皮膚炎の診断に最も有用な検査法である。パッチテストにより原因となる接触アレルゲンを明らかにすることにより、難治性・再発性のアレルギー性接触皮膚炎の根治が可能となり、患者のQOLを著しく向上させることができる。

パッチテストは、十分な量のハプテン(アレルゲン)を強制的に経皮吸収させ、アレルギー反応を惹起させる。したがって、貼布されるアレルゲンの量・濃度および溶媒となる基剤、貼布に用いるパッチテストユニット・貼布時間などが結果に影響を及ぼすため、訓練された医療従事者(皮膚科医)により行われなくてはならない。

CQ3-21 どのようなパッチテストユニットが推奨されるか?

Panel Consensus
Finn Chamber® on Scanpor tape(Alpharma A/S, Norway)がInternational Contact Dermatitis Research Group(ICDRG)より推奨されている。

解説

現在、利用可能なパッチテストユニットには、1) Finn Chamber®(Smart Practice, Phoenix, AZ, USA)(8 mm, 12mm)(チャンバーの形:丸)、2) パッチテスト用テープ®(鳥居薬品、東京)(チャンバーの形:丸)、3) IQ chambers(Chemotechnique Diagnostic, Vellinge Sweden)(チャンバーの形:四角)、4) allergEAZE patch test chambers®(Smart Practice, Phoenix, AZ, USA)(チャンバーの形:四角)などがある。

現在、Finn Chamber®がInternational Contact Dermatitis Research Group(ICDRG)より推奨され、わが国でも主に使用されている。Finn Chamber®は試験試薬を載せるアルミ板をポリプロピレンコーティングした製品も市販されており、これは水銀水溶液を使用する場合、またはアルミニウムに対する過敏症を持つ患者にも使用できる。また、Finn chamber®は、水溶性試薬を使用する場合はアルミ板にろ紙をワセリンなどで固定し試薬を滴下しなければならないが、鳥居パッチテスト用絆創膏®、allergEAZE patch test chambers®、IQ chambers®はパッドにろ紙やリント布(綿)などが貼付されているため試薬をそのまま滴下することができる。

四角いチャンバーはアレルギー反応と刺激反応を見分けやすい(刺激反応は四角い反応を呈し、アレルギー性の反応は円形を呈する傾向がある)。また、より大きなチャンバーは弱陽性を検出することに優れている[1]。

参考文献
1) Wahlberg JE, Lindberg M. Patch testing. Frosch PJ, Menne T, Lepoittevin JP. Eds. Contact Dermatitis 4th Edition, Springer, Germany, 366-86, 2005.

CQ3-22 パッチテストのアレルゲンは?

Panel Consensus
25種類のジャパニーズスタンダードアレルゲン（表3-8）[1〜3]などがある。

解説

　パッチテストを行う際には、患者が持参する製品と同時に日本皮膚アレルギー・接触皮膚炎学会が推奨するジャパニーズスタンダードアレルゲンシリーズを貼布することが勧められる。ジャパニーズスタンダードアレルゲンシリーズは日本人がかぶれやすい（陽性率が高い）アレルゲンが含まれており、接触皮膚炎のスクリーニング検査として有用であり、予期せぬアレルゲンを確認することができる。現在は、パッチテストパネル(S)（佐藤製薬）の22種類の試薬とプリミン（Brial, Greven, German）、ウルシオール（鳥居薬品）、セスキテルペンラクトンミックス（Brial）、塩化第二水銀（鳥居薬品）で構成されている。このほかの試薬を貼布する場合は、Brial（Greven, German）、Chemotechnique Diagnostics（Vellinge Sweden）やTrolab® patch test allergens（Almirall Hermal GmbH, Reinbek, German）、allergEAZE® patch test allergens（SmartPractice, Canada）を各自が購入し貼布する。

アレルゲンの濃度・基剤：ジャパニーズスタンダードアレルゲン25種類に関しては、日本皮膚アレルギー・接触皮膚炎学会で至適濃度および基剤が決定されているが、その他のアレルゲンの濃度や基剤については接触皮膚炎のテキストブックや過去の文献を参照する。基剤は白色ワセリンが最も広く使用されている。しかし、症例によっては刺激反応やアレルギー反応が誘発され得るため、精製水や溶剤（アセトン、エタノール、メチルエチルケトン）などが推奨される場合もある。
　参考となるテキストブックを以下に記載する。
- Wahlberg JE, Lindberg M. Patch testing. Frosch PJ, Menne T, Lepoittevin JP. Eds. Contact Dermatitis 4th Edition, Springer, Germany, 366-86, 2005.（参考文献4）
- Cronin E. Contact Dermatitis, Churchill Livingstone, 1980.
- De Groot A C. Patch Testing, Elsevier, 1986.
- 須貝哲郎. アトラス接触皮膚炎, 金原出版, 1986.

参考文献
1) 松永佳世子, 早川律子. 化粧品によるかぶれ. 皮膚臨床. 1998；30：885-904.
2) 高橋仁子, 菅野与志子, 大城戸宗男. 植物によるかぶれ. 皮膚臨床. 1988；30：813-42.
3) 岡部俊一, 鈴木長男. 農薬によるかぶれ. 皮膚臨床. 1988；30：843-57.
4) Wahlberg JE, Lindberg M. Patch testing. Frosch PJ, Menne T, Lepoittevin JP. Eds. Contact Dermatitis 4th Edition, Springer, Germany, 366-86, 2005.

第3章　職業性皮膚疾患

表3-8　ジャパニーズスタンダードアレルゲン

	Test materials	Con/veh		用途
1	Cobalt chloride	1% pet.	金属	セメント、合金、毛染剤、陶磁器、色素、絵具、エナメルなど
2	PPD black rubber mix	0.6% pet.	ゴム老化防止剤	工業用黒ゴム製品、タイヤの黒ゴム
3	Gold sodium thiosulfate	0.5% pet.	金属	ピアスなどの装身具、歯科金属、リウマチ治療薬
4	Thiuram mix	1.25% pet.	ゴム硬化剤	ゴム製品の加硫促進剤
5	Nickel sulfate	2.5% pet.	金属	ニッケルメッキ、ニッケル合金、歯科用合金、陶磁器、塗料、媒染剤、オフセット印刷、ガラス、エナメル
6	Mercapto mix	2% pet.	ゴム硬化剤	ゴム製品の加流促進剤
7	Dithiocarbamate mix	2% pet.	ゴム硬化剤	ゴム製品の加硫促進剤
8	Caine mix	7% pet.	局所麻酔剤	局所麻酔剤
9	Fradiomycin sulfate（Neomycin sulfate）	20% pet.	抗菌薬	外用剤
10	Balsam of Peru	25% pet.	樹脂	医薬外用剤、坐薬、ヘアトニック、化粧品、香料、歯科用材料、陶器用塗料、油絵具など
11	Rosin（Colophony）	20% pet	樹脂	塗料、接着剤、滑り止め
12	Fragrance mix	8% pet.	香料	香料
13	Paraben mix	15% pet.	防腐剤	化粧品、薬品、食品など
14	p-Phenylenediamine	1% pet.	染料	毛染め剤、毛皮/皮革の染料
15	Lanolin alcohols（Wool wax alcohols）	30% pet.	油脂	化粧品、外用剤、家具のつや出しなど
16	p-tert-Buthylphenol formaldehyde resin	1% pet.	樹脂	靴、テーピングテープ、スニーカー、膝装具、マーカーペン、ウエットスーツなどの接着剤として使用される
17	Epoxy resin	1% pet.	樹脂	接着剤、塗料
18	Primin	0.01% pet.	植物	サクラ草に含まれる
19	Urushiol	0.002% pet.	植物	漆科の植物に含まれる。漆製品
20	Sesquiterpene lactone mix	0.1% pet.	植物	菊に含まれる。菊の香料としても使用される
21	Potassium dichromate	0.5% aq.	金属	クロムメッキ、皮革製品、セメント、塗料
22	Thimerosal	0.05% aq.	水銀化合物	保存剤、防腐剤
23	Formaldehyde	1% aq.	防腐剤	フェノール・尿素・メラミン樹脂、タンニン加工、医薬品（ホルマリン）、衣料品仕上げ剤、家具、化粧品（日本製には含有されない）
24	Kathon CG	0.01% aq.	防腐剤	化粧品やトイレタリー製品の防腐剤
25	Mercuric chloride	0.05% aq.	消毒液、防腐剤	外用殺菌消毒薬、歯科金属、水銀血圧計、水銀体温計
	Distilled water	as is		
	Petrolatum	as is		

（注）作製方法などの問い合わせ先：日本皮膚アレルギー・接触皮膚炎学会（http://www.jsdacd.org/）

表3-9　アレルゲン入手先一覧

海外からの個人輸入（輸入元を介して海外アレルゲンメーカーから試薬としてアレルゲンを個人輸入できる）
輸入元：海外技術交易株式会社 　　東京都中央区日本橋2－16－318山京ビル9F　　TEL：03-3275-3461　　FAX：03-3275-3463
海外アレルゲン製造会社
Brial allergen GmbH 　　Bövemannstr. 8 D-48268 Greven,　　Tel：+49-25 71/93 97-0, fax：+49-25 71/93 970-20 　　e-mail：info@brial.com, http://www.brial.com Hermal Kurt Hermann Chemotechnique Diagnostics 　　P.O. Box 12 28 D-2057 Reinbek/Hamburg west Germany, Trolab Patch test allergens 　　http://www.hermal.de/her/pages/untemehmen/english/trolab.php 　　Ringugnsg, 7 S-216 16 Malmo, Sweden Chemotechnique Diagnostics AB Patch test allergens 　　Http://www.chemotechnique.se/
国内入手先
鳥居薬品株式会社 　　東京都中央区日本橋本町3－4－1 　　http://www.torii.co.jp/ivakuDB/ 佐藤製薬株式会社 　　東京都港区元赤坂1-5-27　　AHCビル 　　http://www.sato-seiyaku.co.jp/

日本皮膚アレルギー・接触皮膚炎学会（http://www.jsdacd.org/）より一部改変

CQ3-23　パッチテスト施行時の注意点は？

Panel Consensus
アレルゲンの保存方法、アレルゲンの貼付部位、妊婦、併用内服薬に注意する。

解説

- アレルゲンの保存：アレルゲンの変質を最小限にするために冷暗所で保管する。水溶性の基剤で溶解されている物質は暗色のボトルに詰める。また、アレルゲンは有効期限内に使用する。
- アレルゲンの貼布部位：強い反応や交叉反応を呈するアレルゲンは隣接しないように貼布する。CQ3-26で解説するexcited-skin syndromeを回避することができる。
- 妊婦：妊婦にはパッチテストを実施しない。
- 併用内服薬：プレドニゾロンを15mg/日以上経口内服している患者にはパッチテストを実施しない。必要であれば、経口抗ヒスタミン薬をパッチテスト期間に使用してもよい。

CQ3-24　パッチテスト（単純閉鎖試験）の手順は？

Panel Consensus
ユニットの準備、貼布方法、ユニットの除去、判定時間が定められている。

解説

1) パッチテストユニットの準備

あらかじめ被験物質をパッチテストユニットに付けておく。軟膏や固形物はそのままFinn Chamber®（8mm径）に20mg乗せる。水溶液の場合は、付属のろ紙を白色ワセリンでChamberに固定してその上に15μl滴下する。溶液の試薬の場合はマイクロピペットを使用することが強く勧められる。アレルゲンの調整方法を**表3-10**[1〜3]に示す。

表3-10　具体的なアレルゲンの調整方法

1) 化粧品	洗浄剤は1%aqでパッチテスト。染毛剤、パーマ液はas is でオープンテスト。揮発性の製品はオープンテストないしは十分に揮発した後にパッチテスト[3]
2) 外用剤	ゲル製品は刺激反応あり、オープンテストが必要。他の製品は as is でパッチテスト
3) 点眼液	そのまま貼布
4) 植物	葉と花びらはすりつぶし、茎と厚い葉は薄切り。*Primula obconica* など強感作物質は短時間貼付する。刺激性のある植物は10%水またはエタノール抽出液を用いる[4]
5) 食品	そのまま貼布
6) 農薬	使用濃度ないしは10倍希釈のワセリン、水ないしは親水ワセリン。おおむね0.1%〜1%濃度[5]
7) 金属	ヤスリで擦りパッチテスト
8) 衣類	布を細かく切りFinn Chamber®に詰めてパッチテストする
9) 洗浄剤	1%aqでパッチテスト

日本皮膚アレルギー・接触皮膚炎学会（http://www.jsdacd.org/）より

2) 貼布方法

通常、背部（傍脊椎部）の外見上正常な場所に48時間貼布する。アレルゲンは上背部や上腕外側に貼布することが推奨されており、下背部や前腕に貼布した場合は偽陰性を生じる可能性があるため避ける。パッチテストユニットがはがれやすい場合は、絆創膏で補強する（日本接触皮膚炎学会では、3M™ マイクロポア™ スキントーン サージカルテープ、アルケア株式会社Fixomull® stretchなどの絆創膏が推奨されている）。貼布後、シャワー、入浴、スポーツ、発汗の多い労働は控えるように指示する。時に、貼布期間内に強い痒みや痛みを生じる症例がある。そのような場合は除去、または来院するように事前に指示をしておくとよい。

3) パッチテストユニットの除去

ユニットを除去してから判定までの間（1時間30分〜2時間）、パッチテスト貼布部位に圧力をかけないよう患者に指示する。色素や油剤、ファンデーションなど、パッチテスト判定に障害となるものはオリーブ油などで拭いた後に微温湯で拭く。水溶液などは上からガーゼで押さえるだけでもよい。乾綿で拭くだけの施設もある。

4) 判定時間

パッチテストの判定は複数回実施することが推奨されている[4]。貼布した48時間後にパッチテストユニットを除去し、テープ除去に伴う刺激反応が消褪する約1時間30分〜2時間後に1回目の

判定を実施し、その後、72時間後または96時間後、そして1週間後に判定を行う。複数回判定する理由としては、金属抗原(特にスズ、亜鉛、白金、イリジウム)は刺激反応が出現しやすいこと[5]、フラジオマイシン硫酸塩などの分子量の大きい抗菌薬や外用ステロイド薬などの抗炎症作用のある物質は陽性反応が4日、もしくはそれ以上遅れて誘発されること、また、高齢者は若年者に比べ陽性反応が遅れて出現する傾向があることなどが挙げられる。

参考文献
1) 松永佳世子, 早川律子. 化粧品によるかぶれ. 皮膚臨床. 1988;30:885-904.
2) 高橋仁子, 菅野与志子, 大城戸宗男. 植物によるかぶれ. 皮膚臨床. 1988;30:813-42.
3) 岡部俊一, 鈴木長男. 農薬によるかぶれ. 皮膚臨床. 1988;30:843-57.
4) Wahlberg JE, Lindberg M. Patch testing. Frosch PJ, Menne T, Lepoittevin JP. Eds. Contact Dermatitis 4th Edition, Springer, Germany, 366-86, 2005.
5) 松永佳世子. 日本皮膚アレルギー・接触皮膚炎学会の歴史. J Environ Dermatol Cutan Allergol. 2008;2:427-42.

CQ3-25 その他のパッチテストの方法は?

Panel Consensus
オープンテスト、光パッチテスト、Repeated open application test (ROAT)がある。

解説

1) オープンテスト
　染毛剤、パーマ液、脱毛クリーム揮発性製品などに用いる。試料(原液)を直径20mmの円に直接単純塗布し、20分から30分後に膨疹反応の有無を判定し、その後、48時間、72時間後に判定する。

2) 光パッチテスト
　光アレルギーを誘発する代表的な薬剤として、アリルプロピオン酸系NSAIDsのケトプロフェンが挙げられる。まず、患者の最小紅斑量(minimal erythema dose, MED)を測定する。通常のパッチテストと同じ方法で、被疑物質を背部2か所に貼布する。24時間後に一方のグループをはがし、UVA5J/cm^{2}を照射して、再度貼布する。UVA照射24時間後(貼布開始48時間後)に両者をはがして判定を行う。照射側と遮光側ともに反応のある場合は接触アレルギーと診断し、照射側のみ反応が強い場合で光毒性を否定できる場合に光接触アレルギーと診断する。

3) Repeated open application test (ROAT)
　①アトピー性皮膚炎などにおいて背部に湿疹病変がありパッチテストが困難な場合、②使用可能な製品のスクリーニング、③パッチテストの反応が偽陽性で診断がつかない場合にROATを実施する。被疑物質を肘に1日2回反応が出現するまで、あるいは反応が出現しなくても7日間は連続して塗布し、紅斑、浮腫、丘疹がないか判定する。もし反応がなければ接触皮膚炎を起こした部位に同様の方法で被疑物質を塗布する。

CQ3-26 パッチテストの判定は?

Panel Consensus
アレルギー反応を判定・評価するためのパッチテスト判定基準には本邦基準[1]とICDRG基準がある。

第3章　職業性皮膚疾患

表3-11　判定基準

本邦基準[1]		ICDRG基準	
陽性反応：++以上	反応	陽性反応：+以上	反応
−	反応なし	−	反応なし
±	軽度の紅斑	+?	紅斑のみ
+	紅斑	+	紅斑＋浸潤、丘疹
++	紅斑＋浮腫、丘疹	++	紅斑＋浸潤＋丘疹＋小水疱
+++	紅斑＋浮腫＋丘疹＋小水疱	+++	大水疱
++++	大水疱	IR	刺激反応
		NT	施行せず

表3-12　パッチテストの解釈[2]

偽陽性反応	偽陰性反応
1）貼布濃度が高すぎた場合	1）十分に被疑物質が浸透しなかった場合
2）被疑物質に不純物が混ざっていた場合	a）貼布濃度が低すぎた場合
3）基剤による刺激反応（主に溶剤、時に白色ワセリンなどによる）	b）被疑物質が基剤から遊離されなかった、もしくはフィルターペーパーに残っていた場合
4）被疑物質の過剰貼布	c）貼布量が少なかった場合
5）被疑物質が基剤に不均一に混ざっていた場合（特に結晶成分）	d）密閉が不十分だった場合
6）貼布部位の問題（excited-skin syndrome）	e）密閉時間が短かった場合
7）貼布部位の現在、または過去の皮疹	f）推奨された部位に貼布していなかった場合
8）離れた部位の現在の皮疹	2）ネオマイシンやステロイド薬など反応が遅く出現する物質を貼布した場合
9）テープによる圧迫、基剤や家具、衣類などの機械的刺激	3）貼布部位がステロイド薬や紫外線、グレンツ線で治療されていた場合
10）粘着テープの影響	4）ステロイド薬や免疫抑制薬で全身治療を受けている場合
11）貼布したこと自体の影響	5）アレルゲンが活性型ではない、もしくは不十分に酸化されている場合（テルビン油、ロジン化合物、D-リモネンなど）
12）人為的な影響	6）コンパウンドアレルギー（製品では陽性反応が出現するが、個々の成分では反応が出現しない）

解説

1）判定基準（表3-11）

　現在、アレルギー反応を判定・評価するためのパッチテスト判定基準には本邦基準[1]とICDRG基準がある。本邦基準では刺激反応とアレルギー反応の区別の記載がないため、アレルギー反応の判

定基準としてはICDRG基準が適している。アレルギー反応はパッチ除去後も反応が長く持続し、刺激反応は時間とともに反応が弱まっていく傾向がある[1]。

2）パッチテストの解釈（表3-12）[2]

判定結果と臨床症状の関連性を確認する。陽性反応が得られた場合は、①接触または使用歴を確認し、現在の皮膚炎の原因か、増悪因子かを明らかにする。②今回接触した物質でなければ過去の皮膚炎の既往を十分に問診し、以前の皮膚炎の原因か、増悪因子かを明らかにする。③さらに、これまでの皮膚炎とは関係のない交叉反応である可能性を考慮するなどを検討する。一方、パッチテストが陰性であっても、即座にアレルギー反応ではないと判断せず、アレルゲンを正しい濃度で適切に貼布したかなどを検証する。

（1）多数の陽性反応が得られた場合

非常に強い陽性反応は、その反応の近傍にも陽性反応を出現させることがある。これを「excited skin syndrome」もしくは「angry back syndrome」という。このような場合は、非特異的反応を排除するためにより少ない抗原数で再検査を行う[1]。

（2）結果と臨床症状が一致しない場合

適切な濃度・基材で検査を行ったか検証し、可能な限り再検査を行う。また、パッチテストを実施する中で偽陽性、偽陰性反応が生ずる場合があるため注意する（表3-12）。

（3）患者への結果報告

陽性反応が現在の皮膚炎の原因であると確認できた場合、原因物質の性質、それが含まれる製品などの情報を患者に伝える。また、それらの抗原が交叉反応を呈するものであれば、その情報についても患者に伝える。

（4）パッチテストの危険性・インフォームドコンセント

パッチテストにより強刺激物質や腐食性化学物質は強い反応を生じることがある。また、色素沈着や色素脱失、瘢痕を形成することがあり、強感作物質はパッチテストにより新たな感作を起こすことがある。よって未知の物質については、腐食性、刺激性、感作性、経皮吸収後の身体への影響などを確認し、安全性を明らかにしてから適切な濃度・基剤を設定した上でパッチテストを実施する。検査を実施する前には、上記のパッチテストの危険性を十分に説明し、患者が同意した上で検査を行う。

参考文献

1) Mochitomi Y, Fukumaru R, Sakamoto K, et al. Results of routine patch testing for the past 5 years. J Environ Dermatol. 2002 ; 11 : 38-46.
2) Wahlberg JE, Lindberg M. Patch testing. Frosch PJ, Menne T, Lepoittevin JP. Eds. Contact Dermatitis 4th Edition, Springer, Germany, 366-86, 2005.

CQ3-27 職業性蕁麻疹（職業性接触蕁麻疹）の診断には何が必要か？

Panel Consensus

即時型アレルギーの診断法として多施設で施行可能で感度・特異度が高い検査法としては、患者の皮膚で実施するプリックテストが挙げられる。

第3章　職業性皮膚疾患

解説

現在、職業性蕁麻疹（職業性接触蕁麻疹）を含めた即時型アレルギーの診断に有用な検査としては血液検査と皮膚テストが挙げられる。血液検査としては好塩基球活性化試験、ヒスタミン遊離試験、特異的IgE抗体価測定などが広く行われている。

前者の2試験は実施可能施設や測定できる抗原が限られているが、後者の特異的IgE抗体測定は、安全性が高く、抗ヒスタミン薬などの薬剤使用中でも可能であり、また、多数のタンパク質抗原に対する反応性を同時に調べられるなどの利点を有する。しかし、測定できる食品が限られていることや偽陽性が少なくないこと、口腔アレルギー症候群を呈するような症例の場合には検査結果が偽陰性となる場合もあり[1]、特異的IgE抗体価が陰性であっても否定はできない。現時点で即時型アレルギーの診断法として多施設で施行できる上に、感度・特異度が高い検査法としては、患者の皮膚で実施するプリックテストが挙げられる。

プリックテストは、その安全性や有用性、簡便さから欧米でも高く推奨されている検査法である[2]。原因物質を用いて患者の前腕で試験を行い、陰性の場合にはスクラッチテストを行う。職業性接触蕁麻疹の代表的な疾患であるラテックスアレルギーの場合には使用テストに進む[3]。

参考文献

1) Sicherer SH. Clinical aspects of gastrointestinal food allergy in childhood. Pediatrics. 2003 ; 111 : 1609-16.
2) Lachapelle JM, Maibach HI : Methodology of open (non-prick) testing, prick testing, and its variant : Patch Testing and Prick Testing (A Practical Guide (3rd Ed.), Springer-Verlag Berlin Heidelberg, p159-70, 2012.
3) 矢上晶子, 松永佳世子. ラテックスアレルギーの検査と診断, ラテックスアレルギーのすべて, 安全対策ガイドライン準拠（松永佳世子編集）, pp50-7, 秀潤社, 東京, 2007.

CQ3-28　プリックテストの手順、その実際と注意点は？

Panel Consensus
緊急時に対応できるようにアドレナリン製剤を常備し、偽陰性・偽陽性に注意して実施する。

解説

本試験は、プリックランセットなどを用いてアレルゲンを少量皮膚に入れ、15分後に出現した膨疹径を測定する。対象はすべての年齢の患者である[1~3]。

適応疾患としては、アレルギー性鼻炎（通年性・季節性）、アトピー性皮膚炎、アレルギー性結膜炎、食物アレルギー・口腔アレルギー症候群、ラテックスアレルギー、薬剤アレルギーなどの即時型アレルギーが挙げられる。

手順：テストは患者の前腕屈側で行う。各抗原の間隔は、少なくとも3cm置き、肘から3cm、手首から5cm離す。検査部位にアレルゲンを1滴置き、プリックランセット（EWO CARE AB, Sweden, 日本では株式会社ヤヨイ、Tel 03-3813-5816で購入できる）で皮面に対して90°の角度でアレルゲンを静かに貫いて1度刺す。ランセットはアレルゲンごとに消毒綿で拭き、1人の患者に対し1本を使用する。なお、消毒綿に対してアレルギーや刺激反応を持つ患者に対しては蒸留水を用いる。そして、アレルゲンをティッシュペーパーで拭き取る。

【プリックテストの注意点】
1）緊急時に対応できるようにアドレナリン（エピネフリン）の筋肉内注射や点滴を常備する。
2）偽陰性、偽陽性に注意する。
　（1）偽陰性を回避するために：
　　　①患者に内服薬の中止を指示し（抗アレルギー薬は3日間の休薬期間が必要）、内服を中止したかを確認する。
　　　②同一部位で繰り返しテストをしない。
　（2）偽陽性が疑われたら：
　　　①機械性蕁麻疹の既往を確認する。
　　　②検査日を変えて再テストを行う。1度に行う抗原数を減らす。
　　　③アレルゲンの調整を工夫する。
　　　④負荷テストを試みる。

参考文献
1) 松永佳世子. プリックテストのすすめ. 日臨皮医会誌. 2000；63：54-8.
2) Dreborg S. Diagnosis of food allergy：tests in vivo and in vitro. Pediatr Allergy Immunol. 2001；12(Suppl 14)：24-30.
3) Lachapelle JM, Maibach HI：Methodology of Open(Non-prick) Testing, Prick Testing, and Its Variants：Patch Testing and Prick Testing(A Practical Guide (3rd Ed.), Springer-Verlag Berlin Heidelberg, p159-70, 2012.

CQ3-29　粗抗原を用いた「as is プリックテスト」とは？

Panel Consensus
対象となる果物や野菜そのものを使用するテストを指す。「prick by prick test」を用いるとよい。

解説

　新鮮な果物や野菜に含まれるタンパク質抗原に対する反応性を調べる場合は、熱や酸に弱い、不安定なタンパク質の抗原性が極力保たれる「prick by prick test」を用いるとよい。口腔アレルギー症候群やラテックス-フルーツ症候群においては新鮮な果物や野菜を用いる。すなわち、果物（バナナ、アボカド、キウイフルーツなど）に直接プリックランセットを刺し、これを皮膚に垂直に刺す。この場合を、対象となる果物や野菜そのものを使用するため「as isプリックテスト」という。

CQ3-30　プリックテストのアレルゲンは？

Panel Consensus
プリックテストに用いるアレルゲンは物質ごとに調整方法が異なり、新鮮な野菜・果物を用いる場合はそのものを用いることが有用であり、ラテックスなどは抽出液を作製する[1]。

解説

　プリックテストに用いるアレルゲンは物質ごとにその調整方法が異なる。新鮮な野菜・果物を用いる場合はそのものを用いることが有用であり、ラテックスなどは抽出液を作製する[1]。口腔アレ

ルギー症候群やラテックス-フルーツ症候群などの場合は、交叉反応性が報告されている食品についても症状の有無を確認し、必要に応じて検査に追加する[2,3]。被疑食品が非加熱の場合は加工により摂取できる可能性があるため加工品についても検査を行う。

　これらの祖抗原抽出物に加え、近年はリコンビナント抗原を用いる検査も可能である。患者ごとに反応している主要抗原に違いがあるため、必要なアレルゲン（特に交叉反応性抗原としてシラカンバの主要抗原であるrBet v 1；pathogenesis related protein-10やBet v 2；profilin）、ラテックスのヘベイン（rHev b 6）を購入し検査に用いることもある[4]。テスト濃度は、アレルゲンごとに1、10、100μg/mLと希釈系列を作製し検査を施行する。薬剤の場合は、既報告例をもとに溶媒および至適濃度を確認して実施する。

参考文献
1) 矢上晶子, 松永佳世子. ラテックスアレルギーの検査と診断. ラテックスアレルギーのすべて. 安全対策ガイドライン準拠（松永佳世子編集）. pp50-7, 秀潤社, 東京, 2007.
2) Ricci G, Righetti F, Menna G, et al. Relationship between Bet v 1 and Bet v 2 specific IgE and food allergy in children with grass pollen respiratory allergy. Mol Immunol. 2005；42：1251-7.
3) Blanco C. Latex-fruit syndrome. Curr Allergy Asthma Rep. 2003；3：47-53.
4) BIOMAY Produktions-und Handels AG Vienna Competence Center, Austria, URL：http://www.biomay.com/

CQ3-31　プリックテストの判定はどうするか？

Panel Consensus
テストを実施した15分後に膨疹の直径mm（最長径とその中点に垂直な径の平均値）を測定し、対照と比較して判定する。

解説

　テストを実施した15分後に膨疹の直径mm（最長径とその中点に垂直な径の平均値）を測定する。対照液は陽性コントロールとして二塩酸ヒスタミン：10mg/mL（和光純薬、日本）（1％二塩酸ヒスタミンは前腕屈側では3～8mmの膨疹を作る）、陰性コントロールとして生理食塩水（大塚製薬、日本）を用いる。ヒスタミンの2倍を「4＋」、同等を「3＋」、2分の1を「2＋」、2分の1より小さく生食より大きいものを「1＋」、生食と同等を（－）と判定し、判定結果は「2＋」以上を陽性とする。

参考文献
1) Lachapelle JM, Maibach HI：Methodology of Open（Non-prick）Testing, Prick Testing, and Its Variants：Patch Testing and Prick Testing（A Practical Guide（3rd Ed.）, Springer-Verlag Berlin Heidelberg, p159-70, 2012.
2) 矢上晶子, 松永佳世子. プリックテストの実際. WHAT'S NEW in 皮膚科学, 宮地良樹 編, メディカルレビュー社, 東京, 2007.

CQ3-32 Molecular allergology(MA)によるアレルゲン特異的IgE抗体価の測定は職業性蕁麻疹(職業性接触蕁麻疹)の診断に有用か?

Panel Consensus

有用である。職業に関連して発症するアレルギー性蕁麻疹(接触蕁麻疹)の診断に際して、精製抗原を利用したアレルゲン特異的IgE検査を行い、感作状態を把握することは診断上有用な情報を得ることができる(推奨グレードA)。

解説

職業性蕁麻疹は、ゴム手袋を使用する頻度の高い職業従事者におけるラテックスアレルギー、医療従事者に見られるペニシリンやセファロスポリンアレルギー、小麦やソバなど穀物を扱う職業における小麦やソバアレルギー、魚介類を扱う職業における魚介類アレルギーなどに伴う蕁麻疹や接触蕁麻疹が挙げられる。また、運動作業中に誘発される可能性がある蕁麻疹として食物依存性運動誘発アナフィラキシーやコリン性蕁麻疹も該当すると思われる。これらの蕁麻疹の原因確定において、コリン性蕁麻疹以外の場合に血清中アレルゲン特異的IgEの検出は有用な情報を提供できる。しかし、保険適用のある血清中アレルゲン特異的IgE検査では、そのほとんどにアレルゲン粗抽出液が使用されているため、感度と特異度がそれほど高くない点に留意する必要がある。ラテックス、ペニシリン、小麦、ソバ、エビ、カニなどの特異的IgE検査が該当し、これらの検査が陽性になったからといって直ちに原因とは断定できない。また、陰性の場合も必ずしも否定はできない。ことに、小麦やソバなどの穀物特異的IgE検査は感度、特異度が低い[1〜3]。このため原因となるアレルゲンを精製あるいはリコンビナントタンパク質として作製し、特異的IgE検査に利用する試みがなされ、Molecular allergology (MA)と呼ばれている。リコンビナントアレルゲンを利用した特異的IgE検査のうち保険適用されているものはω-5グリアジン検査のみである。この検査により、感度、特異度ともに著しく向上する[1,2]。いずれの場合も、陽性の場合はプリックテストなどの他の検査を併せて行い、診断を確定する必要がある。

参考文献

1) Matsuo H, Kohno K, Niihara H, et al. Specific IgE determination to epitope peptides of omega-5 gliadin and high molecular weight glutenin subunit is a useful tool for diagnosis of wheat-dependent exercise-induced anaphylaxis. J Immunol. 2005;175:8116-22.(エビデンスレベル III)
2) Morita E, Matsuo H, Chinuki Y, et al. Food-dependent exercise-induced anaphylaxis -importance of omega-5 gliadin and HMW-glutenin as causative antigens for wheat-dependent exercise-induced anaphylaxis-. Allergol Int. 2009;58:493-8.(エビデンスレベル III)
3) Tohgi K, Kohno K, Takahashi H, et al. Usability of Fag e 2 ImmunoCAP in the diagnosis of buckwheat allergy. Arch Dermatol Res. 2011;303:635-42.(エビデンスレベル III)

CQ3-33 職業性接触蕁麻疹の出現しやすい部位は?

Panel Consensus

職業性接触蕁麻疹の出現しやすい部位は、職業性接触皮膚炎と同じように手が最も出現しやすい部位である(エビデンスレベル海外Ⅳa、日本Ⅴ)。それ以外の部位では接触手関節部、上腕、顔などが出現しやすい部位となっている[1〜5]。

参考文献
1) Burnett CA, Lushniak BD, McCarthy W, et al. Occupational dermatitis causing days away from work in U.S. private industry, 1993. Am J Ind Med. 1998；34：568-73.(エビデンスレベルⅣa)
2) Williams JD, Lee AY, Matheson MC, et al. Occupational contact urticaria：Australian data. Br J Dermatol. 2008；159：125-31.(エビデンスレベルⅣa)
3) Suneja T, Belsito DV. Occupational dermatoses in health care workers evaluated for suspected allergic contact dermatitis. Contact Dermatitis. 2008；58：285-90.(エビデンスレベルⅣa)
4) Tan HH, Tsu-Li Chan M, Goh CL, et al. Occupational skin disease in workers from the electronics industry in Singapore. Am J Contact Dermat. 1997；8：210-4.(エビデンスレベルⅣa)
5) Xhelin X, Hayakawa R, Sugiura M, et al. Causative agents and prognosis of 66 patients with occupational contact dermatitis. Environ Dermatol. 1999；6：56-63.(エビデンスレベルⅤ)

Ⅵ. 治療・管理

CQ3-34 職業性接触皮膚炎が発症した場合の対応は？

Panel Consensus
発症原因と業務との因果関係(業務起因性)が明らかな場合は患者が所属する事業所の産業医や安全衛生担当者に連絡する。

解説

一次刺激性、アレルギー性接触皮膚炎のいずれであっても発症原因と業務との因果関係(業務起因性)がはっきりしている場合は、必ず患者の所属している事業所の産業医ないし安全衛生担当者に連絡すべきである[4]。被疑物質が分からない場合には「安全データシート(Safety Data Sheets, SDS)(化学物質等安全データシート)」(**CQ3-35、3-41**参照)を送ってもらうように依頼する。

まず、刺激性接触皮膚炎の場合は当該物質を使用するすべての作業者に皮膚炎発症の危険性がある。刺激性接触皮膚炎が起こった場合には当該物質の使用を控え、刺激の少ない代替物質への変更を促すことが最も良い対策である。しかし、変更が困難な場合は手袋、防護衣など保護具を厳密に着用ことについても助言すべきである。また、アレルギー性接触皮膚炎の場合も、刺激性接触皮膚炎と対策はほぼ同じである。特に、アトピー素因を持つ者などに対しては、皮疹の悪化防止を念頭に置き、作業内容の変更など適正な配置の必要性についても助言すべきである。

労災認定は業務起因性、そして業務中の作業によって発症したこと(業務遂行性)が明確であることが認定の必須要件であり、皮膚炎の場合にはこれらを証明することが困難であることが多いことも事実である。

CQ3-35 職業性接触蕁麻疹が発症した場合の対応は？

Panel Consensus
原因アレルゲンを特定しそれらを回避・除去するための対応をとることが最も重要である。また、皮膚バリア障害の原因であるアトピー性皮膚炎や刺激性皮膚炎を合併することが多いため、これらの症状を改善させるための対応が必要となる。

解説

　職業性接触皮膚炎と同様に、非アレルギー性、アレルギー性のいずれの場合も発症原因と業務との因果関係（業務起因性）が明らかな場合は、必ず患者の所属している事業所の産業医ないし安全衛生担当者に連絡をする[1]。また、原因物質が化学物質である場合には職業性接触皮膚炎と同様にSDSの送付を依頼する。原因の代替品または代替物質への変更が最も良い対策であり、天然ラテックス製品、化学物質、食物のいずれにもあてはまる。これらの変更が困難な場合には手袋や防護衣などについて助言する。原因が天然ラテックスのパウダー付き手袋の場合には空気中に散布されるアレルゲンにも配慮し安全対策を行う。また、手袋以外の天然ラテックス製品（駆血帯、止血帯、ドレーンやカテーテル類、輪ゴムなど）の扱いにも注意が必要である[2]。

　接触蕁麻疹は刺激性接触皮膚炎やアトピー性皮膚炎の悪化など、角層バリア障害の生じた結果、アレルゲンの経皮感作が起こり発症すると考えられるため、湿疹・皮膚炎の合併がある場合には皮膚を介した感作が生じやすく、皮膚炎悪化防止のための作業内容の変更や適性配置の必要性について助言する[3,4]。原因アレルゲンの回避対策だけでは不十分でバリア障害を回復させるための休業を要することが多い場合には、職場への休業申請のため医療者の介入を要することもある。労災認定は職業性皮膚炎と同様に業務起因性であり、業務中に発症したことが明確であることが認定の必須条件となる。接触蕁麻疹は原因曝露後短時間で症状が誘発されるために、証明は職業性接触皮膚炎より明確であることが多いが、蕁麻疹または接触蕁麻疹と原因物質の因果関係を証明するには、アレルギー性では病歴に加えてオープンアプリケーションテスト、プリックテストなどの検査で確認することが有用である。

参考文献

1) 日本皮膚科学会接触皮膚炎診療ガイドライン委員会. 接触皮膚炎診療ガイドライン. 日皮会誌. 2009；119：1757-93.（エビデンスレベルⅡ）
2) 赤澤　晃, 松永佳世子　監. ラテックスアレルギー安全対策ガイドライン2009.（エビデンスレベルⅠ）
3) Skudlik C, Wulfhorst B, Gediga G, et al. Tertiary individual prevention of occupational skin diseases：a decade's experience with recalcitrant occupational dermatitis. Int Arch Occup Environ Health. 2008；81：1059-64.（エビデンスレベルⅣa）
4) Matterne U, Diepgen TL, Weisshaar E. Differential effects of a tertiary individual prevention programme for patients with occupational skin disease depending on diagnosis. J Eur Acad Dermatol Venereol. 2010；24：1089-93.（エビデンスレベルⅣa）

第3章　職業性皮膚疾患

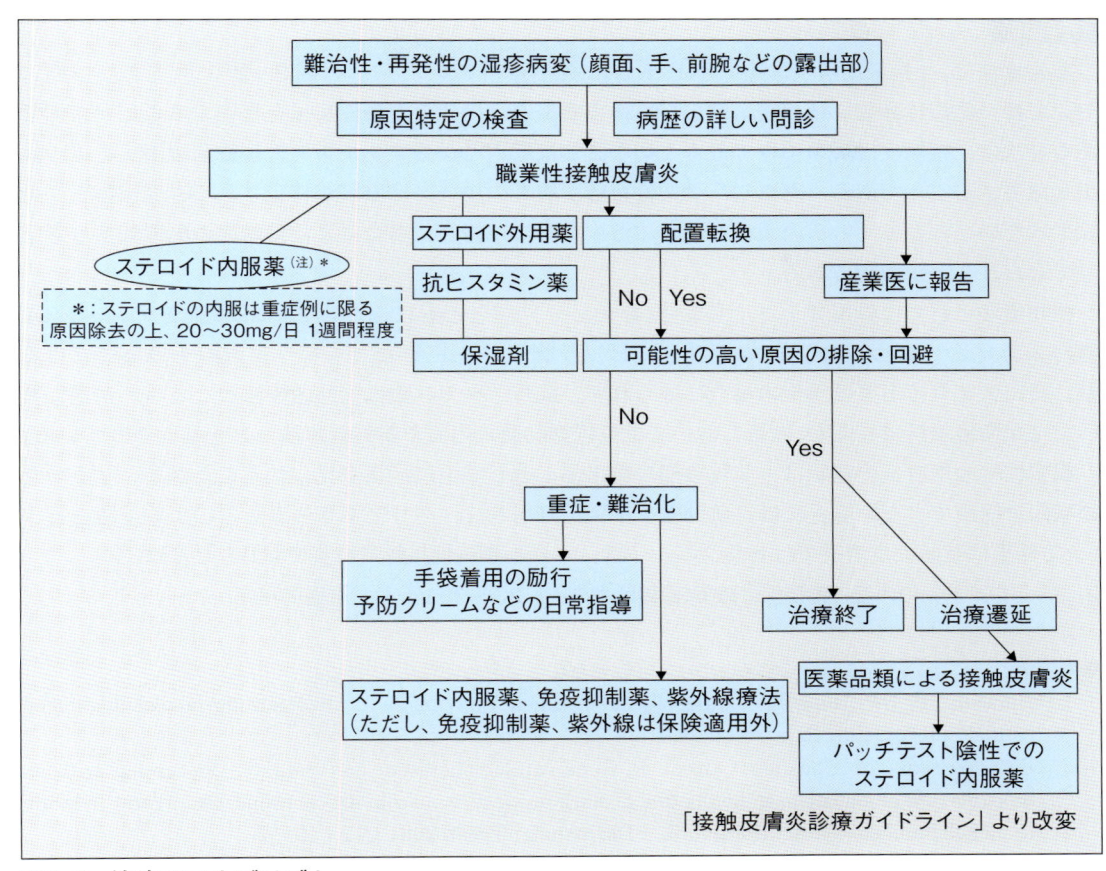

図3-2　治療のアルゴリズム

```
難治性・再発性の湿疹病変（顔面、手、前腕などの露出部）
    ↓
原因特定の検査　病歴の詳しい問診
    ↓
職業性接触皮膚炎
    ├─ ステロイド内服薬（注）*
    │   *：ステロイドの内服は重症例に限る
    │   原因除去の上、20〜30mg/日 1週間程度
    ├─ ステロイド外用薬　配置転換
    ├─ 抗ヒスタミン薬　No / Yes
    │                   ↓       ↓
    │              産業医に報告
    ├─ 保湿剤　　可能性の高い原因の排除・回避
    │            No ↓       Yes ↓
    │         重症・難治化
    │              ↓
    │    手袋着用の励行
    │    予防クリームなどの日常指導     治療終了　治療遷延
    │              ↓                              ↓
    │  ステロイド内服薬、免疫抑制薬、紫外線療法    医薬品類による接触皮膚炎
    │  （ただし、免疫抑制薬、紫外線は保険適用外）   ↓
    │                                   パッチテスト陰性での
    │                                   ステロイド内服薬
```

「接触皮膚炎診療ガイドライン」より改変

CQ3-36　職業性接触皮膚炎の薬物療法は？

Panel Consensus		グレード	エビデンスレベル* 海外	エビデンスレベル* 日本	保険適用	参考文献
ステロイド内服薬・外用薬は有効である		A	①	①	有	1〜8
抗ヒスタミン薬は有効である		B	②	②	有	8〜15
免疫抑制薬は有効である		C1	②		無	16〜19
（慢性の手湿疹に対して）紫外線療法は有効である	PUVA	A	①		無	20〜25
	NB-UVB	B	①		無	
バリアクリーム手袋は予防に有効である	刺激性皮膚炎	A	②			22〜30
	接触皮膚炎	B or C1	②			

*：エビデンスレベルの分類は表1-2（p.7）を参照。

解説

　薬物療法は、「接触皮膚炎診療ガイドライン」の治療のアルゴリズム（**図3-2**）に準じる。診断においては、湿疹性病変を確認後、アトピー性皮膚炎などの他の湿疹性疾患を鑑別することが大切である。次に、接触皮膚炎の治療で最も大切なことは原因となるアレルゲン、接触刺激因子を見つけ出し除去することである。ただし、職業性接触皮膚炎の場合には原因が特定されても原因物質が排除できないときが多く、そのような場合には産業医に連絡し、場合によって職場の配置転換も考慮してもらうことが大切である。

　薬物療法としては外用ステロイド薬（推奨グレードA）とともに抗ヒスタミン薬（推奨グレードB）、経口ステロイド薬（プレドニゾロン20mg/日）（推奨グレードA）なども第一選択の1つとなり得るが、経口ステロイド薬は重症の場合に限られ[注]、抗ヒスタミン薬は補助的療法となる。わが国においては保険適用外になるが、欧米においては免疫抑制薬の内服や紫外線療法などが推奨されている。

　職業性接触皮膚炎の症状は、非被覆部や露出部、そして手に症状が見られることが多い。そのため原因を回避できない場合には、防御服や手袋を着用させ、バリアクリームなどによる予防を行う（予防効果は刺激性皮膚炎では推奨グレードA、アレルギー性接触皮膚炎ではBもしくはC1）。

注：ステロイド薬の内服は重症例に限る（原因除去の上、20〜30mg/日、1週間程度）。

参考文献

1) Hachem JP, De Paepe K, Vanpée E, et al. Efficacy of topical corticosteroids in nickel-induced contact allergy. Clin Exp Dermatol. 2002；27：47-50.
2) Parneix-Spake A, Goustas P, Green R. Eumovate（clobetasone butyrate）0.05％ cream with its moisturizing emollient base has better healing properties than hydrocortisone 1％ cream：a study in nickel-induced contact dermatitis. J Dermatolog Treat. 2001；12：191-7.
3) Veien NK, Olholm Larsen P, Thestrup-Pedersen K, et al. Long-term, intermittent treatment of chronic hand eczema with mometasone furoate. Br J Dermatol. 1999；140：882-6.
4) English JS, Bunker CB, Ruthven K, et al. A double-blind comparison of the efficacy of betamethasone dipropionate cream twice daily versus once daily in the treatment of steroid responsive dermatoses. Clin Exp Dermatol. 1989；14：32-4.
5) Granlund H, Erkko P, Eriksson E, et al. Comparison of cyclosporine and topical betamethasone-17,21-dipropionate in the treatment of severe chronic hand eczema. Acta Derm Venereol. 1996；76：371-6.
6) Faghihi G, Iraji F, Shahingohar A, et al. The efficacy of '0.05％ Clobetasol + 2.5％ zinc sulphate' cream vs. '0.05％ Clobetasol alone' cream in the treatment of the chronic hand eczema：a double-blind study. J Eur Acad Dermatol Venereol. 2008；22：531-6.
7) Bourke J, Coulson I, English J；British Association of Dermatologists. Guidelines for care of contact dermatitis. Br J Dermatol. 2001；145：877-85.
8) Anveden I, Lindberg M, Andersen KE, et al. Oral prednisone suppresses allergic but not irritant patch test reactions in individuals hypersensitive to nickel. Contact Dermatitis. 2004；50：298-303.
9) Frossard N, Melac M, Benabdesselam O, et al. Consistency of the efficacy of cetirizine and ebastine on skin reactivity. Ann Allergy Asthma Immunol. 1998；80：61-5.
10) Purohit A, Mélac M, Pauli G, et al. Comparative activity of cetirizine and mizolastine on histamine-induced skin wheal and flare responses at 24 h. Br J Clin Pharmacol. 2002；53：250-4.
11) Katagiri K, Arakawa S, Hatano Y, et al. Fexofenadine, an H1-receptor antagonist, partially but rapidly inhibits the itch of contact dermatitis induced by diphenylcyclopropenone in patients with alopecia areata. J Dermatol. 2006；33：75-9.

12) 古江増隆, 佐伯秀久, 古川福実, ほか. 日本皮膚科学会アトピー性皮膚炎診療ガイドライン. 日皮会誌. 2008；118：325-42.
13) Kawashima M, Tango T, Noguchi T, et al. Addition of fexofenadine to a topical corticosteroid reduces the pruritus associated with atopic dermatitis in a 1-week randomized, multicentre, double-blind, placebo-controlled, parallel-group study. Br J Dermatol. 2003；148：1212-21.
14) 川島 眞, 原田昭太郎. 抗アレルギー薬を併用した標準的薬物療法がアトピー性皮膚炎患者の痒みとQuality of Life (QOL) に及ぼす影響に関する調査. 臨皮. 2006；60：661-7.
15) 秀 道広, 古江増隆, 池澤善郎, ほか. 蕁麻疹・血管性浮腫の治療ガイドライン. 日皮会誌. 2005；115：703-15.
16) Granlund H, Erkko P, Reitamo S. Comparison of the influence of cyclosporine and topical betamethasone-17,21-dipropionate treatment on quality of life in chronic hand eczema. Acta Derm Venereol. 1997；77：54-8.
17) Park SG, Lee EC, Hong WK, et al. A case of occupational allergic contact dermatitis due to PVC hose. J Occup Health. 2008；50：197-200.
18) Egan CA, Rallis TM, Meadows KP, et al. Low-dose oral methotrexate treatment for recalcitrant palmoplantar pompholyx. J Am Acad Dermatol. 1999；40：612-4.
19) Christiansen JV, Holm P, Reymann F, et al. Patients' acceptance of etretinate therapy. A retrospective survey of long-term etretinate therapy in chronic keratotic and pustular skin diseases. Dermatologica. 1984；168：122-6.
20) Rosén K, Mobacken H, Swanbeck G. Chronic eczematous dermatitis of the hands：a comparison of PUVA and UVB treatment. Acta Derm Venereol. 1987；67：48-54.
21) Grattan CE, Carmichael AJ, Shuttleworth GJ, et al. Comparison of topical PUVA with UVA for chronic vesicular hand eczema. Acta Derm Venereol. 1991；71：118-22.
22) Sjövall P, Christensen OB. Treatment of chronic hand eczema with UV-B Handylux in the clinic and at home. Contact Dermatitis. 1994；31：5-8.
23) Schempp CM, Müller H, Czech W, et al. Treatment of chronic palmoplantar eczema with local bath-PUVA therapy. J Am Acad Dermatol. 1997；36：733-7.
24) De Rie MA, Van Eendenburg JP, Versnick AC, et al. A new psoralen-containing gel for topical PUVA therapy：development, and treatment results in patients with palmoplantar and plaque-type psoriasis, and hyperkeratotic eczema. Br J Dermatol. 1995；132：964-9.
25) Grundmann-Kollmann M, Behrens S, Peter RU, et al. Treatment of severe recalcitrant dermatoses of the palms and soles with PUVA-bath versus PUVA-cream therapy. Photodermatol Photoimmunol Photomed. 1999；15：87-9.
26) Saary J, Qureshi R, Palda V, et al. A systematic review of contact dermatitis treatment and prevention. J Am Acad Dermatol. 2005；53：845.
27) Bourke J, Coulson I, English J；British Association of Dermatologists. Guidelines for care of contact dermatitis. Br J Dermatol. 2001；145：877-85.
28) Warshaw E, Lee G, Storrs FJ. Hand dermatitis：a review of clinical features, therapeutic options, and long-term outcomes. Am J Contact Dermat. 2003；14：119-37.
29) Rosén K, Mobacken H, Swanbeck G. Chronic eczematous dermatitis of the hands：a comparison of PUVA and UVB treatment. Acta Derm Venereol. 1987；67：48-54.
30) Grattan CE, Carmichael AJ, Shuttleworth GJ, et al. Comparison of topical PUVA with UVA for chronic vesicular hand eczema. Acta Derm Venereol. 1991；71：118-22.

CQ3-37 職業性接触蕁麻疹の薬物療法は？

Panel Consensus

アレルギー性接触蕁麻疹の治療の基本は原因アレルゲンの同定とそれらの回避である（推奨グレードB）。

解説

　蕁麻疹の治療の基本は、原因・悪化因子の除去・回避とヒスタミンH_1受容体拮抗薬（抗ヒスタミン薬）を中心とした薬物療法である[1]。しかし、『蕁麻疹診療ガイドライン』では皮疹を誘発可能な蕁麻疹では誘発因子の同定と因子の回避が治療の中心であり、抗ヒスタミン薬は原因を特定できない慢性蕁麻疹ほどの高い効果は望めないと推測される。アレルギー性接触蕁麻疹はこれにあたるため、治療の基本は原因アレルゲンの同定とそれらの回避が最も重要となる[1]。

　接触蕁麻疹出現時には、誘発された症状の重症度に応じた薬物を選択する。皮膚症状が接触部位に限局する場合は原因回避により皮疹は消褪するため抗ヒスタミン薬内服の効果は限定的であり、全身性の蕁麻疹に発展した場合には抗ヒスタミン薬の内服により一定の効果が期待される。いずれの場合も血中移行性が高く即効性のある抗ヒスタミン薬が効果的と考えられる。多くの抗ヒスタミン薬が市販されているが、経口薬では効果と副作用の両面で中枢組織移行性が少なく、鎮静性の低い第2世代の抗ヒスタミン薬が第一選択薬として推奨されている。すでに誘発された蕁麻疹については局所の冷却、石炭酸亜鉛華リニメント、抗ヒスタミン薬含有軟膏、クロタミトン軟膏の外用は痒みの軽減に役立つことがある[1]。

　アレルギー性接触蕁麻疹は、症状が悪化すると局所に留まらずに気道閉塞、アナフィラキシー、アナフィラキシーショックなど全身症状に発展することがある。その場合には速やかに改善させる処置が必要であり、気道確保、酸素吸入、静脈ライン確保、昇圧（補液、アドレナリン投与）、抗ヒスタミン薬静注、ステロイド薬投与などが症状に応じて必要となる。

　局所療法としてステロイド外用薬は蕁麻疹の治療に推奨されないが、職業性接触蕁麻疹では同時にアトピー性皮膚炎の悪化や刺激性接触皮膚炎などの皮膚のバリア異常を伴っていることが多く、皮膚炎を治療することでバリア異常の改善が期待できることから、ステロイド外用薬は有用であると考えられる[2]。

参考文献
1) 秀　道広, 森田栄伸, 古川福実, ほか. 蕁麻疹診療ガイドライン. 日皮会誌. 2011；121：1339-88.
2) 日本皮膚科学会接触皮膚炎診療ガイドライン委員会. 接触皮膚炎診療ガイドライン. 日皮会誌. 2009；119：1757-93.

第3章　職業性皮膚疾患

VII. 予防

A. 作業環境管理

CQ3-38 一次予防で最も優先すべきことは？

CQ3-39 素材を抗原性のないものに代替することは有効か？

CQ3-40 安全データシート（SDS）交付義務のある化学物質のリスクアセスメントは重要か？

Panel Consensus	推奨グレード	エビデンスレベル 海外	エビデンスレベル 日本	保険適用
38. 原因物質であるアレルゲンや刺激性物質を特定し作業場から完全除去すること	A	I	I	無
39. 原因物質であるアレルゲンを抗原性のない物に代替することは有効である	A	I	/	無
40. 安全データシート（SDS）交付義務のある化学物質のリスクアセスメントは重要である	A	/	IVb	無

解説

3-38. 最も優先すべきこと

　原因物質であるアレルゲンや刺激物質を特定して作業場から完全除去することが最も優先すべきことである[1〜4]。それにより皮膚炎は改善または治癒するが、一部は除去後数年しても皮膚炎が持続する場合がある[1]。クロム酸などの金属塩による職業性アレルギー性接触皮膚炎の場合がそうである[5]。完全回避が困難な場合は換気装置、手袋などの保護具の使用による抗原曝露の削減でもある程度有効である[2]。低曝露域への配置転換によって曝露の削減につながる。接触抗原の完全回避は休職や転職によっても可能であるが、社会・経済的な負担が大きく難しい場合がある[6〜8]。感作性の少ない物質への代替によっても曝露の削減が可能である[1,2,4,7]。

3-39. 素材の代替

　ラテックス手袋をパウダーフリーの低タンパクのラテックス手袋に替えると職業性接触皮膚炎の頻度が低下する[9]。セメントに硫酸鉄を加えて重クロム酸から3価のクロム酸に還元すると建設作業者の接触皮膚炎の割合は低下した[10]。アレルゲンや刺激性物質を有害でない物質に代替することは予防の中でも優先順位が高い[4]。

3-40. 化学物質のリスクアセスメント

※第1章CQ1-28（p.49）を参照。

— 117 —

参考文献

1) Nicholson PJ, Llewellyn D, English JS, on behalf of the Guidelines Development Group. Evidence-based guidelines for the prevention, identification and management of occupational contact dermatitis and urticaria. Contact Dermatitis. 2010；63：177-86.（エビデンスレベルⅠ）
2) Diepgen TL, Coenraads PJ. The epidemiology of occupational contact dermattis. Int Arch Occup Environ Health. 1999；72：496-506.（エビデンスレベルⅠ）
3) Nicholson PJ. Occuational contact dermatitis：known knowns and known unknowns. Clin Dermatol. 2011；29：325-30.（エビデンスレベルⅠ）
4) Diepgen TL. Occupational skin diseases. J Dtsch Dermatol Ges. 2012；10：297-313.（エビデンスレベルⅠ）
5) Dooms-Goosens A, Ceuterick A, Vanmaele N, et al. Follow-up study of patients with contact dermatitis caused by chromates, nickel, and cobalt. Dermatologica. 1980；160：249-60.（エビデンスレベルⅣb）
6) 高山かおる, 横関博雄, 松永佳世子, ほか. 接触皮膚炎診療ガイドライン. 日皮会誌. 2009；119：1757-93.（エビデンスレベルⅠ）
7) 西岡和恵. 理・美容師の職業性皮膚炎. 日職業・環境アレルギー会誌. 2010；17：1-9.（エビデンスレベルⅠ）
8) 小林美和, 山元 修, 末永義則, ほか. 女性の職業性接触皮膚炎. 産業医大誌. 2000；22：363-70.（エビデンスレベルⅣb）
9) Ahmed SM, Adisesh A, Aw TC, et al. Latex allergy：occupational health aspects of management：a national guideline. London：Royal College of Physicians；2008.（エビデンスレベルⅠ）
10) Roto P, Sainio H Reunala T, et al. Addition of ferrous sulfate to cement and risk of chromium dermatitis among construction workers. Contact Dermatitis. 1996；34：43-50.（エビデンスレベルⅣb）

B. 作業管理

CQ3-41 職場での手袋の着用は発症予防に有効か？

CQ3-42 クリームを塗ることは有効か？

Panel Consensus	推奨グレード	エビデンスレベル 海外	エビデンスレベル 日本	保険適用
41. 正しく使用されれば有効であるが、注意が必要である	B	Ⅰ		無
42. 作業前のバリアー（保護）クリームは薦められないが、作業後の保湿剤は効果がある	C1	Ⅰ		無

解説

3-41. 手袋の着用

　手袋は正しく装着、安全に外し、定期的に交換すれば有効で、保護手袋は広く推奨されているが、有効性を示した疫学データはなく注意が必要である[1,2]。例えば、ラテックス手袋はそれ自体、職業性接触皮膚炎や職業性接触蕁麻疹の原因になる[3]。ニッケル塩やアクリルアミドなどの感作物質はラテックスを透過しアレルギー性接触皮膚炎を起こす[4,5]。アクリルアミドの場合は、コット

ンライナーを使用しても透過するため4時間は透過しない4H®-gloveが開発され効果がある[5]。さらに、密封された手袋内ではアレルゲンや刺激物質は接触皮膚炎を起こしやすく注意が必要である[6]。姑息的ではあるが、作業時間を短くすると曝露量も少なくなる。

3-42. クリームを塗ること

　作業前の保護クリームは、システマティックレビューでも効果の有無は定まっていない[7]。特に、ラテックス手袋をしている場合は、アレルゲンの吸収を促進するため勧められない[3]。作業後に、手洗いと保湿剤を塗ることは勧められる[8,9]。

参考文献

1) Diepgen TL, Coenraads PJ. The epidemiology of occupational contact dermatitis. Int Arch Occup Environ Health. 1999；72：496-506.(エビデンスレベルⅠ)
2) Wigger-Alberti W, Elsner P. Do Barrier creams and gloves prevent or provoke contact dermatitis? Am J Contact Dermatitis. 1998；9：100-6.(エビデンスレベルⅠ)
3) Ahmed SM, Adisesh A, Aw TC, et al. Latex allergy：occupational health aspects of management：a national guideline. London：Royal College of Physicians；2008.(エビデンスレベルⅠ)
4) Antezana M, Parker F. Occupational contact dermatitis. Immunol Allergy Clin North Am. 2003；23：269-90.(エビデンスレベルⅠ)
5) Beyer DJ, Belsito DV. Allergic contact dermatitis from acrylamide in a chemical mixer. Contact Dermatitis. 2000；42：181-2.(エビデンスレベルⅤ)
6) Lushniak BD. Occupational contact dermatitis. Dermatol Ther. 2004；17：272-7.(エビデンスレベルⅠ)
7) Saary J, Qureshi R, Palda V, et al. A systematic review of contact dermatitis treatment and prevention. J Am Acad Dermatol. 2005；53：845-55.(エビデンスレベルⅠ)
8) Winker R, Salameh B, Stolkovich S, et al. Effectiveness of skin protction creams in the prevention of occupational dermatitis：results of a randomized, controlled trial. Int Arch Occup Environ Health. 2009；82：653-62.(エビデンスレベルⅠ)
9) Nicholson PJ, Llewellyn D（Eds）Occupational contact dermatitis and urticaria. British Occupational Health Research Foundation London, 2010. http://www.bohrf.org.uk/downloads/OccupationalContactDermatitisEvidenceReview-Mar2010.pdf（2016年4月）(エビデンスレベルⅠ)

C. 健康管理

CQ3-43 就業前に従業員のアトピーの有無を検査することは有効か？

Panel Consensus	推奨グレード	エビデンスレベル 海外	エビデンスレベル 日本	保険適用
就業前や配置転換前にアトピーの有無を検査することは、有効である	C1	I	/	一部有*

＊「接触皮膚炎」疑いで保険適用有

解説

　IgEを産生しやすいなどのアトピーは職業性接触皮膚炎や職業性接触蕁麻疹のリスクファクターであるとの報告もあるが[1,2]、相反する結果もあり結論できないとする報告もある[3]。成人におけるアトピー性皮膚炎の既往は職業性接触皮膚炎のリスクファクターである[1,4]。職業性皮膚疾患になると社会経済的な負担が大きいので、アトピーまたはアトピー性皮膚炎の既往がある作業者は職業性皮膚疾患にならないよう職場配置や予防措置に特に注意が必要である。

参考文献

1) Nicholson PJ, Llewellyn D, English JS, et al. Evidence-based guidelines for the prevention, identification and management of occupational contact dermatitis and urticaria. Contact Dermatitis. 2010 ; 63 : 177-86.（エデンスレベル I）
2) Valsecchi R, Leghissa P, Cortinovis R, et al. Contact urticaria from latex in healthcare workers. Dermatology. 2000 ; 201 : 127-31.（エビデンスレベル IVb）
3) Nicholson PJ, Llewellyn D（Eds）Occupational contact dermatitis and urticaria. British Occupational Health Research Foundation London, 2010. http://www.bohrf.org.uk/downloads/OccupationalContactDermatitisEvidenceReview-Mar2010.pdf（2016年4月）.（エビデスレベル I）
4) Dickel H, Bruckner TM, Schmidt BA, et al. Impact of atopic skin diathesis on occupational skin disease incidence in a working population. J Invest Dermatol. 2003 ; 121 : 37-40.（エビデンスレベル IVb）

D. 労働衛生教育

CQ3-44 労働衛生教育は発症予防に有効か？

Panel Consensus	推奨グレード	エビデンスレベル 海外	エビデンスレベル 日本	保険適用
職業性アレルギー性皮膚疾患について診断、対策について作業者に職業教育の早い段階で労働衛生教育することは発症予防に有効である	B	I	I	無

第3章 職業性皮膚疾患

解説

　職業性接触皮膚炎が作業関連疾患の中で最も頻度が高く手に生じやすいこと、その症状、対策について作業者に労働衛生教育することは発症予防に有効であるとの疫学報告がある[1〜3]。職業性接触皮膚炎は作業開始後数か月で見習いのときや未熟なときにリスクが高いが、理美容師では見習いのときに水仕事を頻繁にすることに関係していると思われる[1,4]。職業性接触皮膚炎が原因で失職したり転職したりすること[1]、見習いの期間が終われば水仕事が減ること[5]、ヘアダイ後のシャンプーは必ず手袋をすることなど[6]、多くは対策を取ることにより、仕事の継続が可能であることなどを伝える[1]。

参考文献
1) Nicholson PJ, Llewellyn D, English JS, et al. Evidence-based guidelines for the prevention, identification and management of occupational contact dermatitis and urticaria. Contact Dermatitis. 2010；63：177-86.(エビデンスレベルⅠ)
2) Kalimo K, Kautiainen H, Niskanen T, et al. 'Eczema school' to improve compliance in an occupational dermatology clinic. Contact Dermatitis. 1999；41：315-9.(エビデンスレベルⅣb)
3) Holness DL, Nethercott JR. Is a worker's understanding of their diagnosis an important determinant of outcome in occupational contact dermatitis? Contact Dermatitis. 1991；25：296-301.(エビデンスレベルⅣb)
4) Perkins JB, Farrow A. Prevalence of occupational hand dermatitis in U.K. hairdressers. Int J Occup Environ Health. 2005；11：289-93.(エビデンスレベルⅣb)
5) 西岡和恵. 理・美容師の職業性皮膚炎. 日職業・環境アレルギー会誌. 2010；17：1-9.(エビデンスレベルⅠ)
6) 片岡葉子. 特集/接触皮膚炎：最新のトレンド. 1. 職業性接触皮膚炎. アレルギーの臨床. 2005；25：17-21.(エビデンスレベルⅠ)

E. 総括管理

CQ3-45　産業医が月1回以上職場巡視することは有効か？

※第1章CQ1-32(p.54)を参照。

専門医への紹介のポイント

　職業性アレルギー疾患の診断にはプリックテストやパッチテストなどのスキンテストが必須である。テストの正しい方法と判定には皮膚科専門医のスキルが必要であるため、職業性のものが疑われるときにはなるべく紹介していただくのがよい。職業性アレルギーの皮膚症状の特徴としては、接触蕁麻疹でも接触皮膚炎であっても手や前腕のアレルゲンに触れたり触ったりする部分から生じる。徐々に顔面や頸部などの露出部へと拡大する。そのため手や前腕にステロイド外用薬(strongからvery strongクラス)にてコントロールができない湿疹病変が数か月に及び繰り返されたとき、出勤すると悪くなるなどのエピソードがあるときには職業性接触皮膚炎を疑って専門医へ紹介していただきたい。また、もともと手湿疹やアトピー性皮膚炎などがある方で、手袋・薬剤などを扱う医療従事者や精肉業・漁業などに従事する方、小麦を扱う職業の方は接触蕁麻疹を生じる可能性が高く、放置すればアナフィラキシーにつながりかねないため、初期の段階で受診を進めるのが望ましい。

第4章
職業性過敏性肺炎

≪職業性過敏性肺炎 診断指針≫

発症環境から職業性疾患を疑う症例
- 有機粉塵抗原に曝露される職業歴 ＜必須＞
- 就業中に症状が出現する
- 平日に症状が強く、週末や長期休暇に症状が軽減する
- 入院や職場環境の変更により症状が自然軽快し、元の環境に戻ることにより症状が再燃する
- 就業中の職業において過去に職業性疾患の報告がある

↓

臨床症状や画像所見などから過敏性肺炎を疑う症例

1. 臨床症状・所見
   1) 咳
   2) 息切れ
   3) 発熱
   4) 捻髪音ないし小水泡性ラ音

2. 検査所見
   1) 胸部X線像でびまん性散布性粒状陰影[*1]
   2) 拘束性換気機能障害
   3) PaO_2 低下
   4) 血液沈降反応亢進、好中球増加、CRP上昇のいずれか1つ
   5) 気管支肺胞洗浄液でリンパ球増加
   6) ツベルクリン反応陰性化

1. 1)～4) のいずれか2つ以上
2. 1)～6) のうち1) を含む2つ以上

左記 1. 2. を同時に満足するもの

Yes →

免疫学的所見
1) 特異抗体陽性
2) 特異抗原によるリンパ球幼若反応陽性

1)、2) のうち1つ以上を満足するもの

Yes → **確実**

No → 職業性喘息など、他の職業性疾患の鑑別

No →

吸入誘発試験
1) 特異抗体抗原吸入による臨床像の再現
2) 環境曝露による臨床像の再現

1)、2) のうち1つ以上を満足するもの[*2]

病理学的所見
1) 肉芽腫形成
2) 胞隔炎
3) Masson体

1)～3) のうちいずれか2つ以上を満足するもの

No → **疑い**　Yes → **強い疑い**　Yes → **強い疑い**　No → **疑い**

注) [*1] 病初期には異常陰影を認めないことがある
[*2] 症状は抗原曝露から4～8時間後に起こることが多く、環境から離れると自然に軽快する

職業性過敏性肺炎の診断のフローチャート

第4章 職業性過敏性肺炎

I. 定義

CQ4-1 職業性過敏性肺炎の定義は？

Panel Consensus	推奨グレード	エビデンスレベル 海外	エビデンスレベル 日本
職業性過敏性肺炎の特徴は有機あるいは無機粉塵を反復吸入することで経気道的な感作が成立し胞隔炎を起こすことをいう	A	I	I

解説

　過敏性肺炎の定義は、作業環境に浮遊する真菌や細菌類、動物の排泄物や体成分、その他の有機、無機化学物質を反復吸入するうちに感作が成立し、Coombs分類のIII型およびIV型アレルギー反応などの免疫学的機序を介して細気管支から肺間質領域にかけて肉芽腫性病変を形成する、びまん性肉芽腫性間質性肺炎の総称であり、別名、外因性アレルギー性胞隔炎と呼ばれる。

　職業性過敏性肺炎の特徴[1～5]は、①原因物質の曝露開始から症状の発現までに一定の感作期間がある、②原因物質が一定の職業、作業に限定される、③職場集積性がある、④症状の出現、消退と作業との関連性が強い、⑤許容濃度以下の低濃度の曝露量で発症する可能性がある、⑥遺伝素因をもつ人に発症しやすい[6～9]、⑦症状は皮膚、呼吸器、消化器などに発現するがしばしば合併して出現するなどの特徴がある。

参考文献

1) 土橋邦生. 職業性過敏性肺臓炎. 呼吸器科. 2003；4：327-31.(エビデンスレベルI)
2) Zacharisen MC, Fink JN. Hypersensitivity pneumonitis and related conditions in the work environment. Immunol Allergy Clin North Am. 2011；31：769-86.(エビデンスレベルI)
3) Richerson HB, Bernstein IL, Fink JN, et al. Guidelines for the clinical evaluation of hypersensitivity pneumonitis. J Allergy Clin Immunol. 1989；84：839-44.(エビデンスレベルI)
4) Jacobs RL, Andrews CP, Coalson JJ. Hypersensitivity pneumonitis：beyond classic occupational disease-changing concepts of diagnosis and management. Ann Allergy Asthma Immunol. 2005；95：115-28.(エビデンスレベルI)
5) Wild LG, Lopez M. Hypersensitivity pneumonitis：a comprehensive review. J Investig Allergol Clin Immunol. 2001；11：3-15.(エビデンスレベルI)
6) Rittner C, Sennekamp J, Mollenhauer E, et al. Pigeon breeder's lung：association with HLA-DR 3. Tissue Antigens. 1983；21：374-9.(エビデンスレベルIVb)
7) Selman M, Terán L, Mendoza A, et al. Increase of HLA-DR7 in pigeon breeder's lung in a Mexican population. Clin Immunol Immunopathol. 1987；44：63-70.(エビデンスレベルIVb)
8) Camarena A, Juárez A, Mejía M, et al. Major histocompatibility complex and tumor necrosis factor-alpha polymorphisms in pigeon breeder's disease. Am J Respir Crit Care Med. 2001；163：1528-33.(エビデンスレベルIVb)
9) Flaherty DK, Braun SR, Marx JJ, et al. Serologically detectable HLA-A, B, and C loci antigens in farmer's lung disease. Am Rev Respir Dis. 1980；122：437-43.(エビデンスレベルIVb)

II. 分類

CQ4-2　職業性過敏性肺炎の分類は？

Panel Consensus	エビデンスレベル	
	海外	日本
過敏性肺炎は発症様式により急性型、亜急性型、慢性型に分類される	I	I

解説

　急性型は、比較的大量の抗原に断続的に曝露され、抗原曝露から4～6時間後に発熱、咳嗽、呼吸困難が出現する。症状は8～24時間続き、その後の曝露がなければ翌日は軽減して、2～3日で全快する。再曝露があれば繰り返される。

　亜急性型は、少量の抗原に断続的に曝露されて、数日間から数週間にわたり、咳嗽、発熱、労作性呼吸困難が出現し、これらの症状は緩徐に進行する。慢性型は急性型、亜急性型を繰り返し、次第に不可逆性の肺の線維化を来し、慢性呼吸不全となる[1～3]。

参考文献
1) Agostini C, Trentin L, Facco M, et al. New aspects of hypersensitivity pneumonitis. Curr Opin Pulm Med. 2004；10：378-82.（エビデンスレベルI）
2) Pastel A, Ryu J, Reed C. Hypersensitivity pneumonisits：current concepts and future questions. J Allergy Clin Immunol. 2001；108：661-70.（エビデンスレベルI）
3) Zacharisen MC, Fink JN. Hypersensitivity pneumonitis and related conditions in the work environment. Immunol Allergy Clin North Am. 2011；31：769-86.（エビデンスレベルI）

III. 疫学

CQ4-3　職業性過敏性肺炎の有病率は？

Panel Consensus	エビデンスレベル	
	海外	日本
職業性過敏性肺炎の発症は抗原の種類、曝露状況により左右されるため、一定の疫学的評価は困難な現状にある	I	I

解説

　過敏性肺炎の発症に地域性、気候、人種、生活習慣などが影響し、職業性過敏性肺炎はさらに抗原の種類、曝露状況が関与するため、有病率に関する疫学的研究は困難である[1]。農夫肺に関する調査では、米国では10万人対420～3,000人[2]、英国では12～2,300人、フランスでは4,370人、フィンランドでは1,400～1,700人[3]と幅がある。

　鳥飼病では、母集団により0.5～7.5%と幅がある[4,5]。英国で1992～2001年に行われた調査では、年間50例が過敏性肺炎と診断され、呼吸器科医に診断された職業関連呼吸器疾患の1.8%であり、

第4章　職業性過敏性肺炎

産業医に診断されたのは年間4例で職業関連呼吸器疾患の0.7％であった[6]。わが国では、北海道北部の酪農地区の調査において、酪農従事者検診で612人中31人(5.1％)が画像診断で過敏性肺炎と診断され[7]、*S. rectivirgula*または*T. vulgaris*の沈降抗体反応陽性例は87人(33.3％)であった。一方で、岩手県葛巻町の1983～1987年の検診、疫学調査と、1984年に施行された検診、疫学調査では酪農従事者統計1,675人の沈降抗体反応陽性例が61症例(3.6％)[8]と、母集団や地域によって異なる。

わが国では農夫肺の発症頻度は5.8％、沈降抗体保有率は10％、鳥飼病では鳩飼育277人のうち有病率は10.4％で抗体保有率は30.3％と報告されている[9]。

参考文献

1) American Thoracic Society. Respiratory health hazards in agriculture. Am J Clit Care Med. 1998；158：S1-S76.（エビデンスレベルI）
2) Madsen D, Klock LE, Wenzel FJ, et al. The prevalence of farmer's lung in an agricultural population. Am Rev Respir Dis. 1976；113：171-4.（エビデンスレベルIVb）
3) Terho EO. Work-related respiratory disorders among Finnish farmers. Am J Ind Med. 1990；18：269-72.（エビデンスレベルIVb）
4) Hendrick DJ, Faux JA, Marshall R. Budgerigar-fancier's lung：the commonest variety of allergic alveolitis in Britain. Br Med J. 1978；2：81-4.（エビデンスレベルIVb）
5) Uzun O, Yilmaz DK, Sunter AT, et al. The prevalence of "pigeon breeder's disease" in a Turkish city and review of the literature. Lung. 2011；189：243-50.（エビデンスレベルI）
6) Mcdonald JC, Chen Y, Zekveld C, et al. Incidence by occupation and industry of acute work related respiratory diseases in the UK, 1992-2001. Occup Environ Med. 2005；62：836-42.（エビデンスレベルIVb）
7) 南須原康之. 農夫肺. 日胸. 2005；64：603-9.（エビデンスレベルIVa）
8) 小西一樹. 農夫肺. 呼吸器科. 2003；4：304-14.（エビデンスレベルIVa）
9) 吉澤靖之. 過敏性肺臓炎. 杉本恒明, 矢﨑義雄, 編. 内科学. 東京, 朝倉書店, 第9版 2007；pp699.（エビデンスレベルI）

CQ4-4　職業性過敏性肺炎の死亡率は？

Panel Consensus	エビデンスレベル 海外	エビデンスレベル 日本
死亡率は一般的に低いと考えられている。慢性型、肺線維化を呈している場合には死亡率は増加する	IVb	IVb

解説

十分なデータの集積がなく一定の傾向は示されていないが、一般的に死亡率は低いと考えられており、英国で1979～1980年および1982～1990年の11年間に報告された農夫肺の死亡例は56例のみと報告されている[1]。一方、小規模の調査ではあるが、北海道大学で1974～1993年に集積された農夫肺43例において、1993年6月における死亡例は8例(うち2例は胃癌による死亡)であった。喫煙者は非喫煙者と比較して有意に予後不良であり、死亡例には再燃を繰り返している症例、就業を継続している症例、喫煙者が多い[2]。

メキシコでハト飼育者肺と診断された78例のコホート調査では、全例がステロイド薬により治療されたが肺生検でUIP(usual interstitial pneumonia)と診断された47例においては5年生存率が

29％であるなどの報告がある[3]。病理学的に線維化を伴わない過敏性肺炎の中間生存率は22年であるのに対して、UIPパターンを呈する過敏性肺炎の中間生存率は2.8年であるという報告がある[4]。

参考文献

1) Linaker C, Smedley J. Respiratory illness in agricultural workers. Occup Med. 2002；52：451-9.（エビデンスレベルⅣb）
2) Ohtsuka Y, Munakata M, Tanimura K, et al. Smoking promotes insidious and chronic farmer's lung disease, and deteriorates the clinical outcome. Intern Med. 1995；34：966-71.（エビデンスレベルⅣb）
3) Pérez-Padilla R, Salas J, Chapela R, et al. Mortality in Mexican patients with chronic pigeon breeder's lung compared with those with usual interstitial pneumonia. Am Rev Respir Dis. 1993；148：49-53.（エビデンスレベルⅣa）
4) Churg A, Sin DD, Everett D, et al. Pathologic patterns and survival in chronic hypersensitivity pneumonitis. Am J Surg Pathol. 2009；33：1765-70.（エビデンスレベルⅣb）

CQ4-5　職業性過敏性肺炎に特徴的な地域性や季節性は？

Panel Consensus	エビデンスレベル 海外	エビデンスレベル 日本
原因抗原に曝露される機会の多い地域、多い季節に発症しやすい	Ⅰ	Ⅰ

解説

　農夫肺は北海道や東北地方に多い[1]。多くは低温多湿環境中で飼料として保管されていた干し草などを牛に与える室内作業が増加する晩冬期や早春期に起こりやすく[2]、鳥飼病は1年中抗原に曝露するため通年性であるといわれている[3,4]。

　群馬県の養蚕業者では熟蚕尿、蚕の体成分を抗原とする養蚕従事者肺の報告[5]が、また、わが国で最初に報告された過敏性肺炎であるサトウキビ肺症が沖縄から報告されている[6]。

参考文献

1) Ando M, Arima K, Yoneda R, et al. Japanese summer-type hypersensitivity pneumonitis. Geographic distribution, home environment, and clinical characteristics of 621 cases. Am Rev Respr Dis. 1991；144：765-9.（エビデンスレベルⅣb）
2) 小川浩正. 農夫肺. 日胸. 2009；68：S176-82. （エビデンスレベルⅣb）
3) Uzun O, Yilmaz DK, Sunter AT, et al. The prevalence of "pigeon breeder's disease" in a Turkish city and review of the literature. Lung. 2011；189：243-50.（エビデンスレベルⅠ）
4) Christensen LT, Schmidt CD, Robbins L. Pigeon breeders' disease--a prevalence study and review. Clin Allergy. 1975；5：417-30.（エビデンスレベルⅠ）
5) Nakazawa T, Umegae Y. Sericulturist's lung disease：hypersensitivity pneumonitis related to silk production. Thorax. 1990；45：233-4.（エビデンスレベルⅤ）
6) 継　眞. バガス病（Bagassosis）に関する研究. 医療. 1969；23：318-30.（エビデンスレベルⅤ）

Ⅳ. 原因抗原

CQ4-6　職業性過敏性肺炎の原因抗原と認定する基準は？

CQ4-7　原因抗原にはどのようなものがあるか？

Panel Consensus	推奨グレード	エビデンスレベル 海外	エビデンスレベル 日本
原因抗原は植物性粉塵、動物体成分・排泄物、昆虫、真菌、細菌、薬剤、有機化学物質などがある	A	Ⅰ	Ⅰ

解説

　原因抗原は種々の形で報告されている。職業性過敏性肺炎の原因抗原の分類に従い、レベルを表4-1に示すように定義する。原因抗原の確からしさを表4-1に従い、表4-2に記載した。

表4-1　エビデンスレベルの定義

	エビデンスレベル 海外	エビデンスレベル 日本
疫学研究、抗原分析などが行われている	①	①
複数の症例報告がある	②	②
1例報告	③	③

表4-2

職業性過敏性肺炎を引き起こす吸入物質 由来	抗原物質	職業（疾患名）	エビデンスレベル 海外	エビデンスレベル 日本	文献
植物抗原	Cabreuva, pine sawdust	製材、木工業	②		1
植物抗原	Cork proteins	製材、木工業	②		2
植物抗原	小麦粉	菓子製造（小麦粉肺）	②	③	3, 4
植物抗原	Cereal grain（シリアル）	Grain measurer's lung	②		5, 6
植物抗原	esparto（*Stipa Tenacissima* and *Ligeum Spartum*）（かびに汚染されたイネ科の草本）	Plaster worker　石膏	②		7
植物抗原	argan	化粧品工場従業員	③		8
植物抗原	*Calluna vulgaris*	ほうきメーカー従業員	③		9
動物抗原	鳥類（インコ、セキセイインコ、オカメインコ、鳩、オウム、ニワトリ、七面鳥）の排泄物（糞、尿、唾液など）や血清成分	鳥関連職業従事者	②		10
動物抗原	げっ歯類血清成分（げっ歯動物尿）	実験動物飼育者肺	②		11
動物抗原	動物毛皮の塵埃（動物生皮）	毛皮商人肺	②		12
動物抗原	Fish meal dust（Fish meal）	fish meal worker's lung	③		13

動物抗原	Bat serum protein（Bat droppings：コウモリ）	Bat lung	②		14
昆虫	Sitophilus granariusグラナリアコクゾウムシ（小麦ゾウムシ）（寄生された小麦粉）	（製粉肺、麦ひき作業者肺）	②		15
	カイコの体成分	養蚕従事者肺			16
真菌・酵母	Absidia corymbiferaあるいはEurotium amstelodamiあるいはWallemia sebi	酪農畜産業（農夫肺）	②		17
	Aspergillus fumigatus	酪農畜産業（農夫肺）	③		18
	Aspergillus flavus	酪農畜産業（農夫肺）	③		19
	Aspergillus niger	酪農畜産業（農夫肺）		③	20
	Cephalosporium	加湿器肺	②		21
	Penicillium camembertii	ソーセージ製造業	②		22
	Penicillium roqueforti, Penicillium caseii Aspergillus spp. Circinomucor circilloides Fusarium spp.	チーズ製造業	②		23
	Aspergillus oryzae	味噌・醤油製造業		③	24
	Paecilomyces	製材、木工業	②		25, 26
	Penicilium glabrum	製材、木工業	②		27
	Cryptosroma corticale	製材、木工業	②		28
	Alternaria	製材、木工業	②		29
	Rhizopus	製材、木工業	②		25
	Mucor	製材、木工業	②		30
	シイタケ胞子	シイタケ栽培		②	31, 32
	ヒラタケ胞子	ヒラタケ栽培		③	33
	ナメコ胞子	ナメコ栽培		②	34〜36
	Trichosporon cutaneum	ナメコ栽培		③	37
	シメジ胞子	シメジ栽培		①	38〜40
	エリンギ胞子	エリンギ栽培		②	41
	マイタケ胞子	マイタケ栽培		②	42
	Penicillium citrinum	エノキダケ栽培		②	43
	マッシュルーム胞子	マッシュルーム栽培	②		44
	Saccharopolyspora rectivirgula (Micropolyspora Faeni), Thermoactinomyces vulgaris, Thermoactinomyces sacchari	マッシュルーム栽培	②		45〜48
	混入繁殖した真菌Saccharopolyspora rectivirgula (Micropolyspora Faeni)	きのこ栽培者肺		③	49
	イ草に付着した真菌	たたみ床製造職人		③	50
	汚染水	湿潤な作業環境労働者（加湿器肺、換気装置肺）	②		51, 52

第4章　職業性過敏性肺炎

真菌・酵母	*Candida albicans* （汚染水）	湿潤な作業環境労働者 （加湿器肺、換気装置肺）	②		53
	Trichoderma viride, *Trichoderma vulgaris* （汚染水）	湿潤な作業環境労働者 （加湿器肺、換気装置肺）	②		54
	Aspergillus fumigatus （汚染水）	湿潤な作業環境労働者 （加湿器肺、換気装置肺）	②		55, 56
	Penicillium verrucosum （かびの生えたチーズ）	チーズ製造業 （チーズ洗い人肺）	②		57
	Penicillium roqueforti （かびの生えたチーズ）	チーズ製造業 （チーズ洗い人肺）	②		58
	Penicillium casei （かびの生えたチーズ）	チーズ製造業 （チーズ洗い人肺）	②		59
	Rhizopus sp. (Contaminated wood trimmings)	Wood trimmer's lung	②		60
	Mucor sp. (Contaminated wood trimmings)	Wood trimmer's lung	②		61
	Aspergillus spp. (Mold on tabacco)	タバコ栽培者肺	②		62
	Penicillium spp. *Fusarium solani.*	タメネギ、ジャガイモ仕分け人肺	③		63
	Botrytis cinerea （かびの生えたぶどう）	ワイン生産者肺	②		64
	Cepharosporium spp. （汚染された地下（下水））	下水道作業者肺	②		65
	Penicillium nalgiovense （ドライソーセージのかび）	ソーセージ生産者肺	③		66
	Rhizopus microsporus	ソーセージ生産者	③		67
	Aspergillus fumigatus, *Acarus siro*（コナダニ）	パン製造業	③		68
	Aspergillus niger	ベッドメイキング		③	69
	Alternaria	製紙工場	③		70
	Aspergillus fumigatus, *Aspergillus niger*	井戸掘り職人	②		71
	Alternaria spp. (*Alternaria tenuis*) （かびの生えた木屑）	木工作業者肺	②		72
	Dryptostroma corticale	らん栽培者	③		73
	Aspergillus fumigatus	らん栽培者		③	74
	Aspergillus fumigatus	ビニールハウス野菜栽培者、野菜栽培者（コンポスト肺）	②	③	75, 76
	Asperigllus spp. *Penicilium* sp. *Paecilomyces* sp.	みかん農家		②	77, 78
	Aspergillus spp.	石膏	②		79

分類	抗原(原因物質)	疾患・職業			文献
真菌・酵母	*Epicoccum nigrum* (Mold on unventilated shower)	Basement shower HP	②		80
	Cladsporium spp. (Hot tub mists ; mold on ceiling)	Hot tub lung	②		81
	Aspergillus fumigatus (Esparto dust)	Stipatosis	②		82
	Aureobasidium pullulans	（セコイア症）	②		83
	Trichoderma spp.	（セコイア症）	②		84
	Penicillium spp.	木材パルプ作業者 バラ温室栽培従事者		②	25, 85
	Penicillium frequentans, *Penicillium glabrum*	コルク肺症	②		86
	Aspergillus fumigatus, *Aspergillus clavatus*	麦芽労働者（麦芽肺症）	②		87
細菌・抗酸菌・放線菌	*Thermoactinomyces viridis*, *Thermoactinomyces candidus*, *Thermoactinomyces vulgaris*	酪農畜産業（農夫肺）	②		88～90
	Thermoactinomyces sacchari, *Thermoactinomyces vulgaris*	酪農畜産業（農夫肺）、製糖業（砂糖きび肺症）	②		91～93
	Thermophilic actinomycetes	製糖業（砂糖きび肺症）、農夫肺	②		89, 94, 95
	Bacillus subtilis （壁の中の汚染した木屑）	酪農畜産業（農夫肺） 家族内発症	③		96
	Streptomyces albus (Contaminated fertilizer)	酪農畜産業（農夫肺）	②		97
	Saccharopolyspora rectivirgula (*Micropolyspora faeni*)（汚染水）	湿潤な作業環境労働者（加湿器肺、換気装置肺）	①	①	54, 98, 99
	Saccharopolyspora rectivirgula, *Thermoactinomyces vulgaris*	生ごみ清掃業	③		100
	Thermoactinomyces vulgaris, *Thermoactinomyces sacchari*, *Thermoactinomyces candidus*（汚染水）	湿潤な作業環境労働者（加湿器肺、換気装置肺）	②		101
	Flavobacterium（汚染水）	湿潤な作業環境労働者（加湿器肺、換気装置肺）	③		102
	Acanthoamoeba polyphaga, *Acanthamoeba castellani*（汚染水）	湿潤な作業環境労働者（加湿器肺、換気装置肺）	②		56
	Mycobacterium avium	スパ従業員	③		103
	Mycobacterium immunogenum	自動車製造工場従業員（機械工肺）	②		104, 105
	Mycobacterium chelonae, *Rhodococcus* sp. *Corynebacterium* (*nitrilophilus*)	自動車製造工場従業員（機械工肺）	②		106
	Acinetobacter lwoffii	自動車製造工場従業員（機械工肺）	③		107

第4章 職業性過敏性肺炎

細菌・抗酸菌・放線菌	*Mycobacterium immunogenum*	機械のオペレーター	②		108
	Pseudomonas	機械のオペレーター	②		109
	Cryptostroma corticale	楓皮病	②		110
	Merulius lacrymans（Rotten wood）	Dry rot lung	③		111
	Saccharopolyspora rectivirgula（*Micropolyspora faeni*）, *Thermoactinomyces vulgaris*（ジャガイモ周辺のかびの生えた干草）	野菜栽培者（ジャガイモ仕分け人肺）	②		112
	Bacillus subtilis	（職場の空調病）	②		113
	Thermoactinomyces vullgaris	Compost lung	②		114
	Saccharomonospora viridis（Dried grasses and leaves）	屋根ふき病	②		115
	Pseudomonas pseudoalcaligenes	高校教諭	③		116
その他有機物	貝粉塵	真珠養殖用核加工業者		③	117
	海産巻貝	Mollusk shell HP	②	②	118, 119
	アコヤガイ粉塵	貝細工業		②	120
	淡水貝粉塵	真珠核加工業		③	121
	Coffee bean dust（Coffee beans）	（Coffee worker's lung コーヒー製造者肺）	②		122
	マコモズミ（マコモ墨製造 *Ustilago esculenta*の胞子）	伝統工芸従業者肺		③	123
化学物質（金属・薬物・無機物等）	イソシアネート(toluene diisocyanate；TDI, methylene diisocyanate；MDI, hexamethylene diisocyanate；HDIなど)	塗装工肺、自動車整備業、鋳物工、ピアノ整備士（ポリウレタン樹脂使用）	①	②	124～136
	trichloroethylene	リード溶接工	③		137
	Methylmethacrylate	医療従事者	②		138, 139
	1,5-Naphthalene-Diiocyanate	エラストマー製造者	③		140
	ポリエステル粉体塗料（無水フタル酸無水トリメリット酸）	電気照明製造業者	③		141
	無水トリメリット酸（プラスチック）	プラスチック製造業者肺	②		142
	Polyethylene terephthalate	印刷工	③		143
	ヘキサヒドロフタル酸無水物	エポキシ樹脂製造者肺	③		144
	イソシアン酸塩（ウレタンフォーム、ニス、ラッカー）	化学薬品生産者肺	②		145
	isocyanate；polyurethane foam, varnishes, lacquer, foundry casting	化学工場労働者（Cehmical worker's lung）	②		146
	Sodium diazobenzene sulfate（Pauli's reagent；Laboratory reagent）	医学実験従事者（Pauli's reagent alveolitis）	③		147
	Cobalt	Hard metal disease	②	②	148, 149

化学物質（金属・薬物・無機物等）	Cromolyn sodium	Cromolyn sodium lung	②	150
	Pyrethrum（Pesicide）	Pyrethrum HP	②	151
	penicillin	薬剤師	③	152
未確定（候補）	ヒューム（フタル酸ジメチル、スチレン）	ヨット製造者	③	153
	不明	合成繊維工場作業者	②	154
	Unknown（Tea plants）	Tea grower's disease	③	155
	school environment	教師	③	156
	木材塵埃（オーク、ヒマラヤスギ、松、トウヒ、およびマホガニーの塵埃）	（木工作業者肺＝木屑病?）	②	25
	Ramin wood（ラミン）	Ramin lung	③	157
	Pyrethrum	殺虫剤使用	③	151
	Contaminated tap water	Tap water lung	②	158
	Aerosolized endotoxin from pool water sprays and fountains	Swimming pool worker's lung	③	159
	移動式ベッド消毒装置使用時に発生する粉塵	看護助手	③	160

参考文献

1) Malmström K, Savolainen J, Terho EO. Allergic alveolitis from pine sawdust. Allergy. 1999；54：532-3.（エビデンスレベルⅤ）
2) Villar A, Muñoz X, Cruz MJ, et al. Hypersensitivity pneumonitis caused by Mucor species in a cork worker. Arch Bronconeumol. 2009；45：405-7.（エビデンスレベルⅤ）
3) Wang GH, Jiang XF, Luo WC.［Report of 2 cases of extrinsic allergic alveolitis and review of relevant literature］. Zhonghua Jie He He Hu Xi Za Zhi. 1994；17：367-8, 384.（エビデンスレベルⅤ）
4) 千田金吾，佐藤篤彦，本田和徳，ほか．小麦が原因と推定された慢性型の過敏性肺炎の1例．日胸疾患会誌．1985；23：2-9．（エビデンスレベルⅤ）
5) Channell S, Blyth W, Lloyd M, et al. Allergic alveolitis in maltworkers. A clinical, mycological, and immunological study. Q J Med. 1969；38：351-76.（エビデンスレベルⅣb）
6) Skórska C, Mackiewicz B, Dutkiewicz J, et al. Effects of exposure to grain dust in Polish farmers：work-related symptoms and immunologic response to microbial antigens associated with dust. Ann Agric Environ Med. 1998；5：147-53.（エビデンスレベルⅤ）
7) Flandes J, Heili S, Gómez Seco J, et al. Hypersensitivity pneumonitis caused by esparto dust in a young plaster worker：a case report and review of the literature. Respiration. 2004；71：421-3.（エビデンスレベルⅠ）
8) Paris C, Herin F, Reboux G, et al. Working with argan cake：a new etiology for hypersensitivity pneumonitis. BMC Pulm Med. 2015；15：18.（エビデンスレベルⅤ）
9) Aydemir Y, Güngen AC, Çoban H. Hypersensitivity pneumonitis caused by the broom grass (*Calluna vulgaris*). Respir Med Case Rep. 2015；15：135-7.（エビデンスレベルⅤ）
10) Reed CE, Barbee RA. PIGEON-BREEDERS' LUNG：A NEWLY OBSERVED INTERSTITIAL PULMONARY DISEASE. JAMA. 1965；193：261-5.（エビデンスレベルⅤ）
11) Carroll KB, Pepys J, Longbottom JL, et al. Extrinsic allergic alveolitis due to rat serum proteins. Clin Allergy. 1975；5：443-56.（エビデンスレベルⅤ）

12) Pimentel JC. Furrier's lung. Thorax. 1970；25：387-98.（エビデンスレベルⅤ）
13) Avila R. Extrinsic allergic alveolitis in workers exposed to fish meal and poultry. Clin Allergy. 1971；1：343-6.（エビデンスレベルⅤ）
14) Cadelis G, Rossigneux E, Tourres R. Hypersensitivity pneumonitis with bat droppings presenting as organizing pneumonia. Rev Mal Respir. 2012；29：734-6.（エビデンスレベルⅤ）
15) Lunn JA, Hughes DT. Pulmonary hypersensitivity to the grain weevil. Br J Ind Med. 1967；24：158-61.（エビデンスレベルⅤ）
16) 梅枝愛郎, 中沢次夫. 養蚕とその関連職種従事者にみられる過敏性肺炎（養蚕者肺症）に関する臨床的研究. アレルギー. 1986；35：262-74.（エビデンスレベルⅣb）
17) Reboux G, Piarroux R, Mauny R, et al. Role of molds in farmer's lung Disease in Eastern France. Am J Respir Crit Care Med. 2001；163：1534-9.（エビデンスレベルⅣb）
18) Yocum MW, Saltzman AR, Strong DM, et al. Extrinsic allergic alveolitis after *Aspergillus fumigatus* inhalation. Evidence of a type IV immunologic pathogenesis. Am J Med. 1976；61：939-45.（エビデンスレベルⅤ）
19) Patterson R, Sommers H, Fink JN. Farmer's lung following inhalation of *Aspergillus flavus* growing in mouldy corn. Clin Allergy. 1974；4：79-86.（エビデンスレベルⅤ）
20) 石黒　卓, 高柳　昇, 米田紘一郎, ほか. 病室内での牧草吸入負荷試験が診断に有用であった農夫肺の1例. 日呼吸誌. 2012；1：67-72.（エビデンスレベルⅤ）
21) Patterson R, Fink JN, Roberts M, et al. Antibody activity in sera of patients with humidifier disease：studies of the water supply as a source of antigens. J Allergy Clin Immunol. 1978；62：103-8.（エビデンスレベルⅣb）
22) Marchisio VF, Sulotto F, Botta GC, et al. Aerobiological analysis in a salami factory：a possible case of extrinsic allergic alveolitis by *Penicillium camembertii*. Med Mycol. 1999；37：285-9.（エビデンスレベルⅤ）
23) Galland C, Reynaud C, De Haller R, et al. Cheese-washer's disease. A current stable form of extrinsic allergic alveolitis in a rural setting. Rev Mal Respir. 1991；8：381-6（エビデンスレベルⅤ）
24) Tsuchiya Y, Shimokata K, Ohara H, et al. Hypersensitivity pneumonitis in a soy sauce brewer caused by *Aspergillus oryzae*. J Allergy Clin Immunol. 1993；91：688-9.（エビデンスレベルⅤ）
25) Dykewicz MS, Laufer P, Patterson R, et al. Woodman's disease：hypersensitivity pneumonitis from cutting live trees. J Allergy Clin Immunol. 1988；81：455-60.（エビデンスレベルⅤ）
26) Bryant DH, Rogers P. Allergic alveolitis due to wood-rot fungi. Allergy Proc. 1991；12：89-94.（エビデンスレベルⅣb）
27) Winck JC, Delgado L, Murta R, et al. Antigen characterization of major cork moulds in Suberosis (cork worker's pneumonitis) by immunoblotting. Allergy. 2004；59：739-45.（エビデンスレベルⅣb）
28) Shepherd GM, Michelis MA, Macris NT, et al. Hypersensitivity pneumonitis in an orchid grower associated with sensitivity to the fungus *Cryptostroma corticale*. Ann Allergy. 1989；62：522-5.（エビデンスレベルⅤ）
29) Greenberger PA. Mold-induced hypersensitivity pneumonitis. Allergy Asthma Proc. 2004；25：219-23.（エビデンスレベルⅠ）
30) Villar A, Muñoz X, Cruz MJ, et al. Hypersensitivity pneumonitis caused by Mucor species in a cork worker. Arch Bronconeumol. 2009；45：405-7.（エビデンスレベルⅤ）
31) Ampere A, Delhaes L, Soots J, et al. Hypersensitivity pneumonitis induced by Shiitake mushroom spores. Med Mycol. 2012；50：654-7.（エビデンスレベルⅤ）
32) Murakami M, Kawabe K, Hosoi Y, et al. Decreased pulmonary perfusion in hypersensitivity pneumonitis caused by Shiitake mushroom spores. J Intern Med. 1997；241：85-8.（エビデンスレベルⅤ）
33) Noster U, Hausen BM, Felten G, et al. Mushroom worker's lung caused by inhalation of spores of the edible fungus *Pleurotus* Florida (oyster mushroom). Dtsch Med Wochenschr. 1976；101：1241-5.（エビデンスレベルⅤ）

34) 栃木宗男, 中沢次夫, 土橋邦生, ほか. ナメコ栽培業者にみられたナメコ胞子吸入に起因すると考えられた過敏性肺炎の1例. 日胸疾会誌. 1982；20：1026-31.(エビデンスレベルV)
35) 宇津木光克, 土橋邦生, 塚越秀男, ほか. 吸入誘発試験にて二相性の低酸素血症を示したナメコ胞子に起因する過敏性肺臓炎の一例. アレルギーの臨床. 1999；19：516-20.(エビデンスレベルV)
36) Nakazawa T, Tochigi T. Hypersensitivity pneumonitis due to mushroom (*Pholiota nameko*) spores. Chest. 1989；95：1149-51.(エビデンスレベルV)
37) 岸本伸人, 毛利雅美, 南部静洋, ほか. *Trichosporon cutaneum*に対する沈降抗体が検出されたナメコ栽培従事者にみられた過敏性肺臓炎の1例. 日胸疾会誌. 1993；31：275-9. (エビデンスレベルV)
38) 津島健司, 本田孝行, 久保惠嗣. 本シメジによる過敏性肺臓炎の姉妹例. 日呼吸会誌. 2000；38：85-8. (エビデンスレベルV)
39) Tanaka H, Sugawara H, Saikai T, et al. Mushroom worker's lung caused by spores of *Hypsizigus marmoreus* (Bunashimeji). Chest. 2000；118：1506-9.(エビデンスレベルV)
40) Sakai Y, Hisauchi-Kojima K, Umino T, et al. Purification and characterization of the aleergenic components of shimeji mushroom (*Tricholoma conglobatum*) spore for shimeji worker's hypersensitivity pneumonitis. J Med Dent Sci. 2000；47：67-75.(エビデンスレベルIVb)
41) 宮崎洋生, 源馬 均, 小清水直樹, ほか. エリンギ茸による職業性過敏性肺臓炎の1例. 日呼吸会誌. 2003；41：827-33. (エビデンスレベルV)
42) Tanaka H, Tsunematsu K, Nakamura M, et al. Successful treatment of hypersensitivity pneumonitis cause by *Grifola frondosa* (Maitake) aushroom using a HFA-BDP extra-fine aerosol. Intern med. 2004；43：737-40.(エビデンスレベルV)
43) Yoshikawa S, Tsushima K, Yasuo M, et al. Hypersensitivity pneumonitis caused by *Penicillium citrinum*, not Enoki spores. Am J Ind Med. 2007；50：1010-7.(エビデンスレベルIVb)
44) Kamm YJ, Folgering HT, van den Bogart HG, et al. Provocation tests in extrinsic allergic alveolitis in mushroom workers. Neth J Med. 1991；38：59-64.(エビデンスレベルIVb)
45) Hargreave FE. Extrinsic allergic alveolitis. Can Med Assoc J. 1973；108：1150-4.(エビデンスレベルI)
46) Jackson E, Welch KMA. Mushroom worker's lung. Thorax. 1970；25：25-30.(エビデンスレベルV)
47) Sakula A. Mushroom worker's lung. Br Med J. 1967；3：708-10.(エビデンスレベルV)
48) Stewart CJ. Mushroom worker's lung--two outbreaks. Thorax. 1974；29：252-7.(エビデンスレベルV)
49) 中沢次夫, 金谷邦夫, 梅枝愛郎, ほか. しいたけ栽培者肺－しいたけ胞子に起因する過敏性肺炎. 日胸臨. 1981；40：934-8. (エビデンスレベルV)
50) 三宅正雄, 大場八千代, 藤田直久, ほか. タタミ床製造職人にみられた過敏性肺炎の1例. 日胸臨. 1984；43：415-9. (エビデンスレベルV)
51) 櫻井真奈美, 木下圭子, 小林良樹, ほか. 工場の加湿器が原因の過敏性肺炎の一例. 日呼吸会誌. 2001；39：190-4.(エビデンスレベルV)
52) 大田 健, 秋山一男, 宮本昭正, ほか. 加湿器の水と沈降反応陽性を呈した空調病の一例. 日胸疾患会誌. 1980；18：532-7.(エビデンスレベルV)
53) Schreiber J, Göring HD, Rosahl W, et al. Interstitial lung disease induced by endogenous *Candida albicans*. Eur J Med Res. 2001；6：71-4.(エビデンスレベルV)
54) Ganier M, Lieberman P, Fink J, et al. Humidifier lung. An outbreak in office workers. Chest. 1980；77：183-7.(エビデンスレベルV)
55) Flandes J, Heili S, Gómez Seco J,et al. Hypersensitivity pneumonitis caused by esparto dust in a young plaster worker：a case report and review of the literature. Respiration. 2004；71：421-3.(エビデンスレベルV)
56) van Assendelft A, Forsén KO, Keskinen H, et al. Humidifier-associated extrinsic allergic alveolitis. Scand J Work Environ Health. 1979；5：35-41.(エビデンスレベルV)
57) Guglielminetti M, Valoti E, Cassini P, et al. Respiratory syndrome very similar to extrinsic allergic alveolitis due to *Penicillium verrucosum* in workers in a cheese factory. Mycopathologia. 2001；

149：123-9.（エビデンスレベルⅤ）
58) Campbell JA, Kryda MJ, Treuhaft MW, et al. Cheese worker's hypersensitivity pneumonitis. Am Rev Respir Dis. 1983；127：495-6.（エビデンスレベルⅤ）
59) Schlueter DP. "Cheesewasher's disease"：a new occupational hazard? Ann Intern Med. 1973；78：606.（エビデンスレベルⅤ）
60) Belin L. Clinical and immunological data on "wood trimmer's disease" in Sweden. Eur J Respir Dis Suppl. 1980；107：169-76.（エビデンスレベルⅣb）
61) Cruz MJ, Morell F, Roger A, et al. Hypersensitivity pneumonitis in construction plasterers（espartosis）：study of 20 patients. Med Clin（Barc）. 2003；120：578-83.（エビデンスレベルⅤ）
62) Huuskonen MS, Husman K, Järvisalo J, et al. Extrinsic allergic alveolitis in the tobacco industry. Br J Ind Med. 1984；41：77-83.（エビデンスレベルⅣb）
63) Merget R, Sander I, Rozynek P, et al. Occupational hypersensitivity peumonitis due to molds in an onion and potato sorter. Am J Ind Med. 2008；51：117-9.（エビデンスレベルⅤ）
64) Popp W, Ritschka L, Zwick H, et al. "Berry sorter's lung" or wine grower's lung--an exogenous allergic alveolitis caused by *Botrytis cinerea* spores. Prax Klin Pneumol. 1987；41：165-9.（エビデンスレベルⅤ）
65) Patterson R, Fink JN, Miles WB, et al. Hypersensitivity lung disease presumptively due to *Cephalosporium* in homes contaminated by sewage flooding or by humidifier water. J Allergy Clin Immunol. 1981；68：128-32.（エビデンスレベルⅤ）
66) Rouzaud P, Soulat JM, Trela C, et al. Symptoms and serum precipitins in workers exposed to dry sausage mould：consequences of exposure to sausage mould. Int Arch Occup Environ Health. 2001；74：371-4.（エビデンスレベルⅤ）
67) Færden K, Lund MB, Mogens Aaløkken T, et al. Hypersensitivity pneumonitis in a cluster of sawmill workers：a 10-year follow-up of exposure, symptoms, and lung function. Int J Occup Environ Health. 2014；20：167-73.（エビデンスレベルⅤ）
68) Gerfaud-Valentin M, Reboux G, Traclet J, et al. Occupational hypersensitivity pneumonitis in a baker：a new cause. Chest. 2014；145：856-8.（エビデンスレベルⅤ）
69) Higashi A, Higashi N, Tsuburai T, et al. Involvement of eicosanoids and surfactant protein D in extrinsic allergic alveolitis. Eur Respir J. 2005；26：1069-73.（エビデンスレベルⅤ）
70) Fink JN, Schlueter DP, Barboriak JJ. Hypersensitivity pneumonitis due to exposure to *Alternaria*. Chest. 1973；63：Suppl：49S.（エビデンスレベルⅤ）
71) Sharma BB, Singh S, Singh V. Hypersensitivity pneumonitis：the dug-well lung. Allergy Asthma Proc. 2013；34：e59-64.（エビデンスレベルⅤ）
72) Sosman AJ, Schlueter DP, Fink JN, et al. Hypersensitivity to wood dust. N Engl J Med. 1969；281：977-80.（エビデンスレベルⅤ）
73) Shepherd GM, Michelis MA, Macris NT, et al. Hypersensitivity pneumonitis in an orchid grower associated with sensitivity to the fungus *Cryptostroma corticale*. Ann Allergy. 1989；62：522-5.（エビデンスレベルⅤ）
74) 川地康司, 大串文隆, 馬庭幸二, ほか. ラン栽培者にみられた*Aspergillus Fumigatus*による職業性過敏性肺臓炎の1例. 気管支学. 1996；18：461-4.（エビデンスレベルⅤ）
75) Yoshida K, Ueda A, Yamasaki H, et al. Hypersensitivity pneumonitis resulting from *Aspergillus fumigatus* in a greenhouse. Arch Environ Health. 1993；48：260-2.（エビデンスレベルⅤ）
76) Vincken W, Roels P. Hypersensitivity pneumonitis due to *Aspergillus fumigatus* in compost. Thorax. 1984；39：74-5.（エビデンスレベルⅤ）
77) 安井秀樹, 松井 隆, 横村公司, ほか. みかん農家に発症した職業性過敏性肺炎の3例. 日呼吸会誌. 2010；48：172-7.（エビデンスレベルⅤ）
78) 加藤史照, 小笠原隆, 笠井 大, ほか. 蜜柑農家に発症した過敏性肺炎の1例. 気管支学. 2012；34：21-5.（エビデンスレベルⅤ）
79) Moreno-Ancillo A, Padial MA, López-Serrano MC, et al. Hypersensitivity pneumonitis due to

inhalation of fungi-contaminated esparto dust in a plaster worker. Allergy Asthma Proc. 1997；18：355-7.(エビデンスレベルV)
80) Weiss W, Baur X. Antigens of powdered pearl-oyster shell causing hypersensitivity pneumonitis. Chest. 1987；91：146-8.(エビデンスレベルV)
81) Orriols R, Manresa JM, Aliaga JL, et al. Mollusk shell hypersensitivity pneumonitis. Ann Intern Med. 1990；113：80-1.(エビデンスレベルV)
82) Quirce S, Hinojosa M, Blanco R, et al. *Aspergillus fumigatus* is the causative agent of hypersensitivity pneumonitis caused by esparto dust. J Allergy Clin Immunol. 1998；102：147-8. (エビデンスレベルV)
83) Cohen HI, Merigan TC, Kosek JC, et al. Sequoiosis. A granulomatous pneumonitis associated with redwood sawdust inhalation. Am J Med. 1967；43：785-94.(エビデンスレベルV)
84) Blyth W, Grant IW, Blackadder ES, et al. Fungal antigens as a source of sensitization and respiratory disease in Scottish maltworkers. Clin Allergy. 1977；7：549-62.(エビデンスレベルV)
85) 天野陽介, 榎本宗浩, 坂東政司, ほか. バラ温室栽培従事者における過敏性肺炎の1例. 日呼吸会誌. 2009；47：960-4.(エビデンスレベルV)
86) Villar A, Muñoz X, Cruz MJ, et al. Hypersensitivity pneumonitis caused by *Mucor* species in a cork worker. Arch Bronconeumol. 2009；45：405-7.(エビデンスレベルV)
87) Blyth W, Grant IW, Blackadder ES, et al. Fungal antigens as a source of sensitization and respiratory disease in Scottish maltworkers. Clin Allergy. 1977；7：549-62.(エビデンスレベルⅣb)
88) Rankin J, Jaeschke WH, Callies QC, et al. Farmer's lung：physiopathologic features of the acute interstitial granulomatous pneumonitis of agricultural workers. Ann Intern Med. 1962；57：606-26.(エビデンスレベルV)
89) Stankus RP, Morgan JE, Salvaggio JE. Immunology of hypersensitivity pneumonitis. Crit Rev Toxicol. 1982；11：15-32.(エビデンスレベルⅠ)
90) Kurup VP, Fink JN. A scheme for the identification of thermophilic actinomycetes associated with hypersensitivity pneumonitis. J Clin Microbiol. 1975；2：55-61.(エビデンスレベルV)
91) Salvaggio J, Arquembourg P, Buechner H, et al. Bagassosis. IV. Precipitins against extracts of thermophilic actinomycetes in patients with bagassosis. Am J Med. 1969；46：538-44.(エビデンスレベルV)
92) Hearn CE. Bagassosis：an epidemiological, environmental, and clinical survey. Br J Ind Med. 1968；25：267-82.(エビデンスレベルⅣb)
93) Romeo L, Dalle Molle K, Zanoni G, et al. Respiratory health effects and immunological response to *Thermoactinomyces* among sugar cane workers in Nicaragua. Int J Occup Environ Health. 2009；15：249-54.(エビデンスレベルⅣb)
94) Pepys J, Jenkins PA, Festenstein GN, et al. Farmer's lung：*thermophilic actinomycetes* as a source of "farmer's lung hay" antigen. 1963. Allergy Proc. 1990；11：101-2, discussion 97-9.(エビデンスレベルV)
95) Salvaggio JE, Buechner HA, Seabury JH, et al. Bagassosis：I. Precipitins against extracts of crude bagasse in the serum of patients. Ann Intern Med. 1966；64：748-58.(エビデンスレベルV)
96) Johnson CL, Bernstein IL, Gallagher JS, et al. Familial hypersensitivity pneumonitis induced by *Bacillus subtilis*. Am Rev Respir Dis. 1980；122：339-48.(エビデンスレベルV)
97) Kagen SL, Fink JN, Schlueter DP, et al. *Streptomyces albus*：a new cause of hypersensitivity pneumonitis. J Allergy Clin Immunol. 1981；68：295-9.(エビデンスレベルV)
98) Ferri F, Dottori M, Bedogni L, et al. Exposure to *Saccharopolyspora rectivirgula* among cattle breeders in the province of Reggio Emilia and the risk of extrinsic allergic alveolitis (farmer's lung). Med Lav. 2003；94：207-15.(エビデンスレベルⅣb)
99) Yoshida K, Suga M, Nishiura Y, et al. Occupational hypersensitivity pneumonitis in Japan：data on a nationwide epidemiological study. Occup Environ Med. 1995；52：570-4.(エビデンスレベルⅣb)

100) Hagemeyer O, Bünger J, van Kampen V, et al. Occupational allergic respiratory disease in garbage workers: relevance of molds and actinomycetes. Adv Exp Med Biol. 2013;788:313-20.（エビデンスレベルⅤ）
101) Robertson AS, Burge PS, Wieland GA, et al. Extrinsic allergic alveolitis caused by a cold water humidifier. Thorax. 1987;42:32-7.（エビデンスレベルⅤ）
102) Liebert CA, Hood MA, Deck FH, et al. Isolation and characterization of a new Cytophaga species implicated in a work-related lung disease. Appl Environ Microbiol. 1984;48:936-43.（エビデンスレベルⅤ）
103) Moraga-McHaley SA, Landen M, Krapfl H, et al. Hypersensitivity pneumonitis with *Mycobacterium avium* complex among spa workers. Inr J Occup Environ Health. 2013;19:55-61.（エビデンスレベルⅤ）
104) Wilson RW, Steingrube VA, Böttger EC, et al. *Mycobacterium immunogenum* sp. nov., a novel species related to *Mycobacterium abscessus* and associated with clinical disease, pseudo-outbreaks and contaminated metalworking fluids: an international cooperative study on mycobacterial taxonomy. Int J Syst Evol Microbiol. 2001;51:1751-64.（エビデンスレベルⅣb）
105) Chandra H, Lockey J, Yadav JS. Novel antigens of *Mycobacterium immunogenum* relevant in serodiagnosis of occupational hypersensitivity pneumonitis in machinists. Ann Allergy Asthma Immunol. 2015;114:525-6.（エビデンスレベルⅤ）
106) Kreiss K, Cox-Ganser J. Metalworking fluid-associated hypersensitivity pneumonitis: a workshop summary. Am J Ind Med. 1997;32:423-32.（エビデンスレベルⅠ）
107) Zacharisen MC, Kadambi AR, Schlueter DP, et al. The spectrum of respiratory disease associated with exposure to metal working fluids. J Occup Environ Med. 1998;40:640-7.（エビデンスレベルⅣb）
108) Falkinham JO. Effects of biocides and other metal removal fluid constituents on *Mycobacterium immunogenum*. Appl Environ Microbiol. 2009;75:2057-61.（エビデンスレベルⅣb）
109) Mattsby-Baltzer I, Edebo L, Järvholm B, et al. Subclass distribution of IgG and IgA antibody response to *Pseudomonas pseudoalcaligenes* in humans exposed to infected metal-working fluid. J Allergy Clin Immunol. 1990;86:231-8.（エビデンスレベルⅣb）
110) Emanuel DA, Wenzel FJ, Lawton BR. Pneumonitis due to *Cryptostroma corticale*（Maple-bark disease）. N Engl J Med. 1966;274:1413-8.（エビデンスレベルⅤ）
111) O'Brien IM, Bull J, Creamer B, et al. Asthma and extrinsic allergic alveolitis due to *Merulius lacrymans*. Clin Allergy. 1978;8:535-42.（エビデンスレベルⅤ）
112) Greene JJ, Bannan LT. Potato riddler's lung. Ir Med J. 1985;78:282-4.（エビデンスレベルⅤ）
113) Molina C, Aiache JM, Bedu M, et al. Air-conditioner disease. Results of an industrial medicine survey（author's transl）. Nouv Presse Med. 1982;11:2325-9.（エビデンスレベルⅣb）
114) Kleyn JG, Johnson WM, Wetzler TF. Microbial aerosols and actinomycetes in etiological considerations of mushroom workers' lungs. Appl Environ Microbiol. 1981;41:1454-60.（エビデンスレベルⅤ）
115) Blackburn CR, Green W. Precipitins against extracts of thatched roofs in the sera of New Guinea natives with chronic lung disease. Lancet. 1966;2:1396-7.（エビデンスレベルⅤ）
116) Moniodis A, Hamilton T, Racila E, et al. Hypersensitivity pneumonitis in a high school teacher. Occup Med（Lond）. 2015;65:598-600.（エビデンスレベルⅤ）
117) Mitani M, Satoh K, Kobayashi T, et al. Hypersensitivity pneumonitis in a pearl nucleus worker. J Thorac Imaging. 1995;10:134-7.（エビデンスレベルⅤ）
118) Orriols R, Aliaga JL, Antó JM, et al. High prevalence of mollusc shell hypersensitivity pneumonitis in nacre factory workers. Eur Respir J. 1997;10:780-6.（エビデンスレベルⅤ）
119) Orriols R, Manresa JM, Aliaga JL, et al. Mollusk shell hypersensitivity pneumonitis. Ann Intern Med. 1990;113:80-1.（エビデンスレベルⅤ）
120) Weiss W, Baur X. Antigens of powdered peral-oyster shell causing hypersensitivity pneumonitis.

Chest. 1987；91：146-8.（エビデンスレベルⅤ）

121） Mitami M, Satoh K, Kobayashi T, et al. Hypersensitivity peumonitis in a pearl nucleus worker. J Thorac Imag. 1995；10：134-7.(エビデンスレベルⅤ)

122） van Toorn DW. Coffee worker's lung. A new example of extrinsic allergic alveolitis. Thorax. 1970；25：399-405.(エビデンスレベルⅤ)

123） Yoshida K, Suga M, Yamasaki H, at al. Hypersensitivity pneumonitis induced by a smut fungus *Ustilago esculenta*. Thorax. 1996；51：650-1.(エビデンスレベルⅤ)

124） Grammer L. Hypersensitivity pneumonitis and toluene diisocyanate. Ann Intern Med. 1989；111：690-1.(エビデンスレベルⅤ)

125） Seldén AI, Belin L, Wass U. Isocyanate exposure and hypersensitivity pneumonitis--report of a probable case and prevalence of specific immunoglobulin G antibodies among exposed individuals. Scand J Work Environ Health. 1989；15：234-7.(エビデンスレベルⅣb)

126） Malo JL, Ouimet G, Cartier A, et al. Combined alveolitis and asthma due to hexamethylene diisocyanate (HDI), with demonstration of crossed respiratory and immunologic reactivities to diphenylmethane diisocyanate (MDI). J Allergy Clin Immunol. 1983；72：413-9.(エビデンスレベルⅤ)

127） 坂東琢磨, 野田八嗣, 広瀬仁一郎, ほか. 一過性気管支攣縮を呈したToluene Diisocyanateによる過敏性肺臓炎の1例. 日胸疾患会誌. 1993；31：1297-302. （エビデンスレベルⅤ）

128） 秋元智博, 田村尚亮, 内田和仁, ほか. 曝露後3ヶ月で発症し, 抗原より隔離後も症状の進展を認めたイソシアネートによる過敏性肺臓炎の1例. 日胸疾患会誌. 1992；30：458-63. （エビデンスレベルⅤ）

129） 野沢 悟, 佐藤高久, 篠川真由美, ほか. イソシアネート(TDI)による過敏性肺臓炎の1例. 日胸疾患会誌. 1989；27：1335-41. （エビデンスレベルⅤ）

130） 高桜英輔, 辻 博, 牧野 博, ほか. 鋳物工にみられたイソシアネート(MDI)による過敏性肺臓炎の2例. 日胸疾患会誌. 1987；25：924-8. （エビデンスレベルⅤ）

131） 加藤修一, 桐井宏一, 長内和弘, ほか. イソシアネートによると思われる過敏性肺臓炎の1例. 日胸疾患会誌. 1986；24：1013-7. （エビデンスレベルⅤ）

132） 堂坂弘俊, 志田 晃, 諸熊幹雄, ほか. 自動車塗装工にみられたイソシアネート肺臓炎と思われる1症例. 日胸疾患会誌. 1984；22：1040-5. （エビデンスレベルⅤ）

133） 藤村直樹, 木野稔也, 長井苑子, ほか. ポリウレタン塗装工にみられたイソシアネートによる過敏性肺臓炎の1例. 日胸疾患会誌. 1984；22：506-13. （エビデンスレベルⅤ）

134） 塙 充弘, 馬渕友良, 大篠 浩, ほか. Diphenylmethane Diisocyanate(MDI)の吸入により過敏性肺臓炎類似の症状を呈したと思われる1症例. 日胸疾患会誌. 1982；20：1236-40. （エビデンスレベルⅤ）

135） 中村嘉典, 藤本 尚, 上谷光作, ほか. トルエンジイソシアネートの長期曝露による慢性過敏性肺臓炎の1例. 日胸疾患会誌. 1995；33：429-32. （エビデンスレベルⅤ）

136） 青木秀夫, 安部 理, 八木理恵子, ほか. 塗装工にみられた過敏性肺臓炎と思われる1例. 日内会誌 1981；70：760.(エビデンスレベルⅤ)

137） Kim YJ, Hwang ED, Leem AY, et al. A case of occupational hypersensitivity pneumonitis associated with trichloroethylene. Tuberc Respir Dis (Seoul). 2014；76：75-9.(エビデンスレベルⅤ)

138） Scherpereel A, Tillie-Leblond I, Pommier de Santi P, et al. Exposure to methyl methacrylate and hypersensitivity pneumonitis in dental technicians. Allergy. 2004；59：890-2. （エビデンスレベルⅤ）

139） Kim YH, Chung YK, Kim C, et al. A case of hypersensitivity pneumontis with giant cells in a female dental technician. Ann Occup Environ Med. 2013；25：19.(エビデンスレベルⅤ)

140） Baur X, Chen Z, Marczynski B. Respiratory diseases caused by occupational exposure to 1,5-naphthalene-diisocyanate (NDI): Results of workplace-related challenge tests and antibody analyses. Am J Ind Med. 2001；39：369-72.(エビデンスレベルⅣb)

141） Piirila P, Keskinen H, Anttila S, et al. Allergic alveolitis following exposure to epoxy polyester powder paint containing low amounts (<1%) of acid anhydrides. Eur Respir J. 1997；10：948-51.(エビデンスレベルⅤ)

142）Abbate C, Giorgianni C, Brecciaroli R, et al. Changes induced by exposure of the human lung to glass fiber-reinforced plastic. Environ Health Perspect. 2006；114：1725-9.（エビデンスレベルⅤ）
143）Cartier A, Vandenplas O, Grammer LC, et al. Respiratory and systemic reaction following exposure to heated electrostatic polyester paint. Eur Respir J. 1994；7：608-11.（エビデンスレベルⅤ）
144）Grammer LC, Shaughnessy MA, Lowenthal M, et al. Risk factors for immunologically mediated respiratory disease from hyxahydrophthalic anhydride. J Occup Med. 1994；36：642-6.（エビデンスレベルⅣb）
145）Holtz J, Uldry C, Thorens B. Isocyanate-induced alveolitis in a furniture manufacture worker. Rev Mal Respir. 2001；18(4 Pt 1)：429-31.（エビデンスレベルⅤ）
146）Charles J, Bernstein A, Jones B, et al. Hypersensitivity pneumonitis after exposure to isocyanates. Thorax. 1976；31：127-36.（エビデンスレベルⅤ）
147）Evans WV, Seaton A. Hypersensitivity pneumonitis in a technician using Pauli's reagent. Thorax. 1979；34：767-70.（エビデンスレベルⅤ）
148）Linna A, Oksa P, Palmroos P, et al. Respiratory health of cobalt production workers. Am J Ind Med. 2003；44：124-32.（エビデンスレベルⅣb）
149）Okuno K, Kobayashi K, Kotani Y, et al. A case of hard metal lung disease resembling a hypersensitive pneumonia in radiological images. Intern Med. 2010；49：1185-9.（エビデンスレベルⅤ）
150）Fink JN. Hypersensitivity pneumonitis. J Allergy Clin Immunol. 1984；74：1-10.（エビデンスレベルⅠ）
151）Carlson JE, Villaveces JW. Hypersensitivity pneumonitis due to pyrethrum. Report of a case. JAMA. 1977；237：1718-9.（エビデンスレベルⅤ）
152）de Hoyos A, Holness DL, Tarlo SM. Hypersensitivity pneumonitis and airways hyperreactivity induced by occupational exposure to penicillin. Chest. 1993；103：303-4.（エビデンスレベルⅤ）
153）Volkman KK, Merrick JG, Zacharisen MC. Yacht-maker's lung：A case of hypersensitivity pneumonitis in yacht manufacturing. WMJ. 2006；105：47-50.（エビデンスレベルⅤ）
154）Pal TM, de Monchy JG, Groothoff JW, et al. The clinical spectrum of humidifier disease in synthetic fiber plants. Am J Ind Med. 1997；31：682-92.（エビデンスレベルⅣb）
155）Otera H, Tada K, Sakurai T, et al. Hypersensitivity pneumonitis associated with inhalation of catechin-rich green tea extracts. Respiration. 2011；82：388-92.（エビデンスレベルⅤ）
156）Thörn A, Lewné M, Belin L. Allergic alveolitis in a school environment. Scand J Work Environ Health. 1996；22：311-4.（エビデンスレベルⅤ）
157）Howie AD, Boyd G, Moran F. Pulmonary hypersensitivity to Ramin (Gonystylus bancanus). Thorax. 1976；31：585-7.（エビデンスレベルⅤ）
158）Ojanen TH, Katila ML, Mäntyjärvi R, et al. Exposure of water consumers to mesophilic actinomycetes. J Hyg (Lond). 1983；91：535-41.（エビデンスレベルⅤ）
159）Flaherty DK, Deck FH, Cooper J, et al. Bacterial endotoxin isolated from a water spray air humidification system as a putative agent of occupation-related lung disease. Infect Immun. 1984；43：206-12.（エビデンスレベルⅣb）
160）藤内 智, 西垣 豊, 山口修二, ほか. 移動式ベッド消毒装置による過敏性肺臓炎の1例. 日胸疾患会誌. 1995；33：564-8.（エビデンスレベルⅤ）

V. 原因抗原の変遷

CQ4-8　職業性過敏性肺炎で頻度の多い原因抗原は？

Panel Consensus	エビデンスレベル	
	海外	日本
農夫肺は農業の近代化により減少傾向にある。疾患の認識と診断率の増加により少数例ではあるが種々の原因による報告が増加している	Ⅳb	Ⅳb

解説

　わが国における職業性過敏性肺炎について有病率を厳密に調査したものはない。過敏性肺炎についての全国疫学調査において、急性過敏性肺炎は1980～1989年、1990～1999年の2回調査が行われている。

　両者の原因別頻度はほぼ同様で、職業性過敏性肺炎の中では後者において農夫肺 4.4％と多く、職業との関連が必ずしも認められないものも含まれるが、換気装置肺（空調肺、加湿器肺）5.9％、鳥飼病 4.0％であった（**表4-3**）[1,2]。

　慢性過敏性肺炎は1989～1998年、2001～2010年の2回調査が行われ、職業との関連が高い農夫肺やイソシアネートによる過敏性肺炎の頻度は低下する傾向が見られる（**表4-4**）[3,4]。

　その他の過敏性肺臓炎の中には、イソシアネートによる過敏性肺炎、砂糖キビ肺、楓皮肺、養蚕従事者肺、シイタケ栽培者肺、ナメコ栽培者肺、畳製造業者肺、象嵌製造者肺、鰹節製造業者肺、貝細工製造業者肺などがある[5]。

表4-3　急性過敏性肺臓炎の全国疫学調査[1]

疾患名	1980～1989年		1990～1999年	
	患者数	％	患者数	％
夏型過敏性肺臓炎	621	74.4	624	69.8
農夫肺	68	8.1	39	4.4
換気装置肺	36	4.3	53	5.9
鳥飼病	34	4.1	36	4.0
その他の過敏性肺臓炎	19	2.3	68	7.6
原因不明	57	6.8	74	8.3
計	835	100.0	894	100.0

第4章 職業性過敏性肺炎

表4-4 慢性過敏性肺炎の全国疫学調査[4]

1989～1998年			2001～2010年		
疾患名	患者数	%	疾患名	患者数	%
夏型過敏性肺臓炎	10	27.8	夏型過敏性肺炎	33	20.0
鳥飼病	7	19.4	鳥関連過敏性肺炎	86	52.1
イソシアネート誘発	5	13.3	イソシアネート誘発	1	0.6
住居関連過敏性肺臓炎	5	13.9	住居関連過敏性肺炎	26	15.8
農夫肺	4	11.1	加湿器肺	2	1.2
その他の過敏性肺臓炎	5	13.9			
原因不明			原因不明	17	10.3
計	36	100.0	計	165	100.0

参考文献

1) 菅 守隆. 夏型過敏性肺炎とその周辺. 日胸臨. 2003；63：97-106.（エビデンスレベルIVb）
2) Ando M, Arima K, Yoneda R, et al. Japanese summer-type hypersensitivity pneumonitis. Geographic distribution, home environment, and clinical characteristics of 621 cases. Am Rev Respr Dis. 1991；144：765-9.（エビデンスレベルIVb）
3) Yoshizawa Y, Ohtani Y, Hayakawa H, et al. Chronic hypersensitivity pneumonitis in Japan：a nationwide epidemiologic survey. J Allergy Clin Immunol. 1999；103：315-20.（エビデンスレベルIVb）
4) 稲瀬直彦, 安井牧人, 鵜浦康司, ほか. 慢性過敏性肺炎の全国調査. 難治性疾患克服研究事業 びまん性肺疾患に関する調査研究班 平成21年度研究報告書. 2010；191-4.（エビデンスレベルIVb）
5) Ando M, Konishi K, Yoneda R, et al. Difference in the phenotypes in of bronchoalveolar lavage lymphocytes in patients with summer type hypersensitivity pneumonitis, farmer's lung, ventilation pneumonitis and bird fancier's lung：report of a nation wide epidemiologic study in Japan. J Allergy Clin Immunol. 1991；87：1002-9.（エビデンスレベルIVb）

CQ4-9 職業性過敏性肺炎で最近増加している原因抗原は？

Panel Consensus	エビデンスレベル	
	海外	日本
低分子化学物質を原因とする報告が増加している	V	V

解説

近年、エポキシ樹脂製造者における無水フタル酸、プラスチック製造者の無水トリメリット酸、ポリウレタン樹脂製造者のイソシアネート[1]、フタル酸エステル、スチレン[2]などの低分子化学物質を原因とする報告が増加している。

参考文献

1) Schreiber J, Knolle J, Sennekamp J, et al. Sub-acute occupational hypersensitivity pneumonitis due to low-level exposure to diisocyanates in a secretary. Eur Respir J. 2008；32：807-11.（エビデンスレベルV）

2) Volkman KK, Merrick JG, Zacharisen MC. Yacht-maker's lung : A case of hypersensitivity pneumonitis in yacht manufacturing. WMJ. 2006 ; 105 : 47-50.(エビデンスレベルV)

VI. 発症のリスクファクター

CQ4-10 職業性過敏性肺炎発症リスクになる環境素因とは？

Panel Consensus	エビデンスレベル 海外	エビデンスレベル 日本
抗原濃度、曝露期間、曝露頻度などの曝露に関する職場環境および非喫煙が挙げられる	I	I

解説

　直接的な要因として、抗原との接触の程度（環境中の抗原濃度、曝露期間、曝露頻度）、抗原の大きさ、抗原の可溶性、防御具の使用の有無、作業内容と発症とに関係が認められている[1〜3]。一般に、急性過敏性肺炎は高濃度の抗原に間欠的に曝露された場合に生じ、亜急性過敏性肺炎は抗原濃度が高濃度でなくとも慢性的に曝露された場合に生じると考えられているが、その関連性は必ずしも証明されたものではない[4]。

　間接的な要因として、職業性過敏性肺炎に限定された検討ではないが、過敏性肺炎発症と下気道における呼吸器系ウイルスの存在が増悪因子として[5]、喫煙によるニコチンが抑制因子として関与するとの報告がある[6]。

参考文献

1) Hoppin JA, Umbach DM, Kullman GJ, et al. Pesticides and other agricultural factors associated with self-reported farmer's lung among farm residents in the Agricultural Health Study. Occup Environ Med. 2007 ; 64 : 334-41.(エビデンスレベルIVb)
2) Agostini C, Trentin L, Facco M, et al. New aspects of hypersensitivity pneumonitis. Curr Opin Pulm Med. 2004 ; 10 : 378-82.(エビデンスレベルI)
3) Bourke SJ, Dalphin JC, Boyd G, et al. Hypersensitivity pneumonitis : current concepts. Eur Respir J Suppl. 2001 ; 32 : 81s-92s.(エビデンスレベルIVb)
4) Rose C, King TE. Controversis in hypersensitivity pneumonitis. Am Rev Respir Dis. 1992 ; 145 : 1-2.(エビデンスレベルIVb)
5) Dakhama A, Hegele RG, Laflamme G, et al. Common respiratory viruses in lower airways of patients with acute hypersensitivity pneumonitis. Am J Respir Crit Care Med. 1999 ; 159 : 1316-22.(エビデンスレベルIVb)
6) Cormier Y, Gagnon L, Bérubé-Genest F, et al. Sequential bronchoalveolar lavage in experimental extrinsic allergic alveolitis. The influence of cigarette smoking. Am Rev Respir Dis. 1988 ; 137 : 1104-9.(エビデンスレベルIVb)

第4章 職業性過敏性肺炎

CQ4-11 職業性過敏性肺炎発症リスクになる遺伝因子は？

Panel Consensus	エビデンスレベル	
	海外	日本
職業性過敏性肺炎の発症に特異的な遺伝因子は十分に解明されていない	Ⅳb	Ⅳb

解説

過敏性肺炎の家族内発症の報告は1971年農夫肺[1]、1975年鳥飼病の2家系、7人の症例[2]の報告があること、またわが国の夏型過敏性肺炎を全国集計したAndoらの報告では家族発症は23.8％存在し[3]、それほど稀ではない。鳥飼病では呼吸器症状のある鳩飼育者51人を対象とした研究[4]、セキセイインコ肺の症例を対象とした研究[5]で、HLA抗原と有意な相関を認めなかった。

一方で1983年以降の研究ではHLA-DR3[6]、HLA-DR7[7]、HLA-DRB1*1305、HLA-DQB1*0501[8]との相関が報告されるようになった。農夫肺においてはHLA抗原に関して有意差を認めないという報告がある[9]。きのこによる過敏性肺炎に関してはHLA-A3303、B4403、C1403と相関を認めたという報告がある[10]。最近の報告では、tumor necrosis factor(TNF)-α遺伝子のプロモーター領域の遺伝子多型[11]、low molecular weight proteosome遺伝子多型[12]、transporter associated with antigen processing(TAP)-1 遺伝子多型[13]などの抗原感受性との関連が検討されている。

参考文献

1) Terry G, Murray K. Familial farmer's lung. Lancet. 1971；1：1022.（エビデンスレベルⅣ）
2) Allen DH, Basten A, Williams GV, et al. Familial hypersensitivity pneumonitis. Am J Med. 1975；59：505-14.（エビデンスレベルⅣb）
3) Ando M, Arima K, Yoneda R, et al. Japanese summer-type hypersensitivity pneumonitis. Geographic distribution, home environment, and clinical characteristics of 621 cases. Am Rev Respir Dis. 1991；144：765-9.（エビデンスレベルⅣb）
4) Rodey GE, Fink J, Koethe S, et al. A study of HLA-A, B, C, and DR specificities in pigeon breeder's disease. Am Rev Respir Dis. 1979；119：755-9.（エビデンスレベルⅣb）
5) Muers MF, Faux JA, Ting A, et al. HLA-A, B, C and HLA-DR antigens in extrinsic allergic alveolitis（budgerigar fancier's lung disease）. Clin Allergy. 1982；12：47-53.（エビデンスレベルⅣb）
6) Rittner C, Sennekamp J, Mollenhauer E, et al. Pigeon breeder's lung：association with HLA-DR 3. Tissue Antigens. 1983；21：374-9.（エビデンスレベルⅣb）
7) Selman M, Terán L, Mendoza A, et al. Increase of HLA-DR7 in pigeon breeder's lung in a Mexican population. Clin Immunol Immunopathol. 1987；44：63-70.（エビデンスレベルⅣb）
8) Camarena A, Juárez A, Mejía M, et al. Major histocompatibility complex and tumor necrosis factor-alpha polymorphisms in pigeon breeder's disease. Am J Respir Crit Care Med. 2001；163：1528-33.（エビデンスレベルⅣb）
9) Camarena A, Juarez A, Mejia M, et al. Major histocompatibility complex and tumor necrosis factor-α polymorphisms in pigeon breeder's disease. Am J Resp Crit Care Med. 2001；163：1528-33.（エビデンスレベルⅣb）
10) Flaherty DK, Braun SR, Marx JJ, et al. Serologically detectable HLA-A, B, and C loci antigens in farmer's lung disease. Am Rev Respir Dis. 1980；122：437-43.（エビデンスレベルⅣb）
11) 津島健司. 職業性肺疾患としての過敏性肺炎. 呼吸. 2011；30：278-86.（エビデンスレベルⅣb）

12) Camarena A, Aquino-Galvez A, Falfán-Valencia R, et al. PSMB8(LMP7) but not PSMB9(LMP2) gene polymorphisms are associated to pigeon breeder's hypersensitivity pneumonitis. Respir Med. 2010；104：889-94.(エビデンスレベルⅣb)
13) Aquino-Galvez A, Camarena A, Montaño M, et al. Transporter associated with antigen processing (TAP) 1 gene polymorphisms in patients with hypersensitivity pneumonitis. Exp Mol Pathol. 2008；84：173-7.(エビデンスレベルⅣb)

Ⅶ. 診断基準

CQ4-12 職業性過敏性肺炎の診断基準は？

Panel Consensus	推奨グレード	エビデンスレベル 海外	エビデンスレベル 日本
職業性過敏性肺炎の独自の診断基準はなく、1990年厚生省特定疾患びまん性肺疾患調査研究班が作成した「過敏性肺炎診断の手引と診断基準」を参考に、職業による抗原曝露が原因と考えられる場合に診断する	A	Ⅰ	Ⅰ

解説

　職業性過敏性肺炎を疑ったら抗原の曝露歴、曝露状況と症状の発現などの問診を丁寧に行い、臨床症状や検査所見を組み合わせて、免疫学的検査、病理学的所見、吸入誘発試験などを行い総合的に判断する。診断については1990年厚生省特定疾患びまん性肺疾患調査研究班が作成した「過敏性肺炎診断の手引と診断基準」(2)を参考にして行う(表4-5)。
　Ⅰ.臨床症状・所見1)～4)のうちいずれか2つ以上と検査所見1)～4)のうち1)を含む2つ以上の陽性所見を必要とする。Ⅱ.発症環境の6項目のうち1項目を満たす。Ⅲ.免疫学的所見3項目のうち1項目以上を満たす。Ⅳ.吸入誘発2項目のうち1つ以上を満たす。Ⅴ.病理学的所見3項目のうち2項目以上を満足するものを診断する[1]。
　同様に米国の診断基準として(1)過敏性肺炎の症状がある、(2)抗原曝露のエピソードまたは血清、気管支肺胞洗浄液(bronchoalveolar lavage fluid, BALF)の抗体の存在、(3)レントゲン、高分解能CTでの特徴的所見、(4)BALF中のリンパ球増多、(5)特徴的な病理組織所見、(6)環境誘発試験で陽性の6項目のうち2項目以上を満たすものを診断する[2]。

第4章 職業性過敏性肺炎

表4-5 過敏性肺炎診断の手引と診断基準（厚生省特定疾患びまん性肺疾患調査研究班 1990年）

【手引き】		
Ⅰ．臨床像 1．臨床症状・所見 1)～4)のうちいずれか2つ以上と、 2．検査所見 1)～6)のうち1)を含む2つ以上の両者を同時に満足するもの	1．臨床症状・所見	1) 咳
		2) 息切れ
		3) 発熱
		4) 捻髪音ないし小水泡性ラ音
	2．検査所見	1) 胸部X線像にてびまん性散布性粒状陰影（注：病初期には異常陰影を認めないことがある）
		2) 拘束性換気機能障害
		3) PaO_2の低下
		4) 赤沈値促進、好中球増加、CRP陽性のいずれか1つ
		5) 気管支肺胞洗浄液のリンパ球の増加
		6) ツベルクリン反応の陰性化
Ⅱ．発症環境 1～5のいずれか1つを満足するもの*	1．夏型過敏性肺炎は夏期（4～10月）に高温多湿の住宅で起こる	
	2．鳥飼病は鳥の飼育や羽毛と関連して起こる	
	3．農夫病はカビた枯れ草の取り扱いと関連して起こる	
	4．空調病、加湿器肺はこれらの機器の使用と関連して起こる	
	5．有機塵挨抗原に曝露される環境での生活歴	
Ⅲ．免疫学的所見 1)、2)のうち1つ以上を満足するもの*	免疫学的所見	1) 抗原に対する特異抗体陽性
		2) 特異抗原によるリンパ球幼若反応陽性
Ⅳ．吸入誘発試験 1，2のうち1つ以上を満足するもの	1．特異抗原吸入による臨床像の再現	
	2．環境曝露による臨床像の再現	
Ⅴ．病理学的所見 1)～3)のうちいずれか2つ以上を満足するもの	病理学的所見	1) 肉芽腫形成
		2) 胞隔炎
		3) Masson体
【診断基準】		
確実	Ⅰ、Ⅱ、ⅢまたはⅠ、Ⅱ、Ⅲ、Ⅴを満たすもの	
強い疑い	Ⅰを含む3項目を満たすもの	
疑い	Ⅰを含む2項目を満たすもの	

＊：症状は抗原に曝露して4～8時間後に起こることが多く、環境から離れると自然に軽快する。

参考文献
1) 厚生省特定疾患びまん性肺疾患調査研究班平成3年度研究報告書. 1991, pp13.（エビデンスレベルⅠ）
2) Zacharisen MC, Fink JN. Hypersensitivity pneumonitis and related conditions in the work environment. Immunol Allergy Clin North Am. 2011；31：769-86.（エビデンスレベルⅠ）

CQ4-13 職業性過敏性肺炎で注意すべき鑑別診断は？

Panel Consensus	推奨グレード	エビデンスレベル 海外	エビデンスレベル 日本
特発性間質性肺炎（f-NSIP：fibrotic nonspecific interstitial pneumoniaやUIP：usual interstitial pneumoniaなど）など他の間質性肺炎、職業性喘息など	A	I	I

解説

　原因が明らかでないf-NSIP（fibrotic nonspecific interstitial pneumonia）やUIP（usual interstitial pneumonia）などの間質性肺炎の頻度は多いため、また原因抗原の同定が容易でないことも多く、これらの肺炎の中に過敏性肺炎が含まれている可能性があることを念頭に置いて診療することが必要である。

　同じ職業曝露により喘息と過敏性肺炎が合併することがあるという報告がある[1]。また、農夫肺の患者は喘息の発症リスクファクターになっていること[2]、イソシアネートでは喘息と過敏性肺炎の合併例が報告されている[3〜7]。職業性喘息と職業性過敏性肺炎の鑑別にPEF（peak expiratory flow）測定を行うが、特に遅発反応では差がなく鑑別が難しいこと[8]が報告されている。喘息と過敏性肺炎の合併は抗原が同じとは限らないこと、共通抗原性による反応の可能性もあることを考慮する必要がある[9]。

参考文献

1) Yi S. Hypersensitivity pneumonitis. Crit Rev Clin Lab Sci. 2002；39：581-629.（エビデンスレベルIVb）
2) Hodgson MJ, Bracker A, Yang C, et al. Hypersensitivity pneumonitis in a metal-working environment. Am J Ind Med. 2001；39：616-28.（エビデンスレベルIVb）
3) Baur X, Dewair M, Römmelt H. Acute airway obstruction followed by hypersensitivity pneumonitis in an isocyanate (MDI) worker. J Occup Med. 1984；26：285-7.（エビデンスレベルV）
4) Mapp CE, Dal Vecchio L, Boschetto P, et al. Combined asthma and alveolitis due to diphenylmethane diisocyanate (MDI) with demonstration of no crossed respiratory reactivity to toluene diisocyanate (TDI). Ann Allergy. 1985；54：424-9.（エビデンスレベルIVb）
5) 堂坂弘俊, 志田　晃, 諸熊幹雄, ほか. 自動車塗装工にみられたイソシアネート肺臓炎と思われる一症例. 日胸疾患会誌. 1984；22：1040-5.（エビデンスレベルV）
6) 松島秀和, 高柳　昇, 徳永大道, ほか. イソシアネートによる過敏性肺炎, 気管支喘息の1例. 日呼吸会誌. 2003；41：760-5.（エビデンスレベルV）
7) 酒井珠美, 片山伸幸, 早稲田優子, ほか. イソシアネートによる過敏性肺炎と気管支喘息発作を併発した1例. 日呼吸会誌. 2012；1：114-8.（エビデンスレベルV）
8) Burge PS, Moore VC, Burge CB, et al. Can serial PEF measurements separate occupational asthma from allergic alveolitis? Occup Med (Lond). 2015；65：251-5.（エビデンスレベルIVb）
9) Fishwick D. New occupational and environmental causes of asthma and extrinsic allergic alveolitis. Clin Chest Med. 2012；33：605-16.（エビデンスレベルI）

第4章　職業性過敏性肺炎

CQ4-14　職業性過敏性肺炎の診断で最も重要な点は？

Panel Consensus	推奨グレード	エビデンスレベル 海外	エビデンスレベル 日本
職業性過敏性肺炎を疑うことである。問診が最も重要であり、病歴、特に職業歴を詳細に聴取することである	A	I	I

解説

　就業中に症状が出現する場合は職業との関連を容易に疑うことが可能であるが、抗原吸入から症状発現までに数時間以上の間隔があり、帰宅後に症状が出現する場合は作業との関連に気づかないことも多く、注意が必要である[1]。平日に症状が強く、週末や長期休暇に症状が軽減するなどの臨床経過も診断のポイントとなる。また、本疾患を疑った場合は、一時入院あるいは職場環境を変えさせて、抗原からの隔離による症状の自然軽快や元の環境に戻すことによる再燃の有無を確認することである。さらに、胸部X線、高分解能CTを施行してびまん性陰影の有無を確認する。次いで、気管支肺胞洗浄(transbronchial lung biopsy, TBLB)を行い、気管支肺胞洗浄液中の細胞分画、CD4/CD8比を測定し、TBLBでは特徴的な病理所見の有無について確認する。発症環境を考慮し、原因抗原を推定して血清診断、リンパ球刺激試験を行い、また疑わしい場所を問診で推定し、環境誘発試験、環境調査を行う。

参考文献
1) 土橋邦生. 職業性過敏性肺臓炎. 呼吸器科. 2003；4：327-31.(エビデンスレベルI)

Ⅷ. 検査

CQ4-15　職業性過敏性肺炎の検査法にはどんなものがあるか？

Panel Consensus	推奨グレード	エビデンスレベル 海外	エビデンスレベル 日本	保険適用
一般の間質性肺炎診断のための一般血液検査、画像(X線、CT)、呼吸機能検査、BAL、TBLB	A	Ⅳb	Ⅳb	有
原因抗原を同定するための検査として抗原特異的抗体価の測定、抗原添加によるリンパ球増殖試験、沈降抗体反応、抗原吸入誘発試験、環境誘発試験などの誘発試験がある	A	Ⅳb	Ⅳb	有（沈降抗体反応、リンパ球刺激試験はない）

解説

1) 血液検査
　急性型では血沈の中等度の亢進、好中球の軽度から中等度の増加を示す。CRPは陽転化し、LDH(乳酸脱水素酵素)の上昇が見られ、KL-6、SP-Dの高値が病状と関連する[1]。慢性型ではCRPは陰性から弱陽性で赤沈は軽度亢進が認められる。KL-6、SP-Dの上昇は急性型より低い。血清IgG上昇も見られ、ツベルクリン反応は陰性化する。

2）BALF（Bronchoalveolar lavage fluid）

急性型、慢性型ともに抗原回避後48時間以内は多核白血球が30～60％と一時的に増加するが、その後はリンパ球が増加する。回収総細胞数は健常非喫煙者の4～6倍であり、細胞分画では50～90％がリンパ球で、80～90％がCD3陽性T細胞である。夏型過敏性肺炎ではCD8 T細胞優位でありCD4/CD8比は低下する[2]が、農夫肺ではCD4 T細胞優位であり[3]、鳥飼病、換気装置肺炎では正常～やや高値である。一般にCD8 T細胞優位では肺の線維化の進行が遅いと考えられている。

3）呼吸機能検査

肺活量の低下つまり拘束性障害を認める。また、拡散能の低下も認められる。軽症例では拡散能のみの低下であり肺活量低下は認めない。動脈血ガス分析ではPaO_2の低下を認め、$PaCO_2$は減少傾向でⅠ型呼吸不全パターンを示す。

4）TBLB（transbronchial lung biopsy）

TBLBは採取標本が小さいため胞隔炎の確認は容易であるが、肉芽腫は60～70％、Masson体は30％に認められる。

5）診断特異的検査

血清中、気管支肺胞洗浄液では原因抗原に対する抗体が検出される。ELISA法による抗原特異的抗体価の測定[4]、Ouchterlony法による沈降抗体反応[5]、抗原添加によるリンパ球刺激試験[6]がある。鳥関連過敏性肺炎では、抗体陽性率は30％前後あり、抗原添加リンパ球増殖試験は90％以上が陽性である。

6）誘発試験

抗原吸入誘発試験、環境誘発試験がある[7~9]。吸入誘発試験は凍結乾燥させた抗原粉末を生理食塩水に溶解し、ネブライザーで吸入させる[10]。多くは吸入6～8時間後に発熱、咳嗽、呼吸困難などの症状の発現とともに、白血球増加、CRP上昇、胸部X線像のスリガラス・粒状影などが認められる。環境誘発試験は発症した環境に戻ることにより同様の症状が再燃するか否かを確認する検査である。多くは4～8時間で上記の症状が出現する。

参考文献

1) Kohno N, Awaya Y, Oyama T, et al. KL-6, a mucin-like glycoprotein, in bronchoalveolar lavage fluid from patients with interstitial lung disease. Am Rev Respir Dis. 1993；148：637-42.（エビデンスレベルⅣb）
2) Patel AM, Ryu JH, Reed CE. Hypersensitivity pneumonitis：current oncepts and future questions. J Allergy Clin Immunol. 2001；108：661-70.（エビデンスレベルⅠ）
3) Ando M, Konishi K, Yoneda R, et al. Dirrerences in the phenotypes of bronchoalveolar lavage lymphocytes in patients with summer-type hypersensivity pneumonitis, farmer's lung, ventilation pneumonitis, and bird fancier's lung：report of a nationwide epidemiologic study in Japan. J Allergy Clin Immunol. 1991；87：1002-9.（エビデンスレベルⅣb）
4) Rodrigo MJ, Benavent MI, Cruz MJ, et al. Detection of specific antibodies to pigeon serum and bloom antigens by enzyme linked immunosorbent assay in pigeon breeder's disease. Occup Environ Med. 2000；57：159-64.（エビデンスレベルⅣb）

5) Reboux G, Piarroux R, Roussel S, et al. Assessment of four serological techniques in the immunological diagnosis of farmers' lung disease. J Med Microbiol. 2007；56：1317-21.(エビデンスレベルIVb)
6) Yoshizawa Y, Miyake S, Sumi Y, et al. A follow-up study of pulmonary function tests, bronchoalveolar lavage cells, and humoral and cellular immunity in bird fancier's lung. J Allergy Clin Immunol. 1995；96：122-9.(エビデンスレベルIVb)
7) Hargreave FE, Pepys J. Allergic respiratory reactions in bird fanciers provoked by allergen inhalation provocation tests. Relation to clinical features and allergic mechanisms. J Allergy Clin Immunol. 1972；50：157-73.(エビデンスレベルIVb)
8) Hendrick DJ, Marshall R, Faux JA, et al. Positive "alveolar" responses to antigen inhalation provocation tests：their validity and recognition. Thorax. 1980；35：415-27.(エビデンスレベルIVb)
9) Edwards JH, Davies BH. Inhalation challenge and skin testing in farmer's lung. J Allergy Clin Immunol. 1981 Jul；68：58-64.(エビデンスレベルIVb)
10) 大田 健, 秋山一男, 宮本昭正, ほか. 加湿器の水と沈降反応陽性を呈した空調病の一例. 日胸疾患会誌. 1980；18：532-7.(エビデンスレベルV)

IX. 職業性過敏性肺炎の診断のポイント

CQ4-16 職業性過敏性肺炎の確定診断に組織診断は必要か？

Panel Consensus	推奨グレード	エビデンスレベル 海外	エビデンスレベル 日本	保険適用
組織診断は必ずしも必要としない	C1	I	I	有

解説

TBLB(transbronchial lung biopsy)や胸腔鏡下肺生検などによる肺生検は呼吸不全症例では施行が困難である。TBLBによる病理所見では肉芽腫形成、胞隔炎、Masson体などの所見が得られないこともある。また特徴的な病理所見[1～3]が得られても原因抗原が職業由来のものであるかの確定診断にはならない。

参考文献
1) 厚生省特定疾患びまん性肺疾患調査研究班平成3年度研究報告書 1991：pp13.(エビデンスレベルI)
2) Zacharisen MC, Fink JN. Hypersensitivity pneumonitis and related conditions in the work environment. Immunol Allergy Clin North Am. 2011；31：769-86.(エビデンスレベルI)
3) Jacobs RL, Andrews CP, Coalson JJ. Hypersensitivity pneumonitis：beyond classic occupational disease-changing concepts of diagnosis and management. Ann Allergy Asthma Immunol. 2005；95：115-28.(エビデンスレベルI)

CQ4-17 職業性過敏性肺炎の確定診断に抗原吸入誘発試験は必要か?

Panel Consensus	推奨グレード	エビデンスレベル 海外	エビデンスレベル 日本	保険適用
抗原吸入誘発試験は過敏性肺炎の抗原同定のための確定診断に有用である。しかし、過敏性肺炎の増悪のリスクを伴うため必須の検査ではない	C1	I	I	有

解説

過敏性肺炎の抗原吸入誘発試験は環境曝露試験と、病院や施設での抗原吸入誘発試験がある。

環境曝露試験は一定期間(72時間以上)の抗原曝露があると思われる環境からの回避後、その場所で曝露を受け、その後臨床症状の出現の有無を確認する検査である[1, 2]。検査法に標準化されたものはなく、症例により曝露時間、回数も異なり、1回曝露時間は10分間から2週間と幅があり、単回曝露から連日曝露とさまざまである[3~6]。曝露後の経過観察期間も24~96時間から連日曝露では2か月間以上と長期間のものもある。環境曝露試験はその環境で症状が再現されることを確認するにとどまり、原因抗原の同定には至らない[7]。また、慢性化している症例の環境曝露試験での陽性、陰性の判断が難しいことも多い。

抗原吸入誘発試験は病院や施設で行い、原因抗原の同定が可能である。標準化された方法はなく、報告により抗原吸入時間も5~20分間と幅があり、経過観察も24~96時間と幅がある[8~11]。海外では抗原吸入誘発試験は職業性過敏性肺炎の確定診断に有用であるという報告[1, 3, 12, 13]とリスクもあり、必ずしも必要ではないという報告[2, 4]がある。わが国の「1990年厚生省特定疾患・びまん性疾患調査研究班が作成した過敏性肺炎診断の手引き」(表4-5)[14]では、過敏性肺炎に特徴的な臨床像+発症環境+特異的抗原吸入または環境曝露による臨床像の再現が診断基準の確実例であるとしている。しかし、離職しているなど施行が容易でない場合もある。また、抗原によっては不可逆的な呼吸機能低下を進行させる場合もあるため、適応は慎重に考慮し、施行する場合は呼吸器科の専門施設で行うこと[7]、またインフォームドコンセントを十分に得た上で行うことが必要である。

参考文献

1) Wild LG, Lopez M. Hypersensitivity pneumonitis: a comprehensive review. J Investig Allergol Clin Immunol. 2001; 11: 3-15.(エビデンスレベルI)
2) Richerson HB, Bernstein IL, Fink JN, et al. Guidelines for the clinical evaluation of hypersensitivity pneumonitis. Report of the Subcommittee on Hypersensitivity Pneumonitis. J Allergy Clin Immunol. 1989; 84: 839-44.(エビデンスレベルI)
3) Jacobs RL, Andrews CP, Coalson JJ. Hypersensitivity pneumonitis: beyond classic occupational disease-changing concepts of diagnosis and management. Ann Allergy Asthma Immunol. 2005; 95: 115-28.(エビデンスレベルI)
4) Hendrick DJ, Marshall R, Faux JA, et al. Positive "alveolar" responses to antigen inhalation provocation tests: their validity and recognition. Thorax. 1980; 35: 415-27.(エビデンスレベルIVb)
5) Jacobs RL, Andrews CP. Hypersensitivity pneumonia-nonspecific interstitial pneumonia/fibrosis histpathologic presentation: a study in diagnosis and management. Ann Allergy Asthma

Immunol. 2003；90：265-70.(エビデンスレベルⅠ)
6) Schlueter DP. Environmental challenge. Allergy Proc. 1989；10：339-44.(エビデンスレベルⅤ)
7) Zacharisen MC, Fink JN. Hypersensitivity pneumonitis and related conditions in the work environment. Immunol Allergy Clin North AM. 2011；31：769-86.(エビデンスレベルⅠ)
8) Malo JL, Ouimet G, Cartier A, et al. Combined alveolitis and asthma due to hexamethylene diisocyanate (HDI), with demonstration of crossed respiratory and immunologic reactivities to diphenylmethane diisocyanate (MDI). J Allergy Clin Immunol. 1983；72：413-9.(エビデンスレベルⅤ)
9) Ramírez-Venegas A, Sansores RH, Pérez-Padilla R, et al. Utility of a provocation test for diagnosis of chronic pigeon Breeder's disease. Am J Respir Crit Care Med. 1998；158：862-9.(エビデンスレベルⅣb)
10) Stricker WE, Layton JE, Homburger HA, et al. Immunologic response to aerosols of affinity-purified antigen in hypersensitivity pneumonitis. J Allergy Clin Immunol. 1986；78：411-6.(エビデンスレベルⅤ)
11) Ohtani Y, Kojima K, Sumi Y, et al. Inhalation provocation tests in chronic bird fancier's lung. Chest. 2000；118：1382-9.(エビデンスレベルⅣb)
12) Chiu A, Pegram PS Jr, Haponik EF. Hypersensitivity pneumonitis：a diagnostic dilemma. J Thorac Imaging. 1993；8：69-78.(エビデンスレベルⅠ)
13) Munoz X, Morell F, Cruz MJ. The use of specific inhalation challenge in hypersensitivity pneumonitis. Curr Opin Allergy Clin Immunol. 2013；13：151-8.(エビデンスレベルⅠ)
14) 厚生省特定疾患びまん性肺疾患調査研究班平成3年度研究報告書. 1991：pp13.(エビデンスレベルⅠ)

CQ4-18 職業性過敏性肺炎の確定診断に免疫学的検査は有用か？

Panel Consensus	推奨グレード	エビデンスレベル 海外	エビデンスレベル 日本	保険適用
免疫学的検査は過敏性肺炎の間接的な診断に有用である	C1	Ⅰ	Ⅰ	無

解説

　免疫学的診断としては沈降抗体反応とリンパ球刺激試験がある。沈降抗体反応は血清診断、リンパ球刺激試験は*in vitro*での抗原刺激反応であり、間接的証明であるが診断に有用な検査である[1〜5]。わが国の「1990年厚生省特定疾患・びまん性疾患調査研究班が作成した過敏性肺炎診断の手引き」(**表4-5**)[6]でも、特徴的な臨床像+発症環境+免疫学的所見+病理学的所見を診断確実例としている。

参考文献

1) Zacharisen MC, Fink JN. Hypersensitivity pneumonitis and related conditions in the work environment. Immunol Allergy Clin North AM. 2011；31：769-86.(エビデンスレベルⅠ)
2) Jacobs RL, Andrews CP, Coalson JJ. Hypersensitivity pneumonitis：beyond classic occupational disease-changing concepts of diagnosis and management. Ann Allergy Asthma Immunol. 2005；95：115-28.(エビデンスレベルⅠ)
3) Wild LG, Lopez M. Hypersensitivity pneumonitis：a comprehensive review. J Investig Allergol Clin Immunol. 2001；11：3-15.(エビデンスレベルⅠ)
4) Richerson HB, Bernstein IL, Fink JN, et al. Guidelines for the clinical evaluation of hypersensitivity pneumonitis. Report of the Subcommittee on Hypersensitivity Pneumonitis. J Allergy Clin Immunol. 1989；84：839-44.(エビデンスレベルⅠ)

5) Chiu A, Pegram PS Jr, Haponik EF. Hypersensitivity pneumonitis：a diagnostic dilemma. J Thorac Imaging. 1993；8：69-78.(エビデンスレベルI)
6) 厚生省特定疾患びまん性肺疾患調査研究班平成3年度研究報告書 1991：pp13.(エビデンスレベルI)

X．治療・管理

CQ4-19 職業性過敏性肺炎の治療は？

Panel Consensus	推奨グレード	エビデンスレベル 海外	エビデンスレベル 日本	保険適用
治療の基本は抗原回避である。急性過敏性肺炎で中等症以上の症例や慢性過敏性肺炎で進行する症例では対症療法としてプレドニゾロンを用いる	A	I	I	有

解 説

治療の基本は抗原回避である。

軽症例では抗原を回避するだけで自覚症状・他覚所見は改善する。急性型、亜急性型ともに原因抗原から隔離後通常1～2週で症状の改善を見る。

微熱、労作時の軽度の息切れがある中等症の場合には短期間ステロイド薬を投与する。プレドニゾロン換算で20～30mg/日を数日間投与する。低酸素血症を伴う場合には酸素療法を行う。38℃以上の発熱と抗原回避後1日経っても室内気でPaO_2が55Torr以下と高度の呼吸不全を呈する重症の場合、また進行の速い劇症型の場合、プレドニゾロン内服に反応しない場合にはステロイドパルス療法（メチルプレドニゾロン500～1,000mg/日、3日間）を施行し、その後プレドニゾロン換算で30～40mg/日より症状を観察しながら4～8週間程度投与し、その後漸減する。改善に乏しい場合にはシクロホスファミドのパルス療法などを考慮する。

以上は対症療法として試みられる薬物治療であるが、職業性過敏性肺炎に特異的な治療ではなく、また、通常の過敏性肺炎としてもエビデンスが集積された確立した治療法ではない。ステロイド薬は過敏性肺炎治療にしばしば用いられているが、薬物治療効果と抗原回避による自然経過による病態改善との区別は容易ではない[1]。フィンランドで行われた急性農夫肺患者36人を対象としたランダム化二重盲検プラセボ対照試験では、ステロイド薬投与群では対照群と比較してより早期に呼吸機能の改善を認めるものの、長期的な両群間の呼吸機能の改善には差を認めていない[2]。

早期診断、早期介入による抗原回避によって再発、慢性化を予防することが重要であり、曝露が持続する場合には慢性型の過敏性肺炎に移行し予後不良となることがある[3]。このため作業工程、場所、作業時間と症状発現の関連を詳細に問診し、産業医とも連携して職場環境の改善やそれぞれの抗原に適した防塵マスクなどの装着などの対策を講じる必要がある。環境改善が困難な場合には配置転換や転職を含めた抗原回避が必要となる場合もある。治療経過を見るには、自覚症状の観察のほかに、胸部X線、呼吸機能検査（肺気量分画、拡散能検査）、可能な場合は原因抗原に対する血中の抗体を測定する[1]。

慢性過敏性肺炎の治療は、潜在性発症型と再燃症状軽減型では治療薬に対する反応が異なるために治療法が異なってくる[4]。潜在性発症型では抗原回避で改善する場合には経過観察、徐々に進行

する場合には通常はプレドニゾロン30mg/日より開始し、経過を見ながら2週ごとに2.5〜5mgずつ漸減していく。効果不十分の時にはセミパルス療法(メチルプレドニゾロン500mg/日、3日間)を考慮する。再燃症状軽減型では、セミパルス療法を行った後にプレドニゾロン30mg/日より開始して漸減する。

慢性型の場合に問題となるのは肺の線維化である。線維化が進行すると慢性呼吸不全を呈し予後不良となる。現在のところ線維化を抑制する明確なエビデンスのある薬物療法は確立しておらず、プレドニゾロン投与のほかにシクロスポリンが併用されることがある。症例報告として、吸入ステロイド薬(ベクロメタゾンもしくはブデソニド)を、ステロイド薬の経口あるいは経静脈投与後に使用して改善した例や、気道可逆性のある気道閉塞を認めた場合に短時間作用性β_2刺激薬と吸入ステロイド薬を使用した例がある[5]。

また、研究レベルでの抗原特異的なアレルギー反応の治療として、Th2サイトカイン阻害薬や抗IL-13抗体、非特異的な炎症反応や上皮の修復障害に対する抗線維化治療として低用量長期のエリスロマイシンやトラニラスト、ピルフェニドンなどが試みられている[6]。海外では実験的に*in vitro*の検討で、サリドマイド、ペントキシフィリン、シクロスポリンなどが検討されているが、臨床応用された報告は存在しない[5]。

参考文献

1) Bourke SJ, Dalphin JC, Boyd G, et al. Hypersensitivity pneumonitis:current concepts. Eur Repir J. 2001；18：81s-92s.(エビデンスレベルI)
2) Kokkarinen JI, Tukiainen HO, Terho EO. Effect of corticosteroid treatment on the recovery of pulmonary function in farmer's lung. Am Rev Respir Dis. 1992；145：3-5.(エビデンスレベルII)
3) Ohtani Y, Sasaki S, Kitaichi M, et al. Chronic bird Fancier's lung；histological and clnical correlation. An application of the 2002 ATS/ERS consensus classification of the idiopathic interstitial pneumonias. Thorax. 2005；60：665-71.(エビデンスレベルIVb)
4) 吉澤靖之. 過敏性肺炎. 呼吸器疾患再診の治療2010-2012, 貫和敏博, 杉山幸比古, 門田淳一編. 南江堂, 東京. 2010. pp342-5.(エビデンスレベルI)
5) Zacharisen MC, Fink JN. Hypersensitivity pneumonitis and related conditions in the work environment. Immunol Allergy Clin N Am. 2011；31：769-86.(エビデンスレベルI)
6) 宮崎泰成, 岸 雅人, 見高恵子, ほか. 過敏性肺炎の病態と治療. 呼吸. 2012；31：101-15.(エビデンスレベルI)

CQ4-20 職業性過敏性肺炎は薬物治療のみで就業継続は可能か？

Panel Consensus	推奨グレード	エビデンスレベル 海外	エビデンスレベル 日本	保険適用
抗原回避は不可欠であり、離職による抗原回避後にも病状が進行することがある	D	I	I	無

解説

過敏性肺炎の治療に抗原回避は不可欠であるが、職業性抗原が原因である場合、特に農業従事者のように家族経営で事業を行っている場合などでは、離職を含めた抗原回避が不十分なために慢性的な曝露を受けて再燃を繰り返し予後不良となることがある。

主治医は、患者が抱える困難に共感的態度をとりながらも、厳密な抗原回避を達成し得るように

十分に疾患について説明する必要がある[1]。一般的には抗原回避を達成することで疾患の進行は抑制されると考えられているが，必ずしもそうでない場合がある．慢性の気腫や線維化を伴うような過敏性肺炎では抗原完全除去後も病状は進行する[2〜4]．

参考文献
1) Bourke SJ, Dalphin JC, Boyd G, et al. Hypersensitivity pneumonitis: current concepts. Eur Repir J. 2001；18：81s-92s.(エビデンスレベルI)
2) 宮崎泰成, 岸　雅人, 見高恵子, ほか. 過敏性肺炎の病態と治療. 呼吸. 2012；31：101-15.(エビデンスレベルI)
3) Selman M, Lacasse Y, Pardo A, et al. Hypersensitivity pneumonitis caused by fungi. Proc Am Thorac Soc. 2010；7：229-36.(エビデンスレベルⅣb)
4) Lacasse Y, Girard M, Cormier Y. Recent advances in hypersensitivity pneumonitis. Chest. 2012；142：208-17.(エビデンスレベルI)

XI. 予後

CQ4-21　職業性過敏性肺炎の予後は？

Panel Consensus	エビデンスレベル 海外	エビデンスレベル 日本
軽症例で抗原回避が可能な症例は予後良好である	I	I
抗原回避が不可能な症例や治療反応性の乏しい慢性線維化した症例の予後は不良である	I	I

解説

　臨床経過は個人差があり，抗原回避によって抗原曝露がなくても進行する例もあれば，多少の抗原曝露が持続していても病状が安定する例もある[1]．

　急性過敏性肺炎や少量の抗原が環境中から排除されることなく再燃症状軽減型の慢性過敏性肺炎は抗原回避や薬物治療に対する反応性が良いものが多い．しかし，急性症状が乏しく慢性線維化する潜在性発症型の慢性過敏性肺炎は特発性肺線維症(idiopathic pulmonary fibrosis, IPF)のように予後不良例が多い[2,3]．病理組織学的な線維化の程度そして肺実質障害の程度と予後は関連しており，線維化を伴う症例では線維化を伴わない症例に比し予後不良であり，UIP(usual interstitial pneumonia)パターンやf-NSIP(fibrotic nonspecific interstitial pneumonia)パターンの線維化よりも純粋な細気管支周囲の繊維化であるほうが予後は良好である[4]．不可逆性の線維化に進展して診断された場合，数年以内に死亡することがある[5]．慢性過敏性肺炎の19％が肺高血圧(推定収縮期肺動脈圧≧50mmHg)を合併し，そのような症例はより高齢で，PaO_2が低く，死亡率が有意に高い[6]．

参考文献
1) Zacharisen MC, Fink JN. Hypersensitivity pneumonitis and related conditions in the work environment. Immunol Allergy Clin North Am. 2011；31：769-86.(エビデンスレベルI)

2) Selman M, Pardo A, King TE Jr. Hypersensitivity pneumonitis: insights in diagnosis and pathobiology. Am J Respir Crit Care Med. 2012;186:314-24.(エビデンスレベルI)
3) 宮崎泰成, 岸 雅人, 見高恵子, ほか. 過敏性肺炎の病態と治療. 呼吸. 2012;31:101-15.(エビデンスレベルI)
4) Churg A, Sin DD, Everett D, et al. Pathologic patterns and survival in chronic hypersensitivity pneumonitis. Am J Surg Pathol. 2009;33:1765-70.(エビデンスレベルIVb)
5) Pérez-Padilla R, Salas J, Chapela R, et al. Mortality in Mexican patients with chronic pigeon breeder's lung compared with those with usual interstitial pneumonia. Am Rev Respir Dis. 1993;148:49-53.(エビデンスレベルIVb)
6) Koschel DS, Cardoso C, Wiedemann B, et al. Pulmonary hypertension in chronic hypersensitivity pneumonitis. Lung. 2012;190:295-302.(エビデンスレベルIVb)

XII. 予防

A. 作業環境管理

CQ4-22 作業環境管理で最も優先すべきことは?

CQ4-23 職場に換気装置などを設置して抗原曝露を減らすことは有効か?

Panel Consensus	推奨グレード	エビデンスレベル 海外	エビデンスレベル 日本	保険適用
22. 原因物質を特定し、作業場から抗原を完全除去すること	A	I	I	無
23. 抗原吸入の完全回避が困難な場合、換気装置などにより吸入抗原曝露量を軽減することは有効である	C1			無

解説

4-22. 最も優先すべきこと

　職業性過敏性肺炎として多いのは、好熱性放線菌によって引き起こされる農夫肺、屋内の大規模なきのこ栽培所に浮遊するきのこ胞子、培地に増殖した細菌、真菌の吸入によって発症するきのこ栽培者肺(mushroom worker's lung, MWL)、自動車塗装業や吹き付け作業、プラスチック加工業などに使用するイソシアネートによる塗装工肺、などがある[1]。一次予防として最も優先すべきことは、職業性過敏性肺炎を引き起こす吸入抗原を特定し、作業場から完全除去することである[2〜5]。
　早期に完全除去できれば治癒可能であるが、進行し肺線維化や気腫化が生じるようになれば、抗原完全除去後も病状は進行する[6,7]。

4-23. 曝露の削減

　抗原吸入の完全回避が困難な場合は、換気装置などにより吸入を軽減することは有効である。塗装工肺の場合、効果は期待できるが、農夫肺は屋外で、きのこ栽培者肺は収穫に影響すると思われ、換気装置の設置は難しい。

参考文献

1) 土屋公威, 稲瀬直彦. 特集 職業アレルギー アップデート Ⅳ. 職業・環境と過敏性肺炎. アレルギー免疫. 2012；19：40-7.(エビデンスレベルⅠ)
2) Paul L, Lehrman SG, Aronow WS. Hypersensitivity pneumonitis：evaluation and management. Comp Ther. 2009；35：177-87.(エビデンスレベルⅠ)
3) Zacharisen MC, Fink JN. Hypersensitvity pneumonitis and related conditions in the work environment. Immunol Allergy Clin North Am. 2011；31：769-86.(エビデンスレベルⅠ)
4) Agache IO, Rogozea L. Management of hyoersensitivity pneumonitis. Clin Transl Allergy. 2013；3：5.(エビデンスレベルⅠ)
5) Spagnolo P, Rossi G, Cavazza A, et al. Hypersensitivity pneumonitis：A comprehensive Review. J Investig Allergol Clin Immunol. 2015；25：237-50.(エビデンスレベルⅠ)
6) Lacasse Y, Girard M, Cormier Y. Recent advances in hypersensitivity pneumonitis. Chest. 2012；142：208-17.(エビデンスレベルⅠ)
7) 宮崎泰成, 岸 雅人, 見高惠子, ほか. 過敏性肺炎の病態と治療. 呼吸. 2012；31：101-15.(エビデスレベルⅠ)

B. 作業管理

CQ4-24 職場での防塵マスク、防毒マスクなどの装着は発症予防に有効か？

Panel Consensus	推奨グレード	エビデンスレベル 海外	エビデンスレベル 日本	保険適用
防塵マスク、防毒マスクなどにより吸入抗原を削減することは有効である	B	Ⅰ	/	無

解説

　吸入抗原の完全回避が困難な場合、防塵マスク、防毒マスクなどにより吸入抗原を削減することは有効であるが、トルエンジイソシアネート(TDI)などの低分子量の感作性物質に対しては正しい有機ガス用のマスクと吸収缶の防毒マスクが必須である[1,2]。ゴーグル、手袋、防護服も着用し、必要なら送気マスク、空気呼吸器(酸素ボンベ)も着用する。塗装工肺のほか、農夫肺やきのこ栽培者肺においても防塵マスクは有効である。

参考文献

1) Paul L, Lehrman SG, Aronow WS. Hypersensitivity pneumonitis：evaluation and management. Comp Ther. 2009；35：177-87.(エビデンスレベルⅠ)
2) Zacharisen MC, Fink JN. Hypersensitivity pneumonitis and related conditions in the work environment. Immunol Allergy Clin North Am. 2011；31：769-86.(エビデンスレベルⅠ)

第4章　職業性過敏性肺炎

C. 健康管理

CQ4-25　就業前に従業員のアトピーの有無を検査することは有効か？

Panel Consensus	推奨グレード	エビデンスレベル 海外	エビデンスレベル 日本	保険適用
アトピーの有無を検査することは有効とはいえない	C2	Ⅳb		一部有*

＊「過敏性肺炎」疑いで保険適用有

解説

　過敏性肺炎はCoombsⅢ、Ⅳ型が関与するアレルギー性肺疾患であるため、IgEを産生しやすいアトピーの有無は関係がない。しかし、職業性ではないが夏型過敏性肺炎でIgE高値の報告もある[1]。喫煙者は過敏性肺炎になりにくいと報告があるが、肺胞マクロファージ活性が喫煙によって抑えられるためとしている[2]。

参考文献
1) 中島正光, 真鍋俊明, 二木芳人, ほか. 血清IgE高値, Trichosporon mucoidesに対する即時型皮内反応が陽性を示した夏型過敏性肺臓炎の1例. 日胸疾患会誌. 1996；34：1168-73.（エビデンスレベルⅤ）
2) Israel-Assayag E, Dakhama A, Lavigne S, et al. Expression of costimulatory molecules on alveolar macrophages in hypersensitivity pneumonitis. Am J Respir Crit Care Med. 1999；159：1830-4.（エビデンスレベルⅣb）

D. 労働衛生教育

CQ4-26　労働衛生教育は発症予防に有効か？

Panel Consensus	推奨グレード	エビデンスレベル 海外	エビデンスレベル 日本	保険適用
作業者に職業性過敏性肺炎の症状、抗原回避や保護具の正しい使用方法について教育することは有効である	C1			無

解説

　作業場に吸入抗原のある作業者に対し、職業性過敏性肺炎の症状、抗原回避や保護具の正しい使用方法について教育することは、過敏性肺炎の発症予防に有効である。

E. 総括管理

CQ4-27　産業医が月1回以上職場巡視することは有効か？

※第1章CQ1-32（p.54）を参照。

専門医への紹介のポイント

　咳嗽、息切れ、発熱、捻髪音などの臨床症状があり、胸部X線像でびまん性散布性粒状陰影、肺機能検査で拘束性換気機能障害などの検査所見から間質性肺炎と診断した症例で、問診上、誘起粉塵抗原に曝露される職業歴、環境曝露での臨床症状が悪化、入院や職場環境の変更により環境曝露からの回避により臨床症状が改善することを確認し、職業性過敏性肺炎を疑う場合は専門医へ紹介することが望まれる。

　気管支肺胞洗浄、気管支肺生検、吸入誘発試験などの精密検査は過敏性肺炎の診断のために必須ではないが、これらの検査を行うことで診断をより確定することができる。しかし、これらの検査は専門性のある施設で行うことになる。また、沈降抗体反応などの免疫学的検査も検査を施行できる施設が限られるため紹介のポイントとなる。

第5章
職業性アナフィラキシー（ショック）

I．定義

CQ5-1　職業性アナフィラキシーの定義は？

Panel Consensus	推奨グレード	エビデンスレベル 海外	エビデンスレベル 日本	保険適用
職業性アナフィラキシーは、特定の職場環境に起因する原因物質や条件によって起こるアナフィラキシーと定義される	B	I	/	無

解説

　アナフィラキシーとは、「急速に発現し、死に至ることのある重篤なアレルギー反応」である[1]。世界的に合意された職業性アナフィラキシーの定義はないが、「特定の職場環境に起因する誘導因子や誘発因子によって起こるアナフィラキシー」と定義される[2]。アナフィラキシーが職場で発生した場合は職業的曝露で誘導された可能性が高い。しかし、食物依存性運動誘発アナフィラキシーの患者が身体活動を勤務内容とする職場においてアナフィラキシーを来すこともあり得るように、非職業的な曝露によるアナフィラキシー反応が職場で現れる可能性についても考慮した上での判断が必要である。また、当初は職場でのアレルゲン曝露により感作された人が職場とは無関係な状況下でアナフィラキシー反応を示す場合もある。例えば、職場での曝露によるラテックスアレルギーになった医療従事者が外科的・内科的・歯科的治療を受ける場合や、職場で扱う食物や薬物に感作されアレルギー症状（鼻炎、蕁麻疹、喘息など）を呈していた人が、その後に職場以外で同様の食物や薬物を摂取した際にアナフィラキシー反応が起こる場合がある。

参考文献
1) Simons FE, Ardusso LR, Dimov V, et al. World Allergy Organization. World Allergy Organization Anaphylaxis Guidelines : 2013 update of the evidence base. Int Arch Allergy Immunol. 2013 ; 162 : 193-204.（エビデンスレベル I）
2) Siracusa A, Folletti I, Gerth van Wijk R, et al. Occupational anaphylaxis--an EAACI task force consensus statement. Allergy. 2015 ; 70 : 141-52.（エビデンスレベル I）

II. 職業性アナフィラキシーの発症機序

CQ5-2 職業性アナフィラキシーの発症機序は通常の即時型アレルギーなのか？

Panel Consensus	推奨グレード	エビデンスレベル 海外	エビデンスレベル 日本	保険適用
職業的曝露によるアナフィラキシー反応は通常IgE依存性であるが、非アレルギー性の機序による場合もある。いずれの機序であったとしてもアナフィラキシー反応の評価法と対策は同じである	A	I	/	無

解説

　職業的曝露によるアナフィラキシー反応の基礎的機序は通常IgE依存性であるが、非アレルギー性の機序による場合もある。いずれの機序であったとしてもアナフィラキシー反応の評価法と対策は同じである。職場では通常、アナフィラキシーの原因となる食物や薬物が経口的に摂取されることは稀であり、アレルゲンへの曝露は、吸入、皮膚接触、動物による刺咬傷、偶発的な接種（針による傷など）によって起こる。職業的曝露は頻度が高い場合が多く、アレルギー患者では早期に感作が生じ、進行性の反応が見られる場合がある一方、非常に頻回かつ多量の曝露により臨床的な免疫寛容が誘導されることもある。

参考文献

1) Siracusa A, Folletti I, Gerth van Wijk R, et al. Occupational anaphylaxis--an EAACI task force consensus statement. Allergy. 2015；70：141-52.（エビデンスレベルI）

III. 職業性アナフィラキシーの症状と診断

CQ5-3 職業性アナフィラキシーの症状にはどのようなものがあるか？

Panel Consensus	推奨グレード	エビデンスレベル 海外	エビデンスレベル 日本	保険適用
一般的に、皮膚・粘膜症状に加えて、呼吸器症状、血圧低下による症状、持続する消化器症状が合併する場合にアナフィラキシーを疑う。職業性アナフィラキシーも同様である	A	I	/	無

解説

　数分間から数時間で起こる、①皮膚あるいは粘膜症状（全身の蕁麻疹、瘙痒、紅潮、口唇・舌・口蓋垂の腫脹）に加えて、②呼吸器症状（呼吸困難、喘鳴、低酸素血症）、血圧低下による症状（失神、意識消失、失禁）、持続する消化器症状（嘔吐、痙攣性腹痛）のうちの少なくとも一つが合併する場

第5章　職業性アナフィラキシー（ショック）

合にアナフィラキシーを疑う。海外における臓器別アナフィラキシー症状の頻度については、皮膚・粘膜症状（90％）、呼吸器症状（40～60％）、循環器症状（30～35％）、消化器症状（25～30％）、その他（10～16％）との報告がある[1]（表5-1）。

表5-1　アナフィラキシーの徴候と症状の頻度[1]

徴候と症状	頻度
皮膚症状	
蕁麻疹と血管浮腫	62～90%
紅潮	45～55%
瘙痒のみ	2～5%
呼吸器症状	
呼吸困難、喘鳴	45～50%
喉頭浮腫	50～60%
鼻炎症状	15～20%
血圧低下、めまい、失神	30～35%
消化器症状	
吐気、嘔吐、下痢、腹痛	25～30%
その他	
頭痛	5～8%
前胸部痛	4～5%
痙攣	1～2%

参考文献

1) Lieberman P, Nicklas RA, Randolph C, et al. Anaphylaxis--a practice parameter update 2015. Ann Allergy Asthma Immunol. 2015；115：341-84.（エビデンスレベルⅠ）

CQ5-4　職業性アナフィラキシーの診断基準は？

Panel Consensus	推奨グレード	エビデンスレベル 海外	エビデンスレベル 日本
問診と特徴的な症状に基づく診断基準がある（図5-2）	A	Ⅰ	

解説

　アナフィラキシーの診断は詳細な問診、すなわち症状発現の数時間前までのすべての周辺状況（運動、薬物使用、飲酒、感冒罹患、旅行、月経など）と、既知あるいは可能性の高いアレルゲンへの曝露とその後の急速に出現する症状に関する聴取が要となる。

　明確な診断基準はないが、問診内容や特徴的な症状に基づく3つのCriteriaが広く知られており[1]、一般社団法人日本アレルギー学会がこれらに基づく診断基準を示している[2]（図5-2）。職業性アナフィラキシーを疑う場合は、患者が従事している業務内容を検討し、曝露した可能性のある原因を特定する[3]。例えば、原因として化学物質を疑う場合は、患者が使用した可能性のあるすべての製品について安全データシート（SDS）（化学物質等安全データシート）を確認する。アレルゲンの確定には皮膚反応検査が必要であるが、職業に関連するアレルゲンの多くは検査用アレルゲンが市販されていないため、好塩基球刺激試験（basophil activation test, BAT）などの*in vitro*検査が

— 161 —

実施される場合もあるが確立されたものではない。吸入アレルゲンが疑われる場合に実施される吸入チャレンジテストはアレルゲンへの感作を臨床的に確認するのに役立ち、非アレルギー性の誘導因子に対する過敏症を実証できる唯一の方法であるが、危険を伴うため専門知識を有する臨床のみが実施すべきである。

図5-2 アナフィラキシーの診断[2]
以下の3項目のうちいずれかに該当すればアナフィラキシーと診断する。

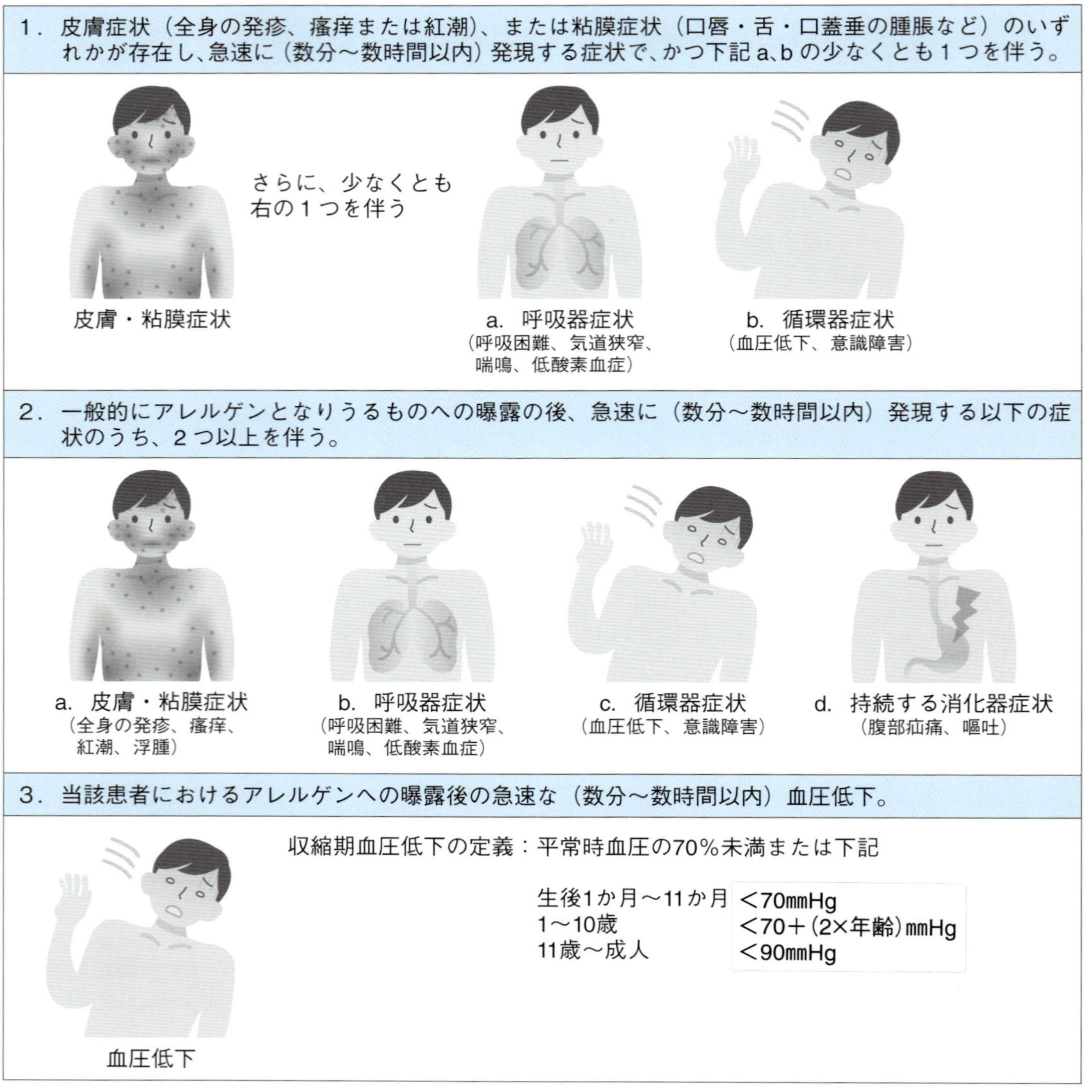

1. 皮膚症状（全身の発疹、瘙痒または紅潮）、または粘膜症状（口唇・舌・口蓋垂の腫脹など）のいずれかが存在し、急速に（数分～数時間以内）発現する症状で、かつ下記a、bの少なくとも1つを伴う。

皮膚・粘膜症状
さらに、少なくとも右の1つを伴う
a. 呼吸器症状（呼吸困難、気道狭窄、喘鳴、低酸素血症）
b. 循環器症状（血圧低下、意識障害）

2. 一般的にアレルゲンとなりうるものへの曝露の後、急速に（数分～数時間以内）発現する以下の症状のうち、2つ以上を伴う。

a. 皮膚・粘膜症状（全身の発疹、瘙痒、紅潮、浮腫）
b. 呼吸器症状（呼吸困難、気道狭窄、喘鳴、低酸素血症）
c. 循環器症状（血圧低下、意識障害）
d. 持続する消化器症状（腹部疝痛、嘔吐）

3. 当該患者におけるアレルゲンへの曝露後の急速な（数分～数時間以内）血圧低下。

収縮期血圧低下の定義：平常時血圧の70％未満または下記

生後1か月～11か月	<70mmHg
1～10歳	<70＋（2×年齢）mmHg
11歳～成人	<90mmHg

血圧低下

参考文献

1) Sampson HA, Muñoz-Furlong A, Campbell RL, et al. Second symposium on the definition and management of anaphylaxis：summary report Second National Institute of Allergy and Infectious Disease/Food Allergy and Anaphylaxis Network symposium. J Allergy Clin Immunol. 2006；117：391-7.（エビデンスレベルⅠ）
2) アナフィラキシーガイドライン. 日本アレルギー学会（監）. クニメディア, 東京, 2014.（エビデンスレ

第5章　職業性アナフィラキシー（ショック）

ベルⅠ）
3) Siracusa A, Folletti I, Gerth van Wijk R, te al. Occupational anaphylaxis--an EAACI task force consensus statement. Allergy. 2015；70：141-52.（エビデンスレベルⅠ）

Ⅳ. アナフィラキシーの疫学

CQ5-5　アナフィラキシーの発症率・有病率は？

Panel Consensus	推奨グレード	エビデンスレベル 海外	エビデンスレベル 日本
アナフィラキシーの頻度は0.1〜2.4％と報告されている	C1	Ⅳb	

解説

　アナフィラキシーの発症率は、一般認知度や診断精度の低さ、および研究デザインの違いなどの理由により、正確なものが存在しないが、日本において、アナフィラキシーの既往を有する児童生徒の割合は、小学生0.6％、中学生0.4％、高校生0.3％である[1]。米国では1.6％（95％CI：0.8〜2.4％）、ヨーロッパの10か国では0.3％（95％CI：0.1〜0.5％）と報告されている[2,3]。職業性アナフィラキシー全般に関する疫学調査の報告はない。

参考文献
1) 平成25年度文部科学省：学校生活における健康管理に関する調査.（エビデンスレベルⅣb）
2) Wood RA, Camargo CA Jr, Lieberman P, et al. Anaphylaxis in America：the prevalence and characteristics of anaphylaxis in the United States. J Allergy Clin Immunol. 2014；133：461-7.（エビデンスレベルⅠ）
3) Panesar SS, Javad S, de Silva D, et al. The epidemiology of anaphylaxis in Europe：a systematic review. Allergy. 2013；68：1353-61.（エビデンスレベルⅠ）

CQ5-6　アナフィラキシーによる死亡率と主な原因は？

Panel Consensus	推奨グレード	エビデンスレベル 海外	エビデンスレベル 日本	保険適用
わが国のアナフィラキシーによる死亡者は年間60人前後である。2大原因は医薬品（増加傾向）とハチ刺傷（減少傾向）である	C1	Ⅳb	Ⅳb	無

解説

　わが国の人口動態統計でのアナフィラキシーによる死亡者数は、年間50〜70人であり、ハチ刺傷による死亡が減少傾向、医療品による死亡が増加傾向にある。海外のアナフィラキシーによる年間死亡率は、米国0.00005〜0.002％[2-5]、英国0.00003％[6]、オーストラリア0.00005％[7]、ニュージーランド0.0001％[8]と報告されている。オーストラリアにおけるアナフィラキシーの死亡原因に関する調査では、薬物が58％（うち、38％は不確定）、昆虫刺傷が18％（不確定）、食物が6％、その他が5％、原因不明が13％であった。薬物による死亡が多い理由として、薬物使用が高齢者に多く、呼吸器・循環器疾患の合併者が多かったと考察されている[7]。

表5-3 わが国のアナフィラキシーによる死亡者数と主な原因[1]

西暦(年)	1995	1996	1997	1998	1999	2000	2001	2002	2003	2004	2005	2006	2007	2008	2009	2010	2011	2012	2013	2014
薬物	18	8	10	12	18	19	17	17	19	19	31	34	29	19	26	21	32	22	37	25
ハチ刺傷	31	33	30	31	27	34	26	23	24	18	26	20	19	15	13	20	16	22	24	14
食物	4	2	2	4	3	1	3	0	3	2	1	5	5	4	4	4	5	2	2	0
血清	1	0	0	1	0	1	0	0	1	0	1	1	1	0	1	0	0	0	1	1
不明	6	3	4	3	7	6	12	13	6	7	14	6	12	10	7	6	18	9	13	12
合計	60	46	46	51	55	61	58	63	53	46	73	66	66	48	51	51	71	55	77	52

参考文献

1) 厚生労働省：人口動態統計「死亡数, 性・死因(死因基本分類)別」.(エビデンスレベルⅣb)
2) Neugut AI, Ghatak AT, Miller RL. Anaphylaxis in the United States：an investigation into its epidemiology. Arch Intern Med. 2001；161：15-21.(エビデンスレベルⅣb)
3) Yocum MW, Khan DA. Assessment of patients who have experienced anaphylaxis：a 3-year survey. Mayo Clin Proc. 1994；69：16-23.(エビデンスレベルⅣb)
4) Yocum MW, Butterfield JH, Klein JS, et al. Epidemiology of anaphylaxis in Olmsted County：A population-based study. J Allergy Clin Immunol. 1999；104：452-6.(エビデンスレベルⅣb)
5) Simon MR, Mulla ZD. A population-based epidemiologic analysis of deaths from anaphylaxis in Florida. Allergy. 2008；63：1077-83.(エビデンスレベルⅣb)
6) Pumphrey R. Anaphylaxis：can we tell who is at risk of a fatal reaction? Curr Opin Allergy Clin Immunol. 2004；4：285-90.(エビデンスレベルⅣb)
7) Liew WK, Williamson E, Tang MLK. Anaphylaxis fatalities and admissions in Australia. J Allergy Clin Immunol. 2009；123：434-42.(エビデンスレベルⅣb)
8) Low I, Stables S. Anaphylactic deaths in Auckland, New Zealand：a review of coronial autopsies from 1985 to 2005. Pathology. 2006；38：328-32.(エビデンスレベルⅣb)

Ⅴ. アナフィラキシーの初期対応

CQ5-7　アナフィラキシーの初期対応は？

Panel Consensus	推奨グレード	エビデンスレベル 海外	エビデンスレベル 日本	保険適用
アドレナリンの筋注、酸素投与、補液投与が最も重要な初期対応の要である	A	I	/	有

解説

　アナフィラキシーは、種々のメカニズムによりマスト細胞と好塩基球から瞬時に遊離される化学伝達物質により急速に引き起こされる生命を脅かすほどのさまざまな全身性の反応であり、一般に急速に発現するほど重症度が高い。したがって、アナフィラキシーの徴候と症状を迅速に認識する

第5章　職業性アナフィラキシー(ショック)

ことが重要である。

アナフィラキシーの疑いがある場合は、アレルゲンと考えられる物質を除去して(例えば、医薬品を点滴注射中であればすぐに中止する)、下肢を挙上するとともに、即座にアドレナリン注射、酸素吸入、補液投与を開始する[1]。アドレナリンは、成人は0.3mg、小児0.01mg/kgを大腿部外側に筋注し、必要に応じて反復投与する。酸素は6〜8L/分をマスクで開始し、補液は1〜2Lの等張性輸液を全開で点滴投与する。

アドレナリンは気道閉塞や血圧低下を抑制することにより生命の危機的な状況を是正し、1〜23％の症例で2〜38時間後に生じる二相性反応を減じる可能性も報告されている[2]。ヒスタミンH_1受容体拮抗薬や$β_2$刺激薬の吸入、経口・静注ステロイド薬は第2選択薬である。

参考文献
1) アナフィラキシーガイドライン. 日本アレルギー学会(監). クニメディア, 東京, 2014.(エビデンスレベルⅠ)

図5-3　アナフィラキシーの初期対応[1]

1 バイタルサインの確認
循環、気道、呼吸、意識状態、皮膚、体重を評価する。

2 助けを呼ぶ
可能なら蘇生チーム(院内)または救急隊(地域)。

3 アドレナリンの筋肉注射
0.01mg/kg(最大量：成人0.5mg、小児0.3mg)、
必要に応じて5〜15分毎に再投与する。

4 患者を仰臥位にする
仰向けにして30cm程度足を高くする。
呼吸が苦しいときは少し上体を起こす。
嘔吐しているときは顔を横向きにする。
突然立ち上がったり座ったりした場合、数秒で急変することがある。

5 酸素投与
必要な場合、フェイスマスクか経鼻エアウェイで
高流量(6〜8L／分)の酸素投与を行う。

6 静脈ルートの確保
必要に応じて0.9％(等張／生理)食塩水を
5〜10分の間に成人なら5〜10mL/kg、
小児なら10mL/kg投与する。

7 心肺蘇生
必要に応じて胸部圧迫法で心肺蘇生を行う。

8 バイタル測定
頻回かつ定期的に患者の血圧、脈拍、呼吸状態、
酸素化を評価する。

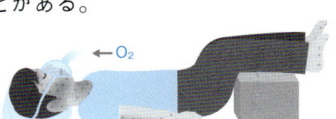

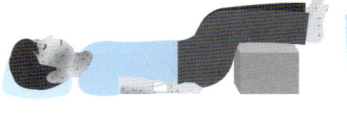

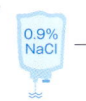

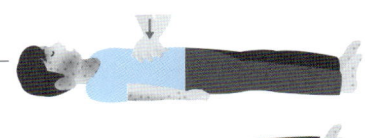

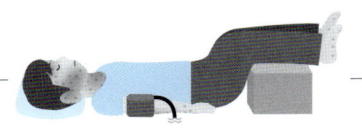

2) Ellis AK, Day JH. Incidence and characteristics of biphasic anaphylaxis: a prospective evaluation of 103 patients. Ann Allergy Asthma Immunol. 2007;98:64-9.(エビデンスレベルIVa)

VI. アナフィラキシーの原因物質

CQ5-8 職業性アナフィラキシーの原因にはどのようなものがあるか？

Panel Consensus	推奨グレード	エビデンスレベル 海外	エビデンスレベル 日本
職業性アナフィラキシーの原因には、食物、薬物、昆虫による刺咬傷、哺乳類やヘビによる咬傷、ラテックス（天然ゴム：NRL）、科学物資などがある	B	IVb	IVb

解説

一般的なアナフィラキシーの原因としては食物、薬物、昆虫による刺咬傷が多いが、職業性アナフィラキシーでは、これらに加えて哺乳類やヘビによる咬傷、ラテックス（天然ゴム：NRL）、化学物質などがある[1]。これらのアレルゲンは、吸入、皮膚接触（皮膚炎や皮膚外傷などの皮膚疾患を有する人）、偶発的な接種（針による傷など）、昆虫刺傷、職場の衛生手順が不十分な場合の手から口への伝播により体内に入る。職業性アナフィラキシーの代表はハチアレルギー（森林作業、庭師など）とラテックスアレルギー（医療従事者など）であるが、その他を表5-4に示す。

表5-4　ハチ毒アレルギーとラテックスアレルギー以外の原因による職業性アナフィラキシー[2~30]

分類	報告（文献）	アレルゲン	職種	感作の経路
食物	Jeebhay MF, et al.[2]	海産物	食品加工	経皮
	Willi R, et al.[3]	チコリの葉（食材）	料理人	経皮
	Vidal C, et al.[4]	トマト（PFAS）	大工	経皮
	Ebo DG, et al.[5]	コリアンダー	香辛料工場	経皮
	Vega de la Osada F, et al.[6]	パプリカ	香辛料・調味料販売	経皮
	Davidson AE, et al.[7]	ソバ	クレープ職人	経皮
薬剤	Tadokoro K, et al.[8]	セフォチアム（抗菌薬）	看護師	吸入
	Mizutani H, et al.[9]	セフォチアム（抗菌薬）	看護師	吸入
	Kim JE, et al.[10]	セフォチアム・ピペラシリン（抗菌薬）	看護師	経皮
	Rudzki E, et al.[11]	ペニシリン（抗菌薬）	看護師	吸入
	Sussman GL, et al.[12]	Psyllium（便秘治療薬）	看護師	経口
	Khalili B, et al.[13]	Psyllium（便秘治療薬）	看護師	経口
	Newman MJ, et al.[14]	サクシニルコリン（筋弛緩薬）	医師	経皮
	Bandino ML, et al.[15]	オオアワガエリ（免疫療法）	検査技師	注射
動物	Acero S, et al.[16]	*Rhipicephalus* sp.（ヤギ寄生ダニ）	ヤギ飼育	ダニ咬傷
	Kleine-Tebbe J, et al.[17]	*Argas reflexus*（ハト寄生ダニ）	ハト飼育・ビルメンテナンス作業	ダニ咬傷

第5章　職業性アナフィラキシー（ショック）

分　類	報　告（文献）	アレルゲン	職　種	感作の経路
動　物	Vega J, et al.[18]	*Thaumetopoea pityocampa*（毛虫）	森林作業・農業	刺虫
	Stevens WJ, et al.[19]	*Glossina morsitans*（ハエ）	研究補助員	咬傷
	Teasdale EL, et al.[20]	ラット・マウス	研究補助員	咬傷
	Hesford JD, et al.[21]	ラット	研究者	咬傷
	Rankin TJ, et al.[22]	ラット	実験助手	咬傷
	Torres JA, et al.[23]	ハムスター	研究補助員	咬傷
	Watt AD, et al.[24]	ウサギ	研究者	針刺し
	Acero S, et al.[25]	カルミン酸（エンジムシ成分）	スパイス取扱業者	経口
	de Medeiros CR, et al.[26]	ヘビ毒	爬虫類学者	咬傷
	Nishioka SA, et al.[27]	ヘビ毒	ヘビ飼育者	咬傷
その他	福冨ら[28]	加水分解コムギ（ヘアートリートメント）	美容師	経皮
	原田ら[29]	羊毛加水分解ケラチン（ヘアートリートメント）	美容師	経皮
	笛木ら[30]	食物依存性運動負荷（FDEIAn）	介護福祉士	経口

参考文献

1) Siracusa A, Folletti I, Gerth van Wijk R, et al. Occupational anaphylaxis--an EAACI task force consensus statement. Allergy. 2015；70：141-52.（エビデンスレベルⅣb）
2) Jeebhay MF, Robins TG, Lehrer SB, et al. Occupational seafood allergy：a review. Occup Environ Med. 2001；58：553-62.（エビデンスレベルⅤ）
3) Willi R, Pfab F, Huss-Marp J, et al. Contact anaphylaxis and protein contact dermatitis in a cook handling chicory leaves. Contact Dermatitis. 2009；60：226-7.（エビデンスレベルⅤ）
4) Vidal C, González-Quintela A, Rodriguez V, et al. Anaphylaxis to *Cyphomandra betacea Sendth*（tamarillo）in an obeche wood（*Triplochiton scleroxylon*）--allergic patient. Ann Allergy Asthma Immunol. 2006；96：870-3.（エビデンスレベルⅤ）
5) Ebo DG, Bridts CH, Mertens MH, et al. Coriander anaphylaxis in a spice grinder with undetected occupational allergy. Acta Clin Belg. 2006；61：152-6.（エビデンスレベルⅤ）
6) Vega de la Osada F, Esteve Krauel P, Alonso Lebrero E, et al. Sensitization to paprika：anaphylaxis after intake and rhinoconjunctivitis after contact through airways. Med Clin（Barc）. 1998；111：263-6.（エビデンスレベルⅤ）
7) Davidson AE, Passero MA, Settipane GA. Buckwheat-induced anaphylaxis：a case report. Ann Allergy. 1992；69：439-40.（エビデンスレベルⅤ）
8) Tadokoro K, Niimi N, Ohtoshi T, et al. Cefotiam-induced IgE-mediated occupational contact anaphylaxis of nurses；case reports, RAST analysis, and a review of the literature. Clin Exp Allergy. 1994；24：127-133.（エビデンスレベルⅤ）
9) Mizutani H, Ohyanagi S, Shimizu M. Anaphylaxis from cefotiam hexetil hydrochloride（CTM-HE）in an atopic nurse. Clin Exp Dermatol. 1996；21：246.（エビデンスレベルⅤ）
10) Kim JE, Kim SH, Choi GS, et al. Detection of specific IgE antibodies to cefotiam-HSA conjugate by ELISA in a nurse with occupational anaphylaxis. Allergy. 2010；65：791-2.（エビデンスレベルⅤ）
11) Rudzki E, Rebandel P. Occupational contact urticaria from penicillin. Contact Dermatitis. 1985；13：192.（エビデンスレベルⅤ）
12) Sussman GL, Dorian W. Psyllium anaphylaxis. Allergy Proc. 1990；11：241-2.（エビデンスレベルⅤ）

13) Khalili B, Bardana EJ Jr, Yunginger JW. Psyllium-associated anaphylaxis and death: a case report and review of the literature. Ann Allergy Asthma Immunol. 2003;91:579-84.(エビデンスレベルⅤ)
14) Newman MJ and Goel P. An anesthesiologist with an allergy to multiple neuromuscular blocking drugs: a new occupational hazard. Anesth Analg. 2010;110:601-2.(エビデンスレベルⅤ)
15) Bandino ML, Tankersley MS. Anaphylaxis in an allergy immunotherapy extract-compounding technician after an extract needle stick. J Allergy Clin Immunol. 2012;129:250-1.(エビデンスレベルⅤ)
16) Acero S, Blanco R, Bartolomé B. Anaphylaxis due to a tick bite. Allergy. 2003;58:824-5.(エビデンスレベルⅤ)
17) Kleine-Tebbe J, Heinatz A, Gräser I, et al. Bites of the European pigeon tick (*Argas reflexus*): Risk of IgE-mediated sensitizations and anaphylactic reactions. J Allergy Clin Immunol. 2006;17:190-5.(エビデンスレベルⅤ)
18) Vega J, Vega JM, Moneo I, et al. Occupational immunologic contact urticaria from pine processionary caterpillar (*Thaumetopoea pityocampa*): experience in 30 cases. Contact Dermatitis. 2004;50:60-4.(エビデンスレベルⅤ)
19) Stevens WJ, Van den Abbeele J, Bridts CH. Anaphylactic reaction after bites by *Glossina morsitans* (tsetse fly) in a laboratory worker. J Allergy Clin Immunol. 1996;98:700-1.(エビデンスレベルⅤ)
20) Teasdale EL, Davies GE, Slovak A. Anaphylaxis after bites by rodents. Br Med J (Clin Res Ed). 1983;286:1480.(エビデンスレベルⅤ)
21) Hesford JD, Platts-Mills TA, Edlich RF. Anaphylaxis after laboratory rat bite: an occupational hazard. J Emerg Med. 1995;13:765-8.(エビデンスレベルⅤ)
22) Rankin TJ, Hill RJ, Overton D. Anaphylactic reaction after a laboratory rat bite. Am J Emerg Med. 2007;25:985.(エビデンスレベルⅤ)
23) Torres JA, Pastor-Vargas C, de las Heras M, et al. An odorant-binding protein as a new allergen from Siberian hamster (*Phodopus sungorus*). Int Arch Allergy Immunol. 2012;157:109-12.(エビデンスレベルⅤ).
24) Watt AD, McSharry CP. Laboratory animal allergy: anaphylaxis from a needle injury. Occup Environ Med. 1996;53:573-4.(エビデンスレベルⅤ)
25) Acero S, Tabar AI, Alvarez MJ, et al. Occupational asthma and food allergy due to carmine. Allergy. 1998;53:897-901.(エビデンスレベルⅤ)
26) de Medeiros CR, Barbaro KC, de Siqueira Franc a FO, et al. Anaphylactic reaction secondary to *Bothrops* snakebite. Allergy. 2008;63:242-3.(エビデンスレベルⅤ)
27) Nishioka SA, Silveira PV, Peixoto-Filho et al. Occupational injuries with captive lance-headed vipers (*Bothrops moojeni*): experience from a snake farm in Brazil. Trop Med Int Health. 2000;5:507-10.(エビデンスレベルⅤ)
28) 福冨 友馬, 谷口 正実, 前田 裕二, ほか. ヘアートリートメント液中の加水分解コムギに対する職業性経気道的感作が発症原因と思われた小麦依存性運動誘発アナフィラキシーの美容師の1例. 日職業・環境アレルギー会誌. 2009;17:41.(エビデンスレベルⅤ)
29) 原田 晋, 佐々木和実, 三瀬美也子, ほか. 美容師に生じた, ヘアトリートメント製剤中の羊毛加水分解ケラチンによるアナフィラキシーの1例. 皮膚科の臨床. 2014;56:71-5.(エビデンスレベルⅤ)
30) 笛木 真, 笛木直人, 牧野荘平. 介護老人福祉施設での介護業務中に起きたアナフィラキシーの1例. 日職業・環境アレルギー会誌. 2004;11:29-32.(エビデンスレベルⅤ)

第5章　職業性アナフィラキシー（ショック）

Ⅶ. アナフィラキシーの予防

CQ5-9　職業性アナフィラキシーの予防は？

Panel Consensus	推奨グレード	エビデンスレベル 海外	エビデンスレベル 日本	保険適用
職業性アナフィラキシーの一次・二次予防の基本はアレルゲンとなり得る物資への曝露軽減と労働者自身のリスク軽減であり、三次予防はアレルゲンの確定とその除去である	A	I	/	無

解説

　一次予防として、職場でアレルゲンになりうる物質に曝露されている人においては、それらへの感作を最小限にとどめるために曝露を回避・軽減する対策をとる。例えば、天然ゴムラテックスを主原料とする手袋の代替としての合成ゴムラテックス（ポリイソプレン、ニトリルなど）の使用、換気システムの性能強化、ロボットの使用などである[1]。また、その人自身の要因（コントロール不良の喘息や心血管疾患など）についても考慮する。二次予防としては、高リスクを有する労働者の健康に関するアンケート調査やアレルギー学的検査を実施する。製造業では、製品ラベルからアレルギー誘発成分を読み取り、リスクを認識するための安全教育と訓練を実施する。これらによりアレルギー反応の初期徴候を把握できれば、アナフィラキシー発症への予防策となる[2]。三次予防は、原因アレルゲンの確定とその完全除去につきる。

参考文献

1) Liss GM, Tarlo SM. Natural rubber latex-related occupational asthma: association with interventions and glove changes over time. Am J Ind Med. 2001；40：347-53.（エビデンスレベルⅠ）
2) Robson LS, Stephenson CM, Schulte PA, et al. A systematic review of the effectiveness of occupational health and safety training. Scand J Work Environ Health. 2012；38：193-208.（エビデンスレベルⅠ）

Ⅷ. ハチ刺傷によるアナフィラキシー

CQ5-10　ハチ刺傷によるアナフィラキシーはどのような職業に起こりやすいか？

Panel Consensus	推奨グレード	エビデンスレベル 海外	エビデンスレベル 日本
林業、養蜂業、農業、造園業などに多く、ハチ刺傷時の数％〜10％前後でアナフィラキシーが起こる	A	I	I

解説

　昆虫に刺された場合、成人の3％、小児の1％にアナフィラキシーが起こり[1,2]、初めての刺虫エピソードでも生じ得るとされる[3]。

わが国における刺虫によるアナフィラキシーの大半はハチ刺傷によるものであり、林業、養蜂業、農業、造園業などの作業中に起こることが多い。報告の多い林業従事者については、1987年に営林署が全国22営林局の職員40,382人について実施した調査では、67.5％の職員がハチ刺傷を経験しており、そのうち11.1％でショック症状が起こっている[4]。ハチ刺傷時の局所反応が強い場合は再刺傷の10～20％で全身症状が出現するとされ[5,6]、短期間に2回刺されるとアナフィラキシーを生じやすいとも報告されている[7]。刺傷の原因となるハチの種類は、アシナガバチ（73％）、スズメバチ（17％）、ミツバチ（1％）である[8,9]。

参考文献

1) Golden DB, Marsh DG, Kagey-Sobotka A, et al. Epidemiology of insect venom sensitivity. JAMA. 1989；262：240-4.（エビデンスレベルⅣb）
2) Golden DB. Insect sting allergy and venom immunotherapy：a model and a mystery. J Allergy Clin Immunol. 2005；115：439-47.（エビデンスレベルⅣb）
3) Barnard JH. Studies of 400 Hymenoptera sting deaths in the United States. J Allergy Clin Immunol. 1973；52：259-64.（エビデンスレベルⅣb）
4) 松浦　誠. 蜂の生態と蜂毒. 皮膚. 1990；32：1-5.（エビデンスレベルⅠ）
5) Graft DF, Schuberth KC, Kagey-Sobotka A, et al. A prospective study of the natural history of large local reactions after Hymenoptera stings in children. J Pediatr. 1984；104：664-8.（エビデンスレベルⅣa）
6) Mauriello PM, Barde SH, Georgitis JW, et al. Natural history of large local reactions from stinging insects. J Allergy Clin Immunol. 1984；74（4 Pt 1）：494-8.（エビデンスレベルⅣa）
7) Pucci S, Antonicelli L, Bilò MB, et al. Shortness of interval between two stings as risk factor for developing Hymenoptera venom allergy. Allergy. 1994；49：894-6.（エビデンスレベルⅣb）
8) 生井聖一郎, 牧野荘平. 栃木県下における野生ハチ過敏の疫学的ならびに免疫学的検査. アレルギー. 1984；33：344-56.（エビデンスレベルⅣb）
9) 生井聖一郎, 牧野荘平. 昆虫アレルギー2：野生ハチアレルギーの頻度と実状. アレルギーの臨床. 1988；88：21-6.（エビデンスレベルⅣb）

CQ5-11　ハチアレルギーはどのように診断するのか？

Panel Consensus	推奨グレード	エビデンスレベル 海外	エビデンスレベル 日本	保険適用
ハチ毒特異的IgE抗体でスクリーニングを実施するが特異度に乏しく、診断には病歴が最も重要である	B	Ⅰ	Ⅳb	有

解説

　皮内テストが最も感度が高いが[1-5]、わが国では市販されていないため、公益財団法人日本アレルギー協会を介した抗原の輸入が必要である。
　一般臨床では、ハチ毒特異的IgE抗体の測定を実施するが、刺傷があった場合に発症がなくても数年間は結果が陽性となり、また、測定結果とハチ刺傷時の重症度は相関しないことなどから、診断には病歴の聴取が最も重要である[6,7]。

参考文献

1) Moffitt JE, Golden DB, Reisman RE, et al. Stinging insect hypersensitivity：a practice parameter

第5章　職業性アナフィラキシー（ショック）

update. J Allergy Clin Immunol. 2004；114：869-86.（エビデンスレベルⅠ）
2) Aalberse RC, Koshte V, Clemens JG. Immunoglobulin E antibodies that cross react with vegetable foods, pollen, and Hymenoptera venom. J Allergy Clin Immunol. 1981；68：356-64.（エビデンスレベルⅣb）
3) Goldberg A, Confino-Cohen R. Timing of venom skin tests and IgE determinations after insect sting anaphylaxis. J Allergy Clin Immunol. 1997；100：182-4.（エビデンスレベルⅣb）
4) Hamilton RG. Diagnostic methods for insect sting allergy. Curr Opin Allergy Clin Immunol. 2004；4：297-306.（エビデンスレベルⅠ）
5) Hamilton RG. Responsibility for quality IgE antibody results rests ultimately with the referring physician. Ann Allergy Asthma Immunol. 2001；86：353-4.（エビデンスレベルⅠ）
6) Golden DB. Insect sting allergy and venom immunotherapy：a model and a mystery. J Allergy Clin Immunol. 2005；115：439-47.（エビデンスレベルⅣb）
7) Golden DB, Marsh DG, Freidhoff LR, et al. Natural history of Hymenoptera venom sensitivity in adults. J Allergy Clin Immunol. 1997；100：760-6.（エビデンスレベルⅣa）

CQ5-12　ハチによるアナフィラキシーの予防で最も優先すべきことは？

Panel Consensus	推奨グレード	エビデンスレベル 海外	エビデンスレベル 日本	保険適用
ハチによるアナフィラキシーの予防は、環境整備によるハチ刺傷の回避である	A	Ⅰ	Ⅰ	無

解説

ハチ刺傷を避けることを最も優先すべきである。

一般的にハチ刺傷を避ける方法について、ハチは自己防衛のため恐怖を感じたときに刺す[1]ということを自覚した上で、次のように提唱されている[2,3]。

①ハチの巣に近づかない。
②家屋内に営巣させないために穴を塞ぐ。
③肌に密着する衣類を着、服の下にハチが入らないようにする。
④白っぽい服を着る。
⑤花模様のある服や黒い服を避ける。
⑥芳香のある化粧品を避ける。
⑦戸外で甘味物を食べない。
⑧自動車の窓を開けたままにしない。
⑨洗濯物や布団を取り込むときにハチを紛れ込ませないようにする。
⑩不必要なときに藪の中に入らない。
⑪見張り役のハチを見かけたら巣が近いことを知る。
⑫巣を追い払う（殺虫剤やスプレーなどを含む）行動は興奮を招くので決して行わない。
⑬巣を見かけた場合は顔を下向き加減に静止してハチが去ってから静かに退避する。

参考文献

1) Bonifazi F, Jutel M, Biló BM, et al. EAACI Interest Group on Insect Venom Hypersensitivity.

Prevention and treatment of hymenoptera venom allergy：guidelines for clinical practice. Allergy. 2005；60：1459-70.(エビデンスレベルⅠ)
2) Ruëff F, Chatelain R, Przybilla B. Management of occupational Hymenoptera allergy. Curr Opin Allergy Clin Immunol. 2011；11：69-74.(エビデンスレベルⅠ)
3) 平田博国, 林ゆめ子, 福田　健. 従業者の疫学調査. 2-5 蜂アレルギーの疫学調査と対応. 職業アレルギー. 中村晋, 荒記俊一(編). pp252-9. 永井書店, 東京, 2011.(エビデンスレベルⅠ)

CQ5-13 ハチによるアナフィラキシーにおいて就業前に従業員のアトピー素因の有無を検査することは有効か？

Panel Consensus	推奨グレード	エビデンスレベル 海外	エビデンスレベル 日本	保険適用
アレルギー疾患既往歴が多いほど蜂刺傷による全身症状の出現頻度が高くアナフィラキシーのリスクも高いので注意が必要である	C1	Ⅳb	/	無

解説

　トルコの養蜂業者の質問票調査(7都市1,250人に配布し494人から回収、回収率39.6％)では、アレルギー性鼻炎、食物アレルギー、湿疹、喘息などの既往歴が1つある場合は3倍、2つ以上ある場合は11倍、ハチ刺傷による全身症状の出現頻度が高く、アナフィラキシーのリスクも高いので特に注意が必要である。喫煙の有無は関係なかった[1]。β遮断薬を使用しているとより重篤になる危険性がある[2]。

参考文献
1) Celikel S, Karakaya G, Yurtsever N, et al. Bee and bee products allergy in Turkish beekeepers：determination of risk factors for systemic reactions. Allergol Immunopathol (Madr). 2006；34：180-4.(エビデンスレベルⅣb)
2) Jacobs RL, Rake GW Jr, Fournier DC, et al. Potentiared anaphylaxis in patients with drug-induced beta-adrenergic blockade. J Allergy Clin Immunol. 1981；68：125-7.(エビデンスレベルⅣb)

CQ5-14 ハチによるアナフィラキシーにおいてアドレナリン自己注射薬携帯は有効か？

Panel Consensus	推奨グレード	エビデンスレベル 海外	エビデンスレベル 日本	保険適用
アドレナリン自己注射薬(エピペン®)の携帯は有効である	A	Ⅰ	Ⅰ	有

解説

　ハチに刺されたら速やかに、アドレナリン自己注射薬(エピペン®)を使用する[1~4]。そして、早急に近隣の医療機関に搬送することが重要である[3]。30分以上経過すると致命的になる場合が多い[4]。ハチ刺傷を契機に特異的IgE抗体を産生し、その後の再刺傷により、アレルギー反応、アナフィラキシーを起こす。しかし、初回の刺傷でIgEを介さない重篤なアナフィラキシー反応が生じることもある[3,4]。また、ハチ刺傷の既往があり、次回刺傷時にアナフィラキシーショックを起こす危

第5章 職業性アナフィラキシー（ショック）

険の高い者に対しては、抗原特異的免疫療法が適用となる[3〜6]。

参考文献

1) Bonifazi F, Jutel M, Biló BM, et al. EAACI Interest Group on Insect Venom Hypersensitivity. Prevention and treatment of hymenoptera venom allergy : guidelines for clinical practice. Allergy. 2005 ; 60 : 1459-70.（エビデンスレベルⅠ）
2) Ruëff F, Chatelain R, Przybilla B. Management of occupational Hymenoptera allergy. Curr Opin Allergy Clin Immunol. 2011 ; 11 : 69-74.（エビデンスレベルⅠ）
3) 平田博国, 林ゆめ子, 福田 健. 従業者の疫学調査. 2-5 蜂アレルギーの疫学調査と対応. 職業アレルギー. 中村 晋, 荒記俊一（編）. pp252-9, 永井書店, 東京, 2011.（エビデンスレベルⅠ）
4) 谷口裕子, 大滝倫子. 特集：アナフィラキシー 2. ハチとアナフィラキシー. 皮膚アレルギーフロンティア. 2007 ; 5 : 139-44.（エビデンスレベルⅠ）
5) 平田博国, 林ゆめ子, 渡部峰明, ほか. 典型的アレルギー疾患における免疫療法－ハチアレルギー－. 喘息. 2011 ; 24 : 28-35.（エビデンスレベルⅣb）
6) Münstedt K, Wrobel D, Kalder M. Efficacy of venom immunotherapy in beekeepers. J Investig Allergol Clin Immunol. 2010 ; 20 : 58-62.（エビデンスレベルⅣb）

CQ5-15 ハチアレルギーの抗原特異的免疫療法は有用か？

Panel Consensus	推奨グレード	エビデンスレベル 海外	エビデンスレベル 日本	保険適用
ハチアナフィラキシーに対する抗原特異的免疫療法は有効性が高く実施が望ましいがわが国では保険適用がない	B	Ⅱ	Ⅳb	無

解説

　ハチの抗原特異的免疫療法の効果は90〜98％と高率であり[1〜7]、5年以上の維持療法の後に中止した場合の再刺傷による全身反応は10％以下に留まるとされる[8〜13]。ただし、わが国では未だ保険適用が認められていない。

参考文献

1) 国有林野事業安全管理研究会編. 蜂刺されの予防と治療（初版）. 東京. 林業木材製造業労働災害防止協会. 1996.（エビデンスレベルⅣb）
2) Hunt KJ, Valentine MD, Sobotka AK, et al. A controlled trial of immunotherapy in insect hypersensitivity. N Engl J Med. 1978 ; 299 : 157-61.（エビデンスレベルⅡ）
3) Muller U, Thurnheer U, Patrizzi R, et al. Immunotherapy in bee sting hypersensitivity. Bee venom versus whole body extract. Allergy. 1979 ; 34 : 369-78.（エビデンスレベルⅣb）
4) Nataf P, Guinnepain MT, Herman D. Rush venom immunotherapy : a 3-day program for hymenoptera sting allergy. Clin Allergy. 1984 ; 14 : 269-75.（エビデンスレベルⅣb）
5) Bernstein JA, Kagen SL, Bernstein DI, et al. Rapid venom immunotherapy is safe for routine use in the treatment of patients with Hymenoptera anaphylaxis. Ann Allergy. 1994 ; 73 : 423-8.（エビデンスレベルⅣb）
6) 平田博国, 湯川龍雄, 山田吾郎, ほか. ハチアレルギー患者における急速減感作療法（Rush Immunotherapy；RIT）の臨床的効果. アレルギー. 1999 ; 48 : 1331-6.（エビデンスレベルⅣb）
7) Hirata H, Asakura T, Arima M, et al. Efficacy and safety of rush immunotherapy in patients with Hymenoptera allergy in Japan. Asian Pac J Allergy Immunol. 2003 ; 21 : 89-94.（エビデンスレベルⅣb）

8) Graft DF, Schuberth KC, Kagey-Sobotka A, et al. A prospective study of the natural history of large local reactions after Hymenoptera stings in children. J Pediatr. 1984；104：664-8.(エビデンスレベルⅣa)
9) Mauriello PM, Barde SH, Georgitis JW, et al. Natural history of large local reactions from stinging insects. J Allergy Clin Immunol. 1984；74(4 Pt 1)：494-8.(エビデンスレベルⅣa)
10) Bonifazi F, Jutel M, Biló BM, et al. EAACI Interest Group on Insect Venom Hypersensitivity. Prevention and treatment of hymenoptera venom allergy：guidelines for clinical practice. Allergy. 2005；60：1459-70.(エビデンスレベルⅠ)
11) Golden DB, Kwiterovich KA, Kagey-Sobotka A, et al. Discontinuing venom immunotherapy：outcome after five years. J Allergy Clin Immunol. 1996；97：579-87.(エビデンスレベルⅣb)
12) Golden DB, Kagey-Sobotka A, Norman PS, et al. Outcomes of allergy to insect stings in children, with and without venom immunotherapy. N Engl J Med. 2004；351：668-74.(エビデンスレベルⅢ)
13) Valentine MD, Schuberth KC, Kagey-Sobotka A, et al. The value of immunotherapy with venom in children with allergy to insect stings. N Engl J Med. 1990；323：1601-3.(エビデンスレベルⅣb)

Ⅸ. ラテックスによるアナフィラキシー

CQ5-16　ラテックスアレルギーはどのような職業に起こりやすいか？

Panel Consensus	推奨グレード	エビデンスレベル 海外	エビデンスレベル 日本
ラテックスアレルギーが生じやすい職業は医療従事者とラテックスの製造業者である	A	Ⅰ	Ⅰ

解説

　ラテックスアレルギーは、天然ゴムの原料であるゴムの木(学名：*Hevea brasiliensis*、トウダイグサ科)から得られるタンパク質成分に対するIgE依存性反応によって生じる。
　原因となるラテックス製品は、医療用具では、ゴム手袋、輸液セット、歯科用ラバーダム、カテーテル、日用品では、ゴム風船、ゴム手袋、下着のゴムなどである。
　最も重要な原因であるゴム手袋への曝露回数が多い職業は、医療従事者、食品取扱者、レストラン労働者、美容師、建設労働者、グリーンハウス労働者、庭師、画家、斎場労働者、警官、消防士、救急救命士、介護福祉士などである。
　職業曝露による感作率は、医療従事者(3～17％)、ゴム製品工場の労働者(11％)と報告されている[1~4]。なお、一般集団におけるラテックスへの感作率は1990年代中頃に、3～9.5％と推定されたが、ラテックス回避が促進された国では、2006年までに1％に減少した[5~8]。

参考文献
1) 松永佳世子, 矢上晶子. ラテックスアレルギー安全対策ガイドライン. 日ラテックスアレルギー研会誌. 2006；10：32-40.(エビデンスレベルⅠ)
2) 加野尚生, 矢上晶子, 鈴木加余子, ほか. 一大学病院の全医療従事者を対象としたラテックスアレルギーについての意識・実態調査. アレルギー. 2004；53：659-68.(エビデンスレベルⅣb)
3) Sussman GL, Beeshold D. Allergy to latex rubber. Annals of Internal Medicine. 1995；122：43-6. (エビデンスレベルⅠ)
4) Tarlo SM, Wong L, Roos J et al. Occupational asthma caused by latex in a surgical glove

第5章　職業性アナフィラキシー（ショック）

manufacturing plant. J Allergy Clin Immunol. 1990；35：626-31.(エビデンスレベルⅣb)
5) Sussman GL, Tarlo S, Dolovich J. The spectrum of IgE-mediated responses to latex. JAMA. 1991；265：2844-7.(エビデンスレベルⅣb)
6) Ownby DR, Ownby HE, McCullough J, et al. The prevalence of anti-latex IgE antibodies in 1000 volunteer blood donors. J Allergy Clin Immunol. 1996；97：1188-92.(エビデンスレベルⅣb)
7) Lebenbom-Mansour MH, Oesterle JR, Ownby DR, et al. The incidence of latex sensitivity in ambulatory surgical patients：a correlation of historical factors with positive serum immunoglobulin E levels. Anesth Analg. 1997；85：44-9.(エビデンスレベルⅣb)
8) Mari A, Scala E, D'Ambrosio C, et al. Latex allergy within a cohort of not-at-risk subjects with respiratory symptoms：prevalence of latex sensitization and assessment of diagnostic tools. Int Arch Allergy Immunol. 2007；143：135-43.(エビデンスレベルⅣa)

CQ5-17　ラテックスアレルギーの診断に特異的IgE抗体は有用か？

Panel Consensus	推奨グレード	エビデンスレベル 海外	エビデンスレベル 日本	保険適用
ラテックス特異的IgE抗体は診断に向けたスクリーニング検査として重要であるが感度は100％ではない	B	I	/	有

解説

ラテックスアレルギーはすべてIgE依存性の反応によって生じるため、特異的IgE抗体価の測定は診断に有用であるが、その感度は50～100％と報告によって異なる。同抗体価が低値の場合でも臨床的に疑わしい場合はラテックスアレルギーを否定できない[1]。

参考文献

1) Hamilton RG, Peterson EL, Ownby DR. Clinical and laboratory-based methods in the diagnosis of natural rubber latex allergy. J Allergy Clin Immunol. 2002；110：S47-56.(エビデンスレベルⅠ)

CQ5-18　ラテックスアレルギーの診断にプリックテストは有用か？

Panel Consensus	推奨グレード	エビデンスレベル 海外	エビデンスレベル 日本	保険適用
臨床的にラテックスアレルギーが疑われ、特異的IgE抗体が陰性の症例には試みるべき検査である	B	I	/	有

解説

標準化された試薬が存在せず、それぞれの専門医が独自に作成している試薬で実施されている現状であるが、臨床的にラテックスアレルギーが疑われ、かつ特異的IgE抗体が陰性の症例にはプリックテストが有用と考えられる[1]。

参考文献

1) Lieberman P, Nicklas RA, Oppenheimer J, et al. The diagnosis and management of anaphylaxis practice parameter：2010 update. J Allergy Clin Immunol. 2010；126：477-80.(エビデンスレベルⅠ)

CQ5-19 ラテックスによるアナフィラキシーの予防策は？

Panel Consensus	推奨グレード	エビデンスレベル 海外	エビデンスレベル 日本	保険適用
ラテックスアレルギー歴を有する者に対するすべての医療行為に際してラテックス含有物質の完全除去を実施する	B	I	/	無

解説

　ラテックスアレルギー歴を有する者に対するすべての医療行為に際しては、ラテックス含有物質の完全除去を実施する。

　ラテックスを含有する医療用製品(アンブーバッグ、医療用接着テープ、医療用手袋、各種カテーテルと固定ツール、気管挿管チューブ、吸引チューブ、外科手術用ドレーンセット、血圧計カフ、コンドーム、心電図電極用パッド、注射シリンジ、聴診器、点滴セット、麻酔用バッグと回路など)に対して、非含有の代替品を準備する必要がある[1]。

参考文献
1) Lieberman P, Nicklas RA, Oppenheimer J, et al. The diagnosis and management of anaphylaxis practice parameter: 2010 update. J Allergy Clin Immunol. 2010;126:477-80.(エビデンスレベルI)

X. ハチ毒やラテックス以外の原因による職業性アナフィラキシー

CQ5-20 食物による職業性アナフィラキシーにはどのようなものがあるか？

Panel Consensus	推奨グレード	エビデンスレベル 海外	エビデンスレベル 日本	保険適用
食物による職業性アナフィラキシーの報告は少ないが、職場で食物に感作された人が職場とは無関係な状況下でアナフィラキシー反応を示す場合は認識されない可能性がある	B	V	/	無

解説

　食物アレルギーの最も重篤な症状がアナフィラキシーであるが、職業性曝露による症状は、接触性皮膚炎、蕁麻疹、呼吸器症状にとどまることが多く、食物による職業性アナフィラキシーの報告は少ない。例えば、海産物加工への従事者における職場での喘息発作や接触性皮膚炎の発症率は各々7～36％、3～11％[1]にも達するが、職業性アナフィラキシーの報告はわずかである。これは、職場における食物への主な曝露の経路が吸入や経皮吸収によるものであり、経口摂取ではないためかもしれない。パン製造業の喘息発作や調理師の接触性蕁麻疹がその代表である。一方、職場で感作された食物アレルゲンの多くは通常の食生活で経口摂取することがあり、感作食物によるアナフィラキシーが職場以外で起こった場合には職業関連と認識されないことが理由と考えられる。

第5章 職業性アナフィラキシー（ショック）

参考文献
1) Jeebhay MF, Robins TG, Lehrer SB, et al. Occupational seafood allergy：a review. Occup Environ Med. 2001；58：553-62.（エビデンスレベルⅤ）

CQ5-21 薬物による職業性アナフィラキシーにはどのようなものがあるか？

Panel Consensus	推奨グレード	エビデンスレベル 海外	エビデンスレベル 日本	保険適用
薬物による職業性アナフィラキシーは吸入や経皮的接触による感作が多く、リスクが高い職業は、看護師、薬剤師、製薬業である	B	Ⅳb	Ⅴ	無

解説

　薬物による職業性アナフィラキシーは、薬物の吸入や経皮的接触による感作が多い。感作リスクが高い職業は、看護師、薬剤師、製薬業であるが、感作率は薬物の種類により、また生体側の条件により異なる。β-ラクタム系抗菌薬はアレルギーを起こしやすい薬剤として知られるが、看護師の2.6％が同薬に感作されており、皮膚アレルギーを有する群においては感作率が6.9％にも達することが報告されている[1]。他の報告では、ペニシリン系への感作率はアレルギー疾患を持たない看護師においても12％に及ぶとされる[2]。生体側の因子に関しては、アトピー性皮膚炎で経皮感作が起こりやすいなど感作経路の因子に加えて、遺伝子多型による薬物のIgE感作への影響も報告されている[3]。職場で薬物に感作されたことに気づかない者が、職場以外で自身が患者として当該薬剤を服用してアナフィラキシーを起こすことはめずらしくない。前述のごとくβ-ラクタム系抗菌薬は最も感作率の高い薬剤であり、看護師の同薬によるアナフィラキシーの報告がいくつか見られる。Tadokoroらは、職場で扱ったセフォチアムによりアナフィラキシーを起こした看護師8人に関する報告の中で、5人が皮膚炎を患っていたことを明らかにしている[4]。

参考文献
1) Choi IS, Han ER, Lim SW, et al. Beta-lactam antibiotic sensitization and its relationship to allergic diseases in tertiary hospital nurses. Allergy Asthma Immunol Res. 2010；2：114-22.（エビデンスレベルⅣb）
2) Cetinkaya F, Ozturk AO, Kutluk G, et al. Penicillin sensitivity among hospital nurses without a history of penicillin allergy. J Adv Nurs. 2007；58：126-9.（エビデンスレベルⅣb）
3) Nam YH, Kim JE, Kim SH, et al. Identifying genetic susceptibility to sensitization to cephalosporins in health care workers. J Korean Med Sci. 2012；27：1292-9.（エビデンスレベルⅣb）
4) Tadokoro K, Niimi N, Ohtoshi T, et al. Cefotiam-induced IgE-mediated occupational contact anaphylaxis of nurses；case reports, RAST analysis, and a review of the literature. Clin Exp Allergy. 1994；24：127-33.（エビデンスレベルⅤ）

CQ5-22 動物による職業性アナフィラキシーにはどのようなものがあるか？

Panel Consensus	推奨グレード	エビデンスレベル 海外	エビデンスレベル 日本	保険適用
動物飼育関連のダニ咬傷によるアナフィラキシーのほか、森林作業や農業従事者における毛虫、基礎医学の実験従事者における蚊、ハエ、哺乳動物などの咬傷によるアナフィラキシーがある	B	Ⅳb	/	無

解説

　動物飼育にかかわる職業では、動物に寄生したダニに咬まれる機会が多いため、ダニによるアナフィラキシーが起こることがある[1]。また、動物飼育とは直接的な関連がなくとも、職場環境中で動物への接触が多い場合にも同様のエピソードが起こり得る。一例として、ビルのメンテナンス作業員がハトに度々接触することにより、それに寄生しているダニに感作されて起こるアナフィラキシーの報告がある[2]。ダニ以外の節足動物による職業性アナフィラキシーとして、森林作業や農業従事者に起こる毛虫によるものや基礎医学の実験に従事する者が蚊やハエを扱うことにより生じるアナフィラキシーの報告がある[3]。哺乳動物による職業性アナフィラキシーもそのほとんどが研究・実験の場で起こる。ラット、マウス、ハムスターに噛まれることによるものが多いが[4-7]、中には、動物実験に使用した注射針を誤って刺してしまうことによるアナフィラキシーの報告もある[8]。

参考文献

1) Acero S, Blanco R, Bartolomé B. Anaphylaxis due to a tick bite. Allergy. 2003；58：824-5.(エビデンスレベルⅣb)
2) Kleine-Tebbe J, Heinatz A, Gräser I, et al. Bites of the European pigeon tick (*Argas reflexus*)：Risk of IgE-mediated sensitizations and anaphylactic reactions. J Allergy Clin Immunol. 2006；17：190-5.(エビデンスレベルⅣb)
3) Stevens WJ, Van den Abbeele J, Bridts CH. Anaphylactic reaction after bites by *Glossina morsitans*(tsetse fly) in a laboratory worker. J Allergy Clin Immunol. 1996；98：700-1.(エビデンスレベルⅣb)
4) Teasdale EL, Davies GE, Slovak A. Anaphylaxis after bites by rodents. Br Med J (Clin Res Ed). 1983；286：1480.(エビデンスレベルⅣb)
5) Hesford JD, Platts-Mills TA, Edlich RF. Anaphylaxis after laboratory rat bite：an occupational hazard. J Emerg Med. 1995；3：765-8.(エビデンスレベルⅣb)
6) Rankin TJ, Hill RJ, Overton D. Anaphylactic reaction after a laboratory rat bite. Am J Emerg Med. 2007；25：985.(エビデンスレベルⅣb).
7) Torres JA, Pastor-Vargas C, de las Heras M, et al. An odorant-binding protein as a new allergen from Siberian hamster(*Phodopus sungorus*). Int Arch Allergy Immunol. 2012；157：109-12.(エビデンスレベルⅤ)
8) Watt AD, McSharry CP. Laboratory animal allergy：anaphylaxis from a needle injury. Occup Environ Med. 1996；53：573-4.(エビデンスレベルⅣb)

第5章　職業性アナフィラキシー（ショック）

CQ5-23　ヘビ毒による職業性アナフィラキシーはあるのか？

Panel Consensus	推奨グレード	エビデンスレベル 海外	エビデンスレベル 日本	保険適用
毒ヘビを扱う職業に従事する人では、咬傷のみならず乾燥した状態のヘビ毒に触れたり吸入することで感作が成立する	B	Ⅳb	/	無

解説

爬虫類学者やヘビ飼育施設で働く人は、ヘビ毒を扱ったりヘビに噛まれたりすることによるアナフィラキシーのリスクがある。実際、ヘビに噛まれたことによる死亡原因として、ヘビ毒自体の毒性によるものとは別にアナフィラキシー反応による死亡が過小評価されている可能性がある。毒ヘビを扱う職業に従事する人では、ヘビ毒への特異的IgE抗体が高頻度で検出されたとの調査結果があり[1]、実際にアナフィラキシーの事例が報告されている。咬傷のみならず乾燥した状態のヘビ毒に触れたり吸入することで感作が成立するとされる。

参考文献

1) de Medeiros CR, Barbaro KC, Lira MS, et al. Predictors of *Bothrops jararaca* venom allergy in snake handlers and snake venom handlers. Toxicon. 2008；51：672-80.（エビデンスレベルⅣb）

CQ5-24　その他の職業性アナフィラキシーにはどのようなものがあるのか？

Panel Consensus	推奨グレード	エビデンスレベル 海外	エビデンスレベル 日本	保険適用
頻度の違いはあるものの、あらゆる職場環境で職業性アナフィラキシーは起こり得る	B	Ⅳb	/	無

解説

美容師が扱うヘアートリートメントに含まれる加水分解コムギや加水分解ケラチンによるアナフィラキシー、労作を強いられる介護職における食物依存性運動誘発アナフィラキシー、クロルヘキシジン含有の消毒薬による医療従事者のアナフィラキシー[1]、溶接工、電気製品工場作業員、陶芸家における金属アナフィラキシー[2~4]などの報告がある。

参考文献

1) de Medeiros CR, Wittczak T, Dudek W, Walusiak-Skorupa J, et al. Chlorhexidine--still an underestimated allergic hazard for health care professionals. Occup Med (Lond). 2013；63：301-5.（エビデンスレベルⅣb）
2) Moller DR, Brooks SM, Bernstein DI, et al. Delayed anaphylactoid reaction in a worker exposed to chromium. J Allergy Cli Immunol. 1986；77：451-6.（エビデンスレベルⅤ）
3) Bergman A, Svedberg U, Nilsson E. Contact urticaria with anaphylactic reactions caused by occupational exposure to iridium salt. Contact Dermatitis. 1995；32：14-7.（エビデンスレベルⅤ）
4) Krecisz B, Kiec-Swierczynska M, Krawczyk P, et al. Cobalt-induced anaphylaxis, contact urticaria, and delayed allergy in a ceramics decorator. Contact Dermatitis. 2009；60：173-4.（エビデンスレベルⅤ）

XI. 予防

　厚生労働省に届けられたアナフィラキシーによる死亡者の統計によると、わが国では年変動があるものの毎年50~60名の死亡者が報告されている。アナフィラキシーによる死の詳細は、ハチ刺傷によって毎年20~30名、薬物では約10~20名、食物で数名ほどの死亡者が報告されている[1,2]。ここでは、養蜂業者（ミツバチ）、営林署林業従事者（アシナガバチなど）の頻度が最も高いハチ刺傷による職業性アナフィラシーショックと医療従事者で報告がある薬剤アレルギーおよびラテックスによる職業性アナフィラキシーショックを取り上げる。

1．ハチ刺傷によるアナフィラキシー（ショック）

CQ5-25 一次予防で最も優先すべきことは？

CQ5-26 就業前に従業員のアトピーの有無を検査することは有効か？

CQ5-27 アドレナリン自己注射薬携帯は有効か？

Panel Consensus	推奨グレード	エビデンスレベル 海外	エビデンスレベル 日本	保険適用
25．ハチ刺傷を避ける	A	I	I	無
26．アレルギー疾患既往歴が多いほど、ハチ刺傷による全身症状の出現頻度が高く、アナフィラキシーのリスクも高いので特に注意が必要である	C1	IVb	／	無
27．アドレナリン自己注射薬（エピペン®）の携帯は有効である	A	I	I	有

解説

5-25．最も優先すべきこと

　ハチ刺傷を避けることが最も優先すべきことである。一般的にハチ刺傷を避ける方法について、ハチは自己防衛のため恐怖を感じたときに刺す[3]ということを自覚した上で、次のように提唱されている[4,5]。①ハチの巣に近付かない。②家屋内に営巣させないために穴をふさぐ。③肌に密着する衣類を着て、服の下にハチが入らないようにする。④白っぽい服を着る。⑤花模様のある服や黒い服を避ける。⑥芳香のある化粧品を避ける。⑦戸外で甘味物を食べない。⑧自動車の窓を開けたままにしない。⑨洗濯物や布団を取り込むとき、ハチを紛れ込ませない。⑩不必要なときに、藪の中に入ったりしない。⑪見張り役のハチを見かければ、巣が近いことを知る。⑫巣を追い払う（殺虫剤やスプレーなどを含む）行動は興奮を招くので決して行ってはならない。⑬巣を見かけた場合は、顔を下向き加減に静止し、ハチが去ってから静かに退避する。

5-26．アトピーの有無

　トルコの養蜂業者の質問票調査（7都市1,250人に配布し494人から回収、回収率39.6％）では、ア

第5章　職業性アナフィラキシー（ショック）

レルギー性鼻炎、食物アレルギー、湿疹、喘息などの既往歴が1つある場合3倍、2つ以上ある場合は11倍、ハチ刺傷による全身症状の出現頻度が高く、アナフィラキシーのリスクも高いので特に注意が必要である。喫煙の有無は関係なかった[6]。β遮断薬を使用しているとより重篤になる危険性がある[7]。

5-27．アドレナリン自己注射薬

　ハチに刺されたら速やかに、アドレナリン自己注射薬（エピペン®）でアドレナリンを自己注射しなくてはいけない[3-5,8]。そして、早急に近隣の医療機関に搬送することが重要である[5]。30分以上経過すると致命的になる場合が多い[8]。ハチ刺傷を契機に特異的IgE抗体を産生し、その後の再刺傷により、アレルギー反応、アナフィラキシーを起こす。しかし、初回の刺傷で重篤なIgEを介さないアナフィラキシー反応が生じることもある[2,8]。また、ハチ刺傷の既往があり、次回刺傷時にアフィラキシーショックを起こす危険の高い者に対しては、免疫療法が適用となる[2,5,8,9]。

参考文献

1) 厚生労働省大臣官房統計情報部：人口動態統計. 東京. 財団法人厚生統計協会. 1999-2005.（エビエンスレベルIVb）
2) 平田博国, 林ゆめ子, 渡部峰明, ほか. 典型的アレルギー疾患における免疫療法―ハチアレルギー―. 喘息. 2011；24：28-35.（エビデンスレベルIVb）
3) Bonifazi F, Jutel M, Bilo BM, et al. EAACI Interest Group on Insect Venom Hypersensitivity. Prevention and treatment of hymenoptera venom allergy：guidelines for clinical practice. Allergy. 2005；60：1459-70.（エビエンスレベルI）
4) Rueff F, Chatelain R, Przybilla B. Management of occupational Hymenoptera allergy. Curr Opin Allergy Clin Immunol. 2011；11：69-74.（エビデンスレベルI）
5) 平田博国, 林ゆめ子, 福田　健. 従業者の疫学調査. 2-5 蜂アレルギーの疫学調査と対応. 職業アレルギー. 中村　晋, 荒記俊一（編）. pp252-9, 永井書店, 東京, 2011.（エビエンスレベルI）
6) Celikel S, Karakaya G, Yurtsever N, et al. Bee and bee products allergy in Turkish beekeepers：determination of risk factors for systemic reactions. Allergol Immunopathol（Madr）. 2006；34：180-4.（エビデンスレベルIVb）
7) Hepner MJ, Ownby DR, Anderson JA, et al. Risk of systemic reactions in patients taking beta-blocker drugs receiving allergen immunotherapy injections. J Allergy Clin Immunol. 1990；86：407-11.（エビデンスレベルIVb）
8) 谷口裕子, 大滝倫子. 特集：アナフィラキシー 2. ハチとアナフィラキシー. 皮膚アレルギーフロンティア. 2007；5：139-44.（エビデンスレベルI）
9) Münstedt K, Wrobel D, Kalder M. Efficacy of venom immunotherapy in beekeepers. J Investig Allergol Clin Immunol. 2010；20：58-62.（エビエンスレベルIVb）

2. 医療従事者による薬剤アレルギーによるアナフィラキシー（ショック）

CQ5-28　一次予防で最も優先することは？

Panel Consensus	推奨グレード	エビデンスレベル 海外	エビデンスレベル 日本	保険適用
アドレナリン投与に慣れた医療従事者とともに作業する	C1	V	V	有

解説

　ピペラシリン[1]、セフォチアム[2]、セファロリジン[3]やペニシリン[4]でアナフィラキシーショックを起こした看護師や免疫療法用のチモシー抽出液作成中に針刺し事故を起こしショックを起こした医療技術者[5]の報告がある。症状寛解のためには、アドレナリン投与が必要で、一人では作業せずにアドレナリン投与に慣れた医療従事者がいる所で作業すべきである[5]。

参考文献

1) Kim JE, Kim SH, Kim JH, et al. A case of piperacillin-induced occupational anaphylaxis : detection of serum IgE to piperacilin-HSA conjugate. J Korean Med Sci. 2011 ; 26 : 682-5.(エビデンスレベルV)
2) Tadokoro K, Niimi N, Ohtoshi T, et al. Cefotiam-induced IgE-mediated occupational contact anaphylaxis of nurses ; case reports, RAST analysis, and a review of the literature. Clin Exp Allergy. 1994 ; 24 : 127-33.(エビデンスレベルV)
3) Kaplan K, Weinstein L. Anaphylaxis to cephaloridine in a nurse who prepared solutions of the drug. JAMA. 1967 ; 200 : 75-7.(エビデンスレベルV)
4) Kruszewski J, Bant A. Occupational penicillin allergy as an example of chronic recurring anaphylaxis. Wiad Lek. 2001 ; 54 : 116-21.(エビデンスレベルV)
5) Bandino ML, Tankersley MS. Anaphylaxis in an allergy immunotherapy extract-compounding technician after an extract needle stick. J Allergy Clin Immunol. 2012 ; 129 : 250-1.(エビデンスレベルV)

3. 医療従事者によるラテックスによるアナフィラキシー（ショック）

CQ5-29　一次予防で最も優先することは？

Panel Consensus	推奨グレード	エビデンスレベル 海外	エビデンスレベル 日本	保険適用
ラテックスアレルギー歴を有する医療従事者のラテックス含有医療器具による医療行為を避ける	B	I	/	無

解説

　医療行為に対してはラテックスフリーの手袋を使うほか、ラテックス非含有の医療製品を使用する必要がある[1]。医療従事者のラテックスによるアナフィラキシーの報告は多くはない[2〜4]。2週間の人工呼吸が必要となった例[3]や発症前はラテックスに対してなんら症状がなかった例もある[2]。

第5章　職業性アナフィラキシー（ショック）

医療従事者はラテックスがアナフィラキシーを起こすことを心に留めておくべきである[2]。医療従事者以外にも食品加工業者やラテックス製造業者においても職業性アナフィラキシーショックが起こりうる[2,5]。特にラテックスアレルギーを有する者に対しては、配置転換なども考慮すべきである。

参考文献
1) Lieberman P, Nicklas RA, Oppenheimer J, et al. The diagnosis and management of anaphylaxis practice parameter：2010 update. J Allergy Clin Immuol. 2010；126：477-480. J Allergy Clin Immunol. 2010；126：1104.(エビデンスレベルⅠ)
2) Sussman GL, Tarlo S, Dolovich J. The spectrum of IgE-mediated responses to latex. JAMA. 1991；265：2844-7.(エビデンスレベルⅤ)
3) Risenga SM, Shivambu GP, Rakgole MP, et al. Latex allergy and its clinical features among healthcare workers at Mankweng Hospital, Limpopo Province, South Africa. S Afr Med J. 2013；103：390-4.（エビデンスレベルⅣb)
4) Zahariev Vukšinić K, Knežević B, Bogadi-Šare A, et al. Anaphylactic reaction to latex in health care worker：case report. Acta Dermatovenerol Croat. 2012；20：207-9.（エビデンスレベルⅤ)
5) Siracusa A, Folletti I, Gerth R, et al. Occupational anaphylaxis--an EAACI task force consensus statement. Allergy. 2015；70：141-52.(エビデンスレベルⅠ)

専門医への紹介のポイント

アナフィラキシーは「死に至ることのある重篤なアレルギー反応」であり、職業関連の有無にかかわらず可能であれば専門医が診るべき疾患である。ただし、急性期においては初期対応の是非が予後を左右するため、少なくとも初診の医師がアドレナリンの筋注を実施してバイタルの安定を確認した上で専門医へ転送するべきである。アナフィラキシー症状が落ちついた後は再発防止が最優先であり、職場環境中の物質や条件が原因として疑われる場合はそれらを可能な限り回避・軽減するように努めると同時に、早急に原因物質の特定を目的として専門医へ紹介するのが賢明である。

第6章
法律面

CQ6-1 誰の責任か？

Panel Consensus
法律的に、業務上の疾患は、労働者に重大な過失がない限り使用者の責任とされている。使用者は、療養および休業、障害、遺族などに対する補償を行う責任がある[1]。

解説

業務上疾病としては、木材の粉塵(ふんじん)、獣毛の塵埃(じんあい)、抗生物質、タンパク分解酵素などにさらされる業務による気管支喘息、鼻炎などと定められている[2]。

補償は、労働者が退職していても変更なく求めることができる。下請けの場合は元請けが使用者とみなされる。労災が適用になる部分は使用者の責任が免除となる[1]。補償に関して納得できない場合は、労働基準監督署に審査または事件の仲裁を申し立てることができる[3]。その他、使用者による安全の確保への配慮[4]について民事訴訟を提訴する方法がある。

平成26年、アレルギー疾患対策基本法が成立し、ここで述べた使用者の責任の他に、国のアレルギー疾患に対する責任が明記された[5]。感作性物質の探査に着目した、疾患登録制度やナショナルセンターの創設が望まれる[6]。

参考資料
1) 労働基準法；第75条～第84条
2) 労働基準法施行規則；第35条、別表第一の二
3) 労働基準法；第99条
4) 労働契約法；第5条
5) アレルギー疾患対策基本法；第4条
6) 中村　晋. 職業性喘息　研究の歴史. Asthma. 2001；14：93-100.

CQ6-2 職業性アレルギー疾患について、職場での健康診断は実施されるのか？

Panel Consensus
法令上、一般的な労働衛生の管理として、雇入時と定期に健康診断が行われる[1]。これらは、職業性アレルギー疾患に配慮された内容ではない。なお、米杉などを取り扱う労働者に対しては、関係機関の指導勧奨による健康診断が行われる場合がある[2]。

解説

通常は、雇入時と定期(年に1回)に、既往歴・業務歴や自覚症状・他覚所見、胸部X線など、医師による健康診断(保健指導)が事業者に義務付けられている(職場以外の医師の診断をもって、職場での健康診断に代えることができる)[3]。

職業性アレルギー疾患については、塵肺などのように特殊な疾病としての健康診断を行う規定はないが、関係機関の指導勧奨により、米杉などを取り扱う労働者に対する特殊な健康診断が行われ

第6章 法律面

る場合がある。実施数は少ないが有所見率は比較的高い[2]。

労働者が業務による疾病に罹患した場合には、労働者は必要な診察や療養を受け、使用者はその費用を負担する義務がある[4,5]。

なお、塵肺について、粉塵を吸入することによって肺に生じた線維増殖性変化を主体とする疾病と定義され、健康診断・健康管理が行われているが[6]、合併症としては、気管支喘息を含む職業性アレルギー疾患は含まれていない[7]。しかしながら、塵肺の際に交付される健康管理手帳[8]の既往歴の欄には、気管支喘息について記載する項目がある[9]。

参考資料
1) 労働安全衛生法第66条、労働安全衛生規則第43〜47条
2) 労働衛生のしおり 平成27年度. 中央労働災害防止協会. 2015, p28-30
3) 厚生労働省通知；基発第308号（昭和31年5月18日）ほか
4) 労働基準法75条第一項
5) 労働基準法施行規則第37条
6) じん肺法第2条
7) じん肺法施行規則第1条
8) 労働安全衛生法第67条
9) 労働安全衛生規則第54条、様式第8号

CQ6-3　労災は適用されるのか？

Panel Consensus

気管支喘息や皮膚疾患、鼻炎などのうちの職業性アレルギー疾患とされるものは、法令で規定された曝露条件（一定の原因）や症状などを満たし、業務上の疾病とみなされると、使用者による災害補償（労働基準法による療養・休業・障害・遺族補償）や労災補償（労働者災害補償保険法の給付）の対象となる。

解説

これまでに、業務上の疾病としての業務や原因となる関連物質が定められている[1,2]（表6-1）。

表6-1　業務上の疾病およびその関連物質（抜粋）[1,2]

気管支喘息・鼻炎		タンパク分解酵素（プロテアーゼ）、木材の粉塵、獣毛の塵埃、フッ素、塩化ビニル、アクリル樹脂などの合成樹脂
	木材の粉塵	米杉、ラワン、リョウブ、クワ
	獣毛の塵埃	羊、猫、山羊、馬、豚、ふけ・ダニ・カビなど
	その他	カキ殻についたホヤ、マブシ、抗生物質・アスピリン・サルファ剤などの薬剤
	業務の例	製材・木材加工、毛筆の製造、獣医、農夫、実験動物の取り扱い、薬品製造、医療業務、薬局での調剤
皮膚疾患・皮膚炎		（気管支喘息・鼻炎の関連物質に加えて）煤（すす：黒色印刷インキ、練炭）、鉱物油（潤滑油、電気絶縁物）、漆、タール、セメント、アミン系樹脂硬化剤（接着剤、コンデンサー、塗料）、ガラス繊維、ゴム添加物

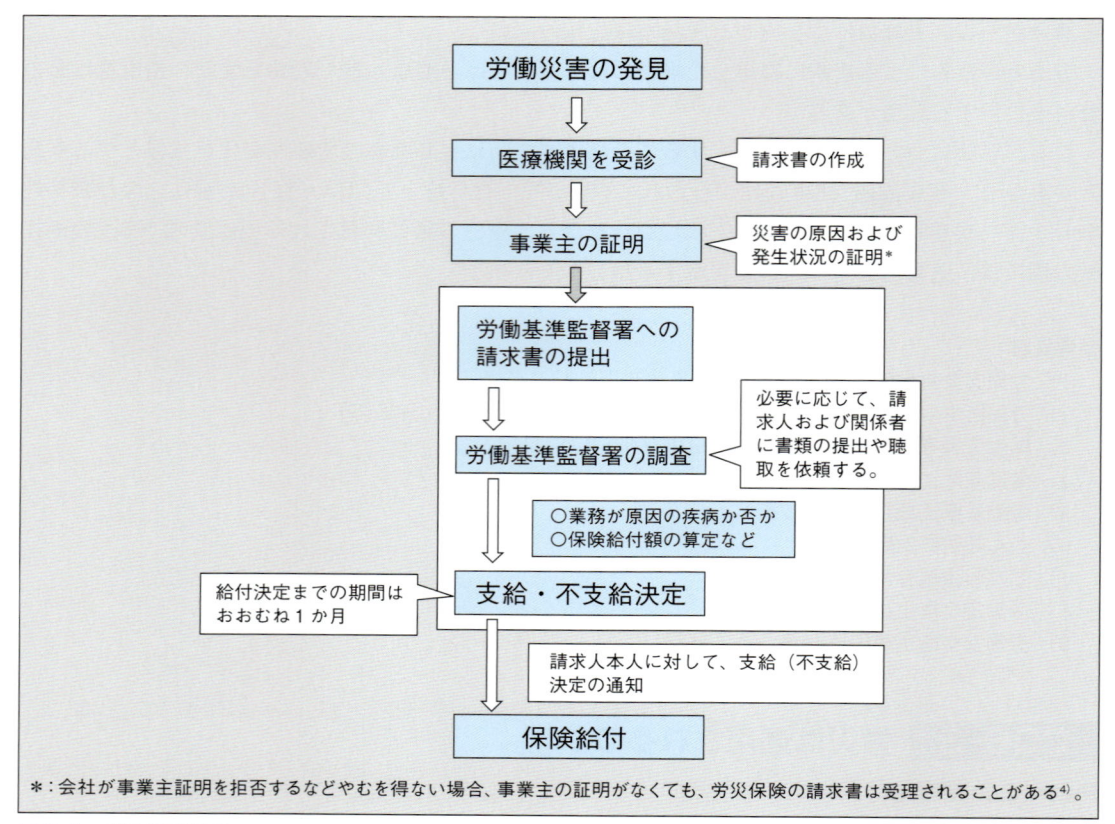

図6-1　給付手続き

　労災認定においては、例示された疾病のうち一定の曝露条件や症状などを満たす場合は業務により起因したものとみなされる。必ずしも例示されたものに限定されたものでなく、一定の条件の下、行政庁の補足的調査などを経て、最終的な判断がなされる（図6-1）。行政としては、医学の進歩や産業・労働の実態の変化など新しい要因による業務疾病の増加や疾病の病像・病態の変化に対処することを目指している。

　行政庁の判断に不服がある場合は、民事訴訟などを提訴する方法もある。しかしながら、訴訟では、労働者側が疾病と業務との（相当）因果関係を立証する必要があるとされている[3]。なお、労災の給付に慰謝料が含まれていないことや、給付額の基準に限界があることから、労災と同時に、使用者に対する民法上の損害賠償の請求を検討する場合がある。

参考資料

1) 労働基準法施行規則；第35条、別表第一の二‥‥労働基準法第八章災害補償第75条第二項の規定による業務上の疾病
2) 労働基準局長通知（基発第186号、昭和53年3月30日）第一の二項（一）及び（四）、第二の二項（四）のニとホ
3) 独）労働政策研究・研修機構．データベース．労働問題Q&A（改訂版）．
　http://www.jil.go.jp/rodoqa/08_eisei/08_Q08.html
4) 厚生労働省・都道府県労働局・労働基準監督署．労災保険「請求（申請）のできる保険給付等」パンフレット．2015年3月：Q15A15：p18.

索　　引

和文索引

あ

赤色マカロン　95
亜急性型　124, 152
アクリルアミド　118, 119
アシナガバチ　170, 180
アセトン　100
アトピー　18, 31, 32, 52, 73, 78, 80, 92, 96, 104, 107, 111, 112, 114, 115, 116, 120, 121, 157, 172, 177, 180, 181
アドレナリン　107, 108, 116, 164, 165, 172, 180, 181, 182, 183
アドレナリン自己注射　172, 180, 181
アリルプロピオン酸系NSAIDs　104
アレルギー疾患対策基本法　184
アレルギー素因　56
アレルギーの既往歴　56
安全衛生委員会　54
意識消失　161
胃食道逆流　36
イソシアネート　4, 5, 13, 29, 30, 31, 32, 34, 38, 39, 42, 48, 51, 60, 62, 63, 131, 138, 140, 141, 146, 155, 156
遺伝　31, 32, 52, 64, 123, 143, 177
遺伝子　31, 52, 143, 177
壊死　84
エタノール　100, 103
エリスロマイシン　153
エンジムシ　95, 167
嘔吐　161
オープンアプリケーションテスト　112
オープンテスト　80, 98, 103, 104
オマリズマブ　42

か

貝細工製造業者肺　140
咳嗽　18, 124, 148, 158
楓皮肺　140
化学熱傷　77, 84, 85
化学物質　4, 7, 13, 29, 30, 45, 47, 48, 49, 50, 52, 59, 60, 63, 70, 71, 77, 79, 82, 84, 88, 89, 96, 106, 111, 112, 117, 123, 127, 131, 132, 141, 161, 166

喀痰　1, 34, 37, 38
確定診断　35, 37, 52, 61, 69, 149, 150, 151
化学物質等安全データシート　48, 111, 161
拡散能検査　152
加水分解小麦　89, 94, 96
家族歴　56
鰹節製造業者肺　140
活性酸素　85
合併症　56, 185
痒み　79, 80, 103, 115, 116
カルミン　12, 95, 167
環境試験　61
環境整備　40, 44, 45, 54, 171
環境性皮膚疾患　76
環境曝露試験　150
勧告　48, 50, 51, 52, 54, 70, 71
感作経路　95, 177
感作物質誘発職業性喘息　1, 2, 3, 29, 34, 36, 37, 38, 41, 44, 45, 54
間質性肺炎　123, 146, 147, 158
感染　36, 74
感度　34, 35, 36, 39, 81, 97, 106, 107, 110, 170, 175
偽陰性　97, 103, 105, 106, 107, 108
気管支肺炎　30
気管支肺胞洗浄液　122, 144, 145, 147, 148
きのこ栽培者肺　155, 156
喫煙　5, 32, 40, 48, 52, 73, 125, 142, 148, 157, 172, 181
気道過敏性　34, 36, 37, 41, 42, 45, 46, 48, 52
気道リモデリング　36
急性型　124, 147, 148, 152
急性刺激性　57, 77, 84, 87
吸入ステロイド薬　42, 43, 153
吸入誘発試験　34, 37, 38, 39, 52, 134, 144, 147, 148, 150, 158
胸腔鏡下肺生検　149
共通抗原性　146
局所換気装置　48, 70, 71
許容濃度　48, 50, 51, 52, 70, 71, 123
亀裂形成　80
禁煙　40, 48
空気呼吸器　51, 156
グルタルアルデヒド　29, 63
クロタミトン軟膏　116
クロム　13, 28, 77, 84, 85, 87, 117
クロラミンT　39
経皮感作　82, 89, 95, 96, 97, 112, 177
痙攣性腹痛　161
血管浮腫　78, 80, 161
ケトプロフェン　88, 104

— 187 —

減感作療法　40, 45, 68, 69, 173
抗IgE抗体　42
抗IL-13抗体　153
好塩基球　64, 78, 107, 162, 165
抗原回避　40, 42, 66, 68, 148, 152, 153, 154, 157
抗原ディスク　61
抗原添加リンパ球増殖試験　148
口腔アレルギー症候群　81, 90, 107, 108
交叉反応　93, 96, 102, 106, 109
拘束性換気機能障害　145, 158
好熱性放線菌　155
高濃度高頻度曝露　32
高濃度刺激物質　3
紅斑　77, 78, 79, 80, 95, 104
抗ヒスタミン薬含有軟膏　116
高分子物質　38
香料　88, 89, 95
呼気中一酸化窒素　37
呼吸機能　34, 36, 41, 46, 52, 147, 148, 150, 152
呼吸困難　124, 148, 160
コチニール色素　94, 95
コバルト　29, 84, 85, 87, 88
小麦　8, 14, 18, 29, 32, 39, 45, 52, 60, 62, 67, 69, 73, 77, 88, 89, 90, 94, 96, 110, 121, 127, 128, 132, 168

さ

サーベイランス　52, 73
最小紅斑量　104
最大許容濃度　48, 51, 70
作業関連喘息　1, 2, 3
作業増悪性喘息　1, 2, 3, 40
砂糖キビ肺　140
サブスタンスP　79
サリドマイド　153
酸化ストレス応答　31
産業医　15, 18, 20, 21, 23, 24, 28, 29, 54, 66, 69, 74, 76, 111, 112, 114, 118, 121, 125, 152, 157
三次予防　169
サンスクリーン製剤　88
酸素ボンベ　51, 156
シイタケ栽培者肺　140
ジイソシアネート　39, 48, 51, 60, 138, 156
色素脱失　77, 106
色素沈着　106
シクロスポリン　153
シクロホスファミド　152

刺激物質誘発職業性喘息　1, 2, 3, 4, 44, 45
刺咬傷　160, 166
実験動物　23, 32, 34, 39, 52, 59, 72, 185
失禁　161
ジャパニーズスタンダードアレルゲン　100, 101
失神　160
就業維持　66
従事率　4
樹脂　13, 48, 77, 84, 85, 87, 89, 91, 131, 141, 185
小水疱　80
植物抗原　60, 63
植物性食品　93
食物抗原　64
試料　104
人口寄与危険度　4
診断特異的検査　148
真皮樹状細胞　78
スキンケア　81
スクラッチテスト　80, 107
スクリーニング　52, 73, 100, 104, 170, 175
スズメバチ　170
スタンダードアレルゲン　100, 101
スチレン　132, 141
ステロイドパルス　152
ステロイド薬　42, 43, 67, 104, 114, 116, 125, 152, 153, 165
ストレプトマイシン　89, 90
スリガラス・粒状影　148
生体防御反応　64
製パン業者の喘息　45
石炭酸亜鉛華リニメント　116
セファロリジン　182
セフォペラゾン　89, 90
セフォチアム　89, 90, 91, 92, 166, 177, 182
セミパルス療法　153
セメント熱傷　84, 85
喘息様症状　3
喘息予防・管理ガイドライン　42
全体換気　48, 70, 71
喘鳴　160
染毛剤　88, 89, 90, 91, 92, 103, 104
象嵌製造者肺　140
爪甲の変形　80
即時型　24, 25, 45, 78, 79, 80, 90, 93, 94, 95, 106, 107, 157, 160
即時型皮膚反応　45
即時相反応　64

た

第2次産業　62
第3次産業　62
対照ディスク　61
退職　30, 36, 184
苔癬化　80
畳製造業者肺　140
脱顆粒抑制薬　67
タンパク　12, 29, 30, 38, 48, 59, 71, 79, 80, 81, 88, 89, 93, 94, 95, 96, 107, 108, 110, 117, 174, 184, 185
遅延型　80, 89, 95
チャンバー　99
治療ステップ　42, 43
沈降抗体反応　125, 147, 148, 151, 158
ツベルクリン反応　145, 147
爪周囲の紅斑・腫脹　80
低酸素血症　134, 152, 160
低分子物質　29, 38, 45
動物抗原　59
特異的IgE　3, 27, 29, 30, 34, 38, 39, 45, 56, 60, 63, 64, 80, 96, 107, 110, 170, 172, 175, 179, 181
特異的免疫療法　40, 45, 67, 69, 173
特異的免疫療法エキス　69
特異度　34, 35, 36, 39, 97, 106, 107, 110, 170
特発性肺線維症　154
トラニラスト　153
鳥飼病　124, 125, 126, 140, 141, 143, 145, 148
トリメリチル酸無水物　39
トルエンジイソシアネート（TDI）　13, 48, 51, 52, 60, 62, 131, 138, 146, 156

な

ナイーブT細胞　78
夏型過敏性肺臓炎　140, 141, 157
ナメコ栽培者肺　140
二塩酸ヒスタミン　109
肉芽腫形成　122, 149
ニッケル　77, 84, 85, 87, 118
ニトリル　13, 49, 169
日本アレルギー協会　170
日本産業衛生学会　48, 50, 52, 70, 71
乳酸脱水素酵素　147
捻髪音　122, 145, 158
農夫肺　124, 125, 126, 128, 130, 133, 140, 141, 143, 146, 148, 152, 155, 156

は

肺外病変　30
肺気量分画　152
肺高血圧　154
配置換え　36
配置転換　40, 44, 48, 52, 53, 66, 67, 71, 73, 74, 81, 114, 117, 120, 152, 183
パウダーフリー　48, 70, 71, 117
白色ワセリン　100, 103, 105
曝露試験　61, 150
ハチ刺傷　163, 164, 169, 170, 171, 172, 180, 181
白金塩　32, 34
パッチテスト　80, 84, 97, 98, 99, 100, 102, 103, 104, 105, 106, 121
発熱　124, 145, 148, 152, 158
ハプテン　24, 29, 60, 63, 79, 99
バリア機能　31, 78, 81
バリアクリーム　81, 113, 114
ハロゲン化サリチルアニリド　85
反応性気道機能不全症候群　48
反応性上部気道機能不全症候群　71
非アレルギー性　55, 57, 58, 78, 79, 88, 89, 95, 112, 160, 162
ピークフロー　34, 35, 36, 37, 42
光アレルギー　98, 104
ひかりかぶれ　85
光パッチテスト　98, 104
微細浮遊物質　56
鼻汁中好酸球検査　55
皮疹　78, 85, 111, 116
ヒスタミン　64, 67, 78, 79, 81, 102, 107, 109, 113, 114, 116, 165
非ステロイド性抗炎症薬　88
ピットフォール　97
非特異的気道過敏性　34, 48, 52, 71
鼻粘膜上皮細胞間隙　64
皮膚反応　38, 39, 45, 162
皮膚プリックテスト　52, 73
びまん性陰影　122, 147
びまん性散布性粒状陰影　158
びまん性肉芽腫性間質性肺炎　123
ピペラシリン　89, 90, 166, 182
ピルフェニドン　153
フィラグリン　31
楓皮肺　140
腐食性　57, 77, 106
フタル酸エステル　141
ブデソニド　153
フラジオマイシン　104
ブラジキニン　79

プリックテスト　1, 38, 52, 73, 80, 106, 107, 108, 109, 110, 112, 121, 175
プリックランセット　107, 108
プレドニゾロン　102, 114, 152, 153
プロスタグランジン　79
粉塵　8, 9, 10, 11, 12, 13, 26, 60, 62, 88, 123, 127, 131, 132, 158, 184, 185
β遮断薬　172, 181
β-ラクタム系抗菌薬　177
ペーパーディスク法　61
ベクロメタゾン　153
ペニシリン　11, 24, 110, 177, 182
ヘベイン　93
ペントキシフィリン　92, 153
胞隔炎　123, 148, 149
膨疹　78, 79, 80, 104, 107, 109
防塵マスク　51, 72, 152, 156
防毒マスク　51, 72, 156
保護衣　44
保護具　44, 48, 51, 53, 72, 73, 74, 111, 117, 157
補償　40, 52, 53, 184, 185, 186
保存料　12, 26, 79, 88, 89, 95
本邦基準　104, 105

ま

マイクロピペット　103
マカロン　95
マスク　44, 51, 67, 72, 152, 156, 165
マスト細胞　56, 64, 78, 79, 165
慢性型　124, 125, 132, 147, 148, 152, 153
慢性呼吸不全　124, 153
慢性刺激性　57, 87
ミツバチ　170, 180
無水テトラクロロフタル酸　48
無水ヘキサヒドロフタル酸　72
メタアナリシス　44, 52, 73
メチルエチルケトン　100
メチルプレドニゾロン　152, 153
メモリーT細胞　78
網羅的遺伝子解析　31
問診　34, 54, 60, 64, 81, 106, 144, 147, 152, 158, 161

や

薬塵　23, 24, 62
有害物質　48
誘起粉塵抗原　158
有棘細胞癌　77

有病率　4, 5, 58, 59, 80, 82, 83, 124, 125, 140, 163
養蚕従事者肺　126, 128, 140

ら

ラテックス　5, 37, 39, 44, 45, 48, 49, 52, 70, 71, 72, 78, 79, 80, 81, 83, 89, 90, 91, 92, 93, 107, 108, 109, 110, 112, 117, 118, 119, 159, 166, 169, 174, 175, 176, 180, 182, 183
ラテックスフリー　182
ランゲルハンス細胞　78
リコンビナントアレルゲン　110
リコンビナントタンパク質　110
リンパ球刺激試験　147, 148, 151
ロイコトリエン　64, 67, 79
労災　53, 69, 78, 111, 112, 184, 185, 186
労作性呼吸困難　124
6価クロム　84, 85

欧文検索

A
acute irritant　57
Alpha-catenin　31
angry back syndrome　106
as is プリックテスト　108

B
bakers' asthma　42, 45
bronchoalveolar lavage fluid, BALF　144, 148
Bowen病　77

C
CDH17　31
cement burn　85
Chitinase　31
chronic irritant　57
corrosive　57
CTNNA　31
CRP　145, 147, 148

E
early phase reaction　64
evidence-based diagnosis, EBD　97
E-cadherin　31
ELISA法　80, 148
evidence-based diagnosis　97
excited skin syndrome　106

F
fibrotic nonspecific interstitial pneumonia, f-NSIP　146, 154

G
GHS　49
GINA　54
GST　31
GWAS　31

H
Hevea brasiliensis　174
HERC　31
Hev b 6.02　93
HSA　39, 167, 182
human serum albmin　39

I
ICDRG基準　104, 105, 106
idiopathic pulmonary fibrosis, IPF　154
irritant-induced asthma　2, 4

L
LDH　147

M
Molecular allergology, MA　110
Masson体　122, 148, 149
MDI　13, 60, 62, 131, 138, 146, 151
minimal erythema dose, MED　104
mushroom worker's lung, MWL　155

N
NAT　31
NSBHR　48, 52, 71

O
ODZ3　31
Ouchterlony法　148

P
PaO_2　145, 148, 152, 154
paronychia　80, 81
PCD　79, 80, 81
PEF　52, 146
prick by prick test　108
protein contact dermatitis　79, 81, 90, 167
push-pull換気　48, 70, 71

Q
QOL　42, 99, 115

R
RADS　3, 4, 48
RAST法　38, 39
reactive airway dysfunction syndrom　4

reactive airways dysfunction syndrome　48
reactive upper airways dysfunction syndrome, RUDS　71
Repeated open application test, ROAT　104

S

S. rectivirgula　125
SDS　47, 48, 49, 70, 111, 112, 117, 161
sensitizer-induced asthma　2
SPT(skin prick test)　1, 38, 39, 52, 73, 80, 106, 107, 108, 109, 110, 112, 121, 175

T

T. vulgaris　125
TDI　13, 48, 51, 52, 60, 62, 131, 138, 146, 156
Th2サイトカイン阻害薬　67, 153
transbronchial lung biopsy, TBLB　147, 148, 149
TSLP　31

U

usual interstitial pneumonia, UIP　125, 126, 146, 154, 155

W

WER　56
work-related asthma　2, 4, 5, 30, 32, 34, 37, 38, 39, 40, 44, 45, 46, 49, 51, 53, 72, 74
ω-5グリアジン　110

職業性アレルギー疾患診療ガイドライン2016

2016年7月7日　第1版第1刷発行

- ■監修　　　　　日本職業・環境アレルギー学会
- ■作成　　　　　『職業性アレルギー疾患診療ガイドライン2016』作成委員
- ■編集・制作・発売　株式会社　協和企画
　　　　　　　　〒105-8320　東京都港区虎ノ門1-10-5
　　　　　　　　電話：03-6838-9200（代）
- ■印刷　　　　　株式会社恒陽社印刷所

Ⓒ無断転載を禁ず
ISBN978-4-87794-182-6　C3047　¥3000E

定価：本体3,000円＋税